Dr. med. Peter Poeckh

GESUND DURCH YOGA

Praktische Übungen aus der Yogatherapie

vianova

Dieses Buch widme ich meinem wunderbaren Sohn Constantin.

INHALT

Dr. med. Peter Poeckh

GESUND DURCH YOGA

Praktische Übungen aus der Yogatherapie

Leserhinweis

Um die Lesbarkeit des Buches zu vereinfachen, wurde darauf verzichtet, neben der männlichen auch die weibliche Form anzuführen, die gedanklich selbstverständlich stets mit einzubeziehen ist. Am meisten lernt man aus der Praxis, indem man das umsetzt, was man sich theoretisch vornimmt. Alle Fallbeispiele in diesem Buch sind daher wahrheitsgetreue und unverfälschte Berichte von Yoga-Praktizierenden.

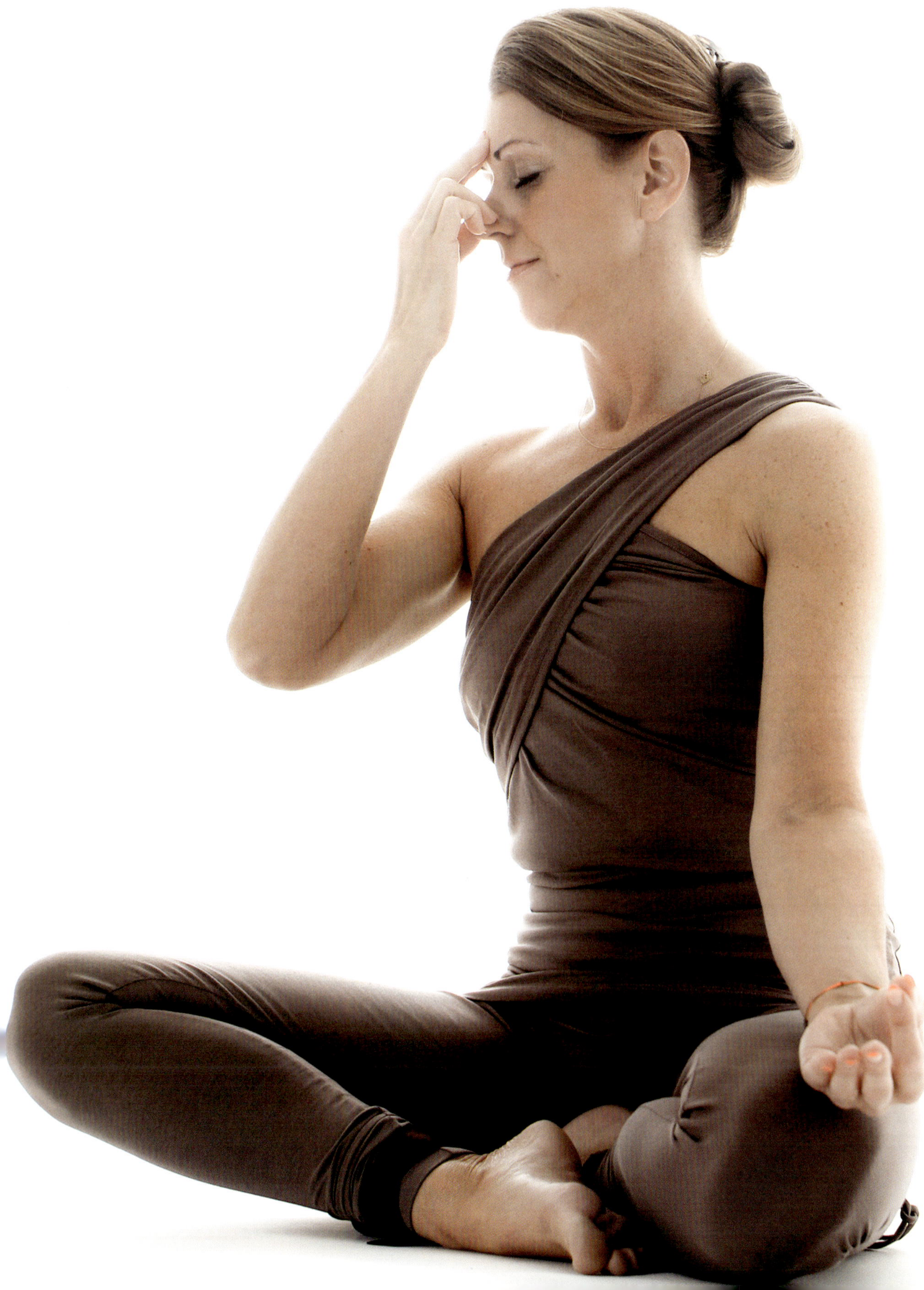

VORWORT

Als ich von Dr. Peter Poeckh erfuhr, dass er ein Buch über Yoga geschrieben habe, freute ich mich sehr darüber. Seine Anfrage an mich, das Vorwort zu schreiben, erfüllt mich mit Dankbarkeit.
Vor einigen Jahren lernte ich Dr. Peter Poeckh im Yogazentrum Mödling/Wien in meinem Yogatherapie-Workshop kennen. Der Funke zwischen uns sprühte sofort, und seine Begeisterung für das Potential der Yogatherapie verstärkte diesen. Später in der Yogatherapieausbildung lernte ich Peters besondere Begabung kennen, Yogatherapie in ihrer Tiefe zu verstehen und auf fundierte, praxisorientierte Art anzuwenden. Als Arzt vermittelt er seine medizinischen Kenntnisse und kombiniert diese mit seiner herzlichen, einfühlsamen und bodenständigen Persönlichkeit. Sein Erfolg als Yogatherapeut und Yogaexperte im ORF, dem österreichischen Fernsehen, bestätigt, dass Peter sein Potential als Yogatherapeut erkannt hat und es mit Begeisterung lebt.

In der Einführung zu seinem Buch beschreibt Peter eindrücklich, wie er selbst über Beschwerden den Weg ins Yoga gefunden und darin Heilung von körperlichen Schmerzen erfahren hat. Peter hatte jahrelang intensiv Ashtanga-Vinyasa-Yoga praktiziert, als er spürte, wie er mit diesem Yogastil stagnierte und sich körperlich wie geistig nicht mehr weiterentwickelte. Dadurch begann er, über diese Praxis zu reflektieren, und fand heraus, dass auch andere Praktizierende dieser Yogamethode über chronische Beschwerden und Verschleißerscheinungen berichteten. Peter begann, kritisch zu hinterfragen, ob Yoga zwingend gesund sei. Da er in dieser Zeit sein Medizinstudium aufnahm, betrachtete er Yoga mit der „Medizinerbrille" und prüfte die Übungen darauf, ob sie anatomisch fundiert und mit dem heutigen medizinischen Wissen vereinbar seien. Es ist sicher kein Zufall, dass wir uns später in dem von mir geleiteten Yogatherapie-Workshop in Wien kennen lernten, verbindet uns doch beide der Ansatz, die Schulmedizin mit der ganzheitlichen Tradition des Yoga nach T. Krishnamacharya in einer fundierten Weise zu kombinieren und an die Menschen weiterzugeben.

Im ersten Teil des Buches gibt und erläutert der Autor wichtige Informationen über die anatomische und medizinische Sichtweise der einzelnen Körperhaltungen, die beim Yogaüben zu beachten sind. Von den Füßen bis zur Kopfhaltung lohnt es sich, stets achtsam zu sein und die optimalen Haltungen zu finden. Peter Poeckh zeigt bildlich sowohl die ungesunden Haltungsmuster, die wir erkennen und durch Bewusstheit auflösen können, als auch die optimalen Haltungen.

Danach erläutert er im zweiten Teil des Buchs grundlegende Aspekte des Yoga, wie zum Beispiel die medizinisch-anatomische Sichtweise und Yoga als ganzheitliche Therapie. Dabei zeigt Peter eindrucksvoll, wie er die traditionellen Inhalte des Yoga mit einer fundierten, weltoffenen Schulmedizin verbindet.

In seiner gewohnt praxisbetonten Art illustriert er verschiedene Yogaübungsprogramme zu körperbezogenen und energetischen Themen, wie beispielsweise in Schwung oder zur Ruhe zu kommen. In diesen Programmen gelingt es Dr. Peter Poeckh, exemplarisch zu zeigen, wie effektiv Yogatherapie bei strukturellen Beschwerden wirken kann. Mit einfachen und bewährten Übungen aus der Yogatherapiepraxis führt er mit klaren Anleitungen durch die verschiedenen Programme. Vor jeder Übungseinheit stellt er ein Fallbeispiel aus seiner Yogatherapiepraxis dar, in dem die Übenden selbst über ihre Erfahrungen und die positiven Wirkungen berichten. So schreibt die 37-jährige Adelheid zum Thema „In Schwung kommen“, wie sie mit Yoga wieder Verantwortung für ihre Entscheidungen übernehmen und Zufriedenheit gewinnen konnte. In ihrem Yogabericht über verspannte Schultern erläutert die 77-jährige Johanna, wie glücklich sie sich fühlte, als Dr. Peter Poeckh über die wirksamen Druckpunkte ihre tiefe Verspannungen und Schmerzen lösen konnte. In ihren Worten kommt deutlich zum Ausdruck, wie wichtig es für sie war, dass sie Peter auch als Arzt vertraute und wie sie seine detaillierte Anamnese wertschätzen konnte. Sie schildert eindrücklich, dass das Yogaprogramm bei ihr ganzheitlich wirkte, indem sich auch ihr Schlaf verbesserte und sich die Ohrenbeschwerden auflösten. Diese und viele weitere Fallbeispiele geben einen wunderbaren Einblick in das riesige Spektrum der Yogatherapie. Sie inspirieren und laden ein, Yoga selbst zu üben. Die Auswahl der Übungen, die Zusammenstellung und Wirksamkeit der Programme zeigen, wie Peter auf wunderbare Weise Menschen für Yoga begeistert und mit fachlicher Sicherheit das nötige Vertrauen schafft, das für jede Beziehung und Heilung wesentlich ist. Als ich die einzelnen Fallbeispiele gelesen habe, kam es mir vor, als würde Peter selbst vor mir stehen. Mit seiner empathischen, ruhigen und lächelnden Art weckt er bei vielen Menschen Zuversicht und Interesse, mit ihm Yoga zu üben.

Das gesamte Buch ist klar und lebendig formuliert. Es verzichtet auf intellektuelle, komplizierte Erläuterungen und dogmatische Sichtweisen. Die leicht verständliche Einführung in die Yogatherapie bietet den Lesern eine gute Vorbereitung auf ihre anschließende Yogapraxis. Zwischen den Yogaprogrammen vermittelt der Autor wichtige anatomische Zusammenhänge und erklärt, worauf beim Üben zu achten ist. Das Buch lädt dazu ein, die vorgestellten Yogaprogramme auszuprobieren und für sich selbst herauszufinden, welches gerade das passende ist. Ich selbst komme gerade von einem langen Flug und habe mir das Schulterprogramm ausgesucht, welches die Schultermuskulatur lockert, die Brust-Rippenatmung erleichtert und eine ideale Vorbereitung für eine Meditation bietet. Wieder gelockert und entspannt habe ich Peters ausgezeichneter Anleitung nichts hinzuzufügen.

Im letzten Teil des Buchs gibt der Autor einen Einblick, wie er Meditation in der Yogatherapie einsetzt. In dieser spannenden Begleitung führt er seine Schüler in einen Zustand der Ruhe, damit sie wertvolle Einsichten und Antworten finden und in ihr Leben integrieren können. Peter stellt eine Wunschmeditation vor, mittels derer es möglich ist, tiefe Bedürfnisse zu erkennen. Aus eigener Erfahrung erläutert er, wie es kam, dass er Yogatherapie im Fernsehen einer großen Öffentlichkeit zugänglich machen konnte. Nachdem er in einer Meditation den Wunsch äußerte, als Arzt Yogatherapie noch bekannter zu machen, wurde er ein Jahr später vom Fernsehen dazu eingeladen, dort Yogatherapie vorzustellen. Ganz in diesem Sinne wünsche ich diesem Buch viele Leser, die sich für das große Potential der Yogatherapie interessieren, die wertvolle Einblicke erhalten und viel Freude und Erfolg beim Üben der einzelnen Yogaprogramme erfahren.

Dir, lieber Peter, wünsche ich weiterhin viel Freude und Inspiration beim Unterrichten von Yogatherapie und der Verbindung zur Schulmedizin. Mögen Deine wertvolle Arbeit und dieses Buch viele Menschen auf ihrem Weg zur Heilung und Transformation unterstützen. Herzlichen Dank für dieses tolle Yogabuch.

Remo Rittiner, März 2014

(www.ayuryoga.ch)

PROLOG

Wenn wir heutzutage von Yoga hören, sehen oder lesen beziehungsweise verschiedene Yogastunden besuchen, bekommen wir den Eindruck, dass es oft das Ziel ist, noch besser gedehnt zu sein oder noch tiefer in die Stellungen zu kommen und noch akrobatischere Verrenkungen machen zu können. Mit diesem Buch möchte ich Ihnen den medizinischen und therapeutischen Nutzen von Yoga zeigen. Aus meiner persönlichen Erfahrung und anhand vieler Yogaschüler weiß ich heute, dass im Yoga ein großes Heilpotenzial schlummert. Voraussetzung dafür ist die sinnvolle und intelligente Anwendung des aktuellen Wissens um Anatomie und die Anpassung der Yogapraxis an die individuellen Beschwerden und Bedürfnisse.

Da sich Probleme oft im Körperlichen manifestieren, stehen Krankheiten, Verletzungen, Beschwerden und Einschränkungen im Vordergrund. Kaum jemand klagt nicht über Verspannungen oder Schmerzen. Im therapeutischen Yoga gilt es zu erkennen, welche Umstände und Lebensgewohnheiten dazu führen, dass der Mensch aus seinem Gleichgewicht gebracht wurde. In der ganzheitlichen Betrachtung schließt das Yoga die Wechselwirkungen von Körper, Atem, Geist, Ernährung und Lebensweise ein.

In der Schulmedizin geht es meist um die Behandlung von Symptomen. In der Yogatherapie ist es die Aufgabe, die Ursachen für Krankheiten und Beschwerden zu erkennen. Oft spielen psychische Belastungen wie Stress, Ängste und emotionale Blockaden in die aktuelle Situation hinein. Ruhe und Entspannung während der Praxis eröffnen uns die Möglichkeit, Selbstreflexion und Selbstheilung zu erfahren.

Ich möchte Sie inspirieren, Ihre eigene Yogapraxis nicht an dogmatischen Richtlinien zu orientieren, sondern Ihr eigenes Yoga zu finden. Das wird Ihnen helfen, Kraft und Stabilität auf körperlicher Ebene zu finden sowie Ruhe und geistige Klarheit in Ihr Leben zu integrieren. Die Einbindung der Atmung unterstützt Sie auf Ihrem Weg zu Glück und Zufriedenheit. Erfahrungsberichte von Yogaschülern sollen Ihnen zeigen, welch einzigartige Wirkung verschiedene Yogaprogramme haben können. Einfache Übungen mit klaren Erklärungen ebnen einen guten Einstieg in die Yogatherapie oder erweitern Ihre bisherige Praxis.

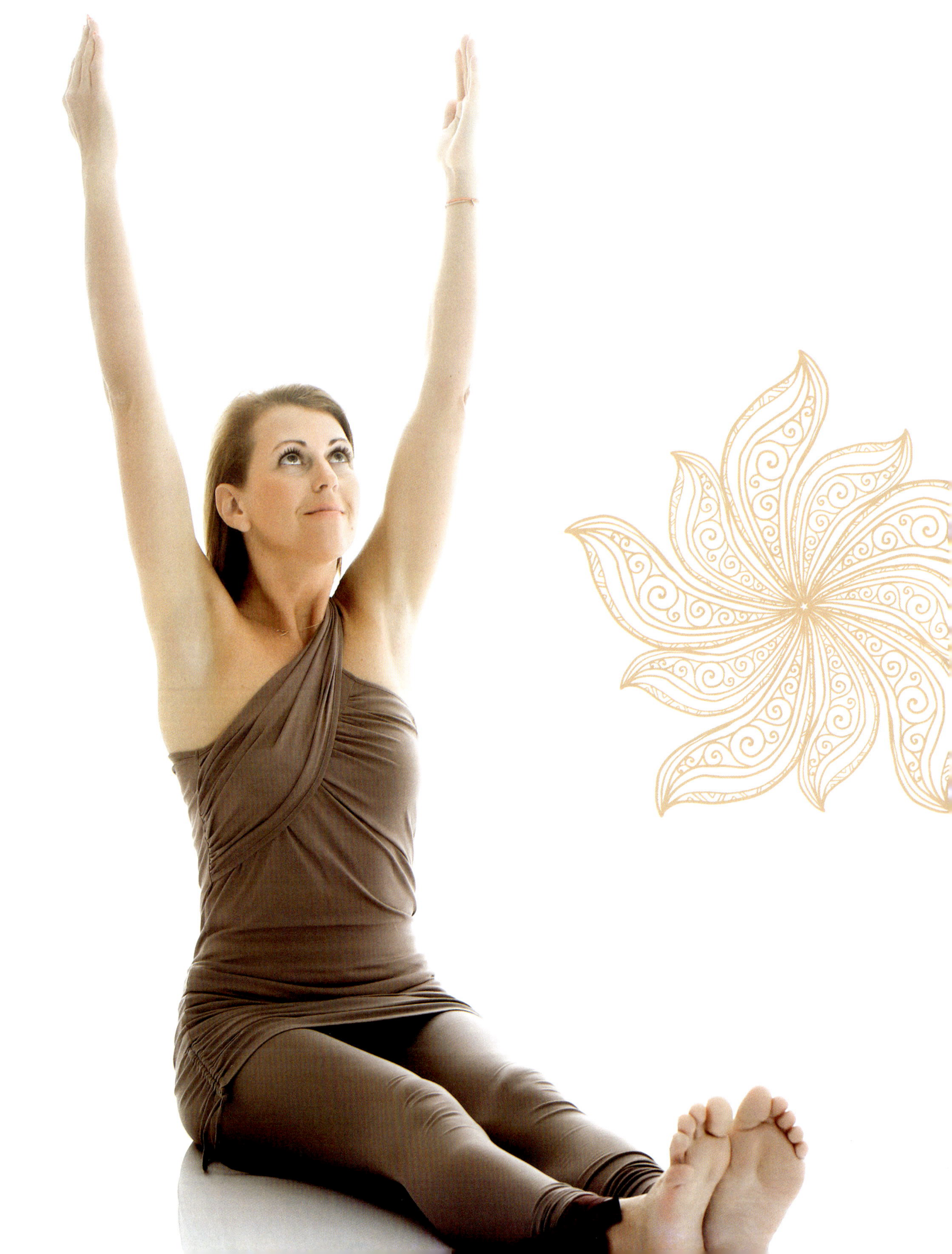

EINFÜHRUNG INS YOGA 1

Als ich im Alter von 21 Jahren mit Yoga begann, war ich auf der Suche nach einer Unterstützung, um wieder schmerzfrei und gesund zu werden. Ich hatte durch jahrelanges intensives Tennisspielen meine Schultern und meinen Rücken so stark belastet, dass ich keine Aufschlagbewegung mehr ohne massive Schmerzen ausführen konnte. Ich konnte ja noch nicht einmal meinen Arm zur Hälfte heben. Wie es so oft passiert, probierte ich dann die üblichen Wege der „Heilung" durch klassische medizinische Therapien aus. Diese reichten von Massagen über Physiotherapie, Regenerationspausen, Fitnesstraining und einigen anderen mehr. Am Ende des Tages war meine Situation zu meiner großen Verwunderung unverändert geblieben. Als ich von einem Yoga-Kurs in meinem Fitnessstudio erfuhr, war ich zuerst skeptisch, denn wie sollte mir eine esoterisch angehauchte religiöse Lehre helfen können, wenn dies nicht einmal mit gewöhnlichen schulmedizinischen Therapien gelang. Das war zumindest meine erste Idee von Yoga.

Da sich dies alles in einer Zeit abspielte, in der Yoga bei weitem nicht diese Popularität hatte wie heute, waren meine Vorstellungen sehr abstrakt. Ich erwartete, einen Lotussitz machen zu müssen, den ich nicht konnte. Ich stellte mir Yoga so vor, dass ich nur ein paar Minuten die Augen schließen und einige Male dieses merkwürdige *Om* singen müsste. Ich geriet in eine sehr fortgeschrittene und äußerst dynamische Yogastunde, bei der ich keine einzige Übung auch nur halbwegs beherrschte. Diese Tatsache überraschte mich doch sehr, da ich bisher immer davon ausgegangen war, dass ich im Grunde sehr sportlich und fit sei. Als ich jedoch nach einer Woche noch immer einen unvergleichbaren Muskelkater im gesamten Körper spürte, war mir klar, dass sich etwas komplett anderes in meinem Körper abspielte. Und so blieb ich konsequent an den Stunden dran und merkte plötzlich nach einem halben Jahr, dass meine Schulterschmerzen so gut wie nicht mehr präsent waren. Und meine Rückenschmerzen waren auch verschwunden. Das war der Startschuss! Ab sofort wollte ich mehr über Yoga wissen, und im Nachhinein betrachtet war dies wohl auch der entscheidende Auslöser für mich, um den Beruf des Arztes einzuschlagen. Meine Erwartungshaltung von Yoga konnte ich schlichtweg mit einem Wort definieren: *Heilung*.

Ist Yoga gleich Heilung?

Nachdem ich die wundersame Wirkung von Yoga am eigenen Leib erfahren hatte, war mein Weg vorgezeichnet. Ich fuhr zu den unterschiedlichsten Yoga-Meistern in der ganzen Welt, begann intensiv und täglich zu praktizieren und fand mich plötzlich in der Rolle des Unterrichtenden wieder. Ich war weiterhin verhaftet in die sehr dynamische, körperlich fordernde und teils akrobatisch anmutende Yogarichtung. Mittlerweile besteht ja der Großteil des Angebots an Yoga in der westlichen Welt aus hauptsächlich körperlich orientierten Richtungen wie Ashtanga, Anusara, Iyengar, Hatha Yoga etc. Beinahe täglich schießen neue Studios aus dem Boden. Jede Woche gibt es Berichte über neue Namen und Richtungen und manchmal hat man sogar das Gefühl, dass der Beruf des Yogalehrers so inflationär geworden ist, dass es bereits mehr Lehrer als Schüler gibt. Immer, wenn man glaubt, dass das Angebot die Nachfrage übersteigt, entsteht plötzlich ein neuer Yoga-Boom.

Woher kommt das? Auf der einen Seite erleben wir vor allem in den USA und auch in Europa eine Kommerzialisierung des Yoga, bei der sich immer mehr Prominente in diversen Medien dazu bekennen, Yoga zu praktizieren. Die Werbungen sind voll mit Asanas (Körperhaltungen) aus dem Yoga. Im Marketing wird Yoga ganz bewusst eingesetzt, um potentielle Kunden anzusprechen, die auf der Suche nach Entspannung und Ruhe sind. Auf der anderen Seite haben die Menschen heutzutage immer mehr den Wunsch, selbst Verantwortung für ihr Wohlbefinden und ihre Gesundheit zu übernehmen. Das war auch meine Wunschvorstellung, als ich mit Yoga startete.

Nach jahrelangem Praktizieren der immer gleichen Übungsabfolge merkte ich jedoch, dass ich mich auf der körperlichen Ebene nicht mehr wirklich weiterentwickelte. Im ersten halben Jahr spürte ich ganz deutlich, wie meine Muskeln schnell dehnbarer wurden, ich tiefer in Rück- und Vorbeugen hineinkam und ich insgesamt kraftvoller wurde. Danach waren trotz intensiver Praxis nur wenig Fortschritte zu sehen. Das machte mich stutzig, zumal ich immer zu hören bekam: „Practice, practice, practice... and all is coming!"

Ich fing an, den doch sehr eindimensionalen Übungsstil der von mir gewählten Yogarichtung zu hinterfragen. Es gab nämlich eine von einem indischen Guru fix vorgegebene Abfolge an Übungen, die ohne jegliche Abweichung und Variation auszuüben war. Nach einer gewissen Zeit erkannte ich, dass hier sehr wenig Raum für Freiheit, Inspiration und Abwechslung zur Verfügung stand. Es gab mitunter gar keinen Raum für die individuelle Anpassung der Übungen oder Adaptionen aufgrund von unterschiedlichen Tagesverfassungen. Zu meinem Bedauern hörte ich auch von anderen Übenden, dass es in anderen Yogaströmungen ähnlich war. Sehr oft stellte sich heraus, dass Yoga mitunter sehr dogmatisch unterrichtet wurde und ein therapeutischer Nutzen oft fehlte. Je länger ich praktizierte, desto mehr begannen sich kleinere Unstimmigkeiten in meinem Körper bemerkbar zu machen. Einmal zwickte das Knie da, einmal der Muskel dort. Ein anderes Mal fühlte sich mein Rücken überstrapaziert an usw.

Ich sprach mit Leuten, die viele Jahre länger als ich übten und von noch gröberen Verletzungen und teils schwerwiegenden „Verschleißerscheinungen“ zu berichten wussten. Das erstaunte mich zutiefst, denn für mich war Yoga doch gleichbedeutend mit Heilung…

Als ich meine Lehrer mit dieser Thematik konfrontierte, bekam ich oft eine ähnliche Antwort auf meine Fragen, warum man denn eine bestimmte Position so und so ausführte: „Der Guru (Meister) sagt, dass es so ist.“ Das war für mich natürlich eine unzureichende Antwort und ich begann sämtliche Asanas und Haltungen zu hinterfragen. Ich erkannte schnell, dass in vielen Yogarichtungen kein Wert auf anatomisch und medizinisch sinnvolles Üben gelegt wird. Ich sah plötzlich, dass auf eine intelligent angewandte Atmung nur wenig eingegangen wurde. Ich beobachtete, dass Abwechslung und individuelle Anpassung bei den meisten Lehrern viel zu kurz kam. All das verwunderte mich doch sehr, denn meine Grundeinstellung war ja noch immer dieselbe: Yoga ist gleich Heilung…

Ich hatte bereits mit meinem Medizin-Studium begonnen, als ich anfing, die Körperhaltungen anatomisch zu betrachten. Zu meinem großen Erstaunen stellte ich fest, dass es sehr viele Dinge gab, die mitunter sogar kontraproduktiv angeleitet wurden. Der Stellung von Knien und Hüften wurde keine Aufmerksamkeit gewidmet. Die Ausrichtung der Wirbelsäule in all ihren einzelnen Abschnitten wurde oft überhaupt nicht mit einbezogen oder einseitig betrachtet und die Zielrichtung war vorwiegend auf ein immer tieferes Hineingehen in ein Asana gerichtet. Mir war klar, dass all das am Ende des Tages nicht zur Gesundwerdung und Heilung führen konnte.

Zu diesem Zeitpunkt stieß ich zufällig auf einen Yogatherapie-Kurs eines Schweizer Yogalehrers. Ich bin Remo Rittiner sehr dankbar, dass er mir das große Potenzial der Yogatherapie vermitteln konnte, die mir bis dato völlig unbekannt war. Plötzlich wurden mir alle Zusammenhänge logisch und klar. Anatomie, Medizin, Yoga-Philosophie und Meditation – aus all dem bildete sich plötzlich ein Ganzes.

Die häufigsten ungesunden Haltungs- und Bewegungsmuster

Unsere Haltung und Bewegungen haben einen großen Einfluss darauf, wie wir uns ver*halten*, und wirken auf unsere Einstellung, unser Wohlbefinden und unsere Ausstrahlung. Wie wir vor jemand anderem auftreten, hat eine entscheidende Wirkung

und Information auf das Gegenüber. Je verspannter und je weniger aufrecht wir uns präsentieren, desto weniger wird auch unsere Lebensenergie (Prana) fließen.

Es gibt viele unterschiedliche Lehrmeinungen zu diesem Thema. Als ich einmal in einem Fitnessstudio Yoga unterrichtete, wurde ich nachher von dem Leiter darauf hingewiesen, dass ich in Zukunft keinen runden Rücken mehr unterrichten solle, das sei nicht gut. Dabei ist es aus medizinischer und anatomischer Sicht ganz wichtig, die Rückenmuskulatur nicht nur zu kräftigen, sondern auch zu dehnen und zu entspannen. Ein runder Rücken kann uns manchmal helfen, die Spannung in Positionen zu verringern. Im Endeffekt ist es immer eine Frage, was das Ziel meiner Übungen ist, und nicht, was richtig und falsch ist. Ich persönlich versuche auch ständig die Asanas in neuen Variationen anzubieten und meinen Unterricht abwechslungsreich zu gestalten und insgesamt weiterzuentwickeln. Nur so ist garantiert, dass wir das gesamte Potenzial des Yoga ausschöpfen können. Die meisten Teilnehmer sind sehr dankbar, dass sie abwechslungsreiche und kreative Bewegungen ausüben dürfen. Würde ich immer dieselbe Abfolge ansagen, wäre die logische Folge, dass die Praktizierenden mit den Gedanken abweichen. Biete ich dazwischen immer wieder neue Formen der Asanas an, hält das auch die Aufmerksamkeit und die Konzentration auf einem hohen Level.

Die Körperhaltung signalisiert uns, wie wir uns im Moment fühlen. Unsere körperlichen Haltungen und Bewegungsmuster spiegeln unsere emotionale und geistige Befindlichkeit wider. Indem wir bewusst wahrnehmen, wie wir uns im Moment fühlen, können wir auch beurteilen, was sich gut und richtig anfühlt und was wir eher vermeiden sollten. Ich empfehle Ihnen, in der Ausübung Ihrer Yogapraxis in Zukunft vermehrt zu beobachten, wie sich die Asanas und die einzelnen Bewegungen anfühlen. Sie schärfen damit das Bewusstsein für Ihren Körper.

In weiterer Folge möchte ich exemplarisch einige ungesunde Fehlhaltungen vorstellen. Zuerst sehen Sie ein Bild mit der Ausführung, die aus anatomischer Sicht am meisten Sinn macht.

NACKEN

Die optimale Ausrichtung der Halswirbelsäule ist kräftig und lang, so dass genügend Raum für die Bandscheiben vorhanden ist. Die Schulter- und Nackenmuskulatur ist kräftig, aber nicht verspannt. Dies sollte in verschiedenen Stellungen auszuführen sein.

Eine Stauchung im Nacken sollte vermieden werden, da hier die Bandscheiben komprimiert werden und sich Nacken- und Schultermuskeln verspannen.

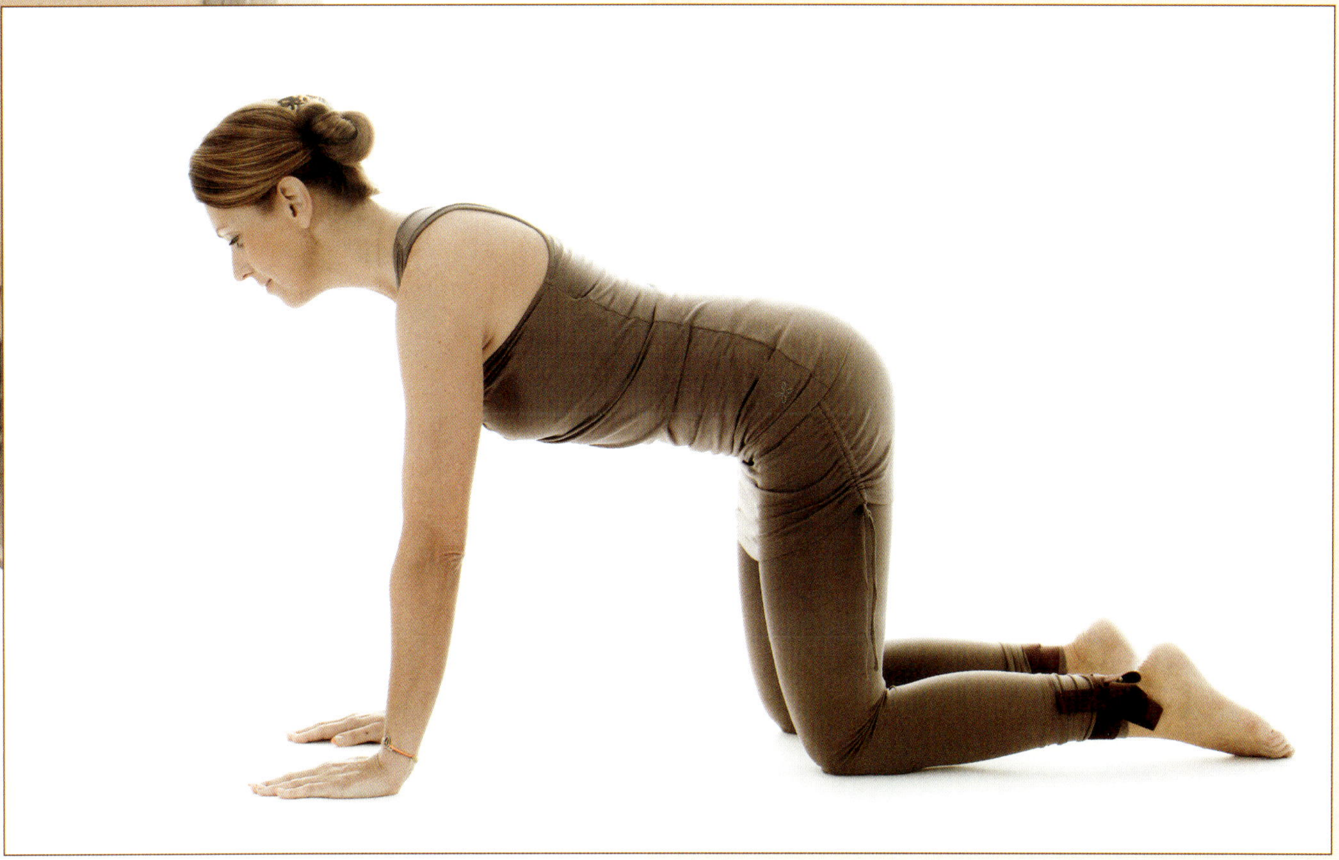

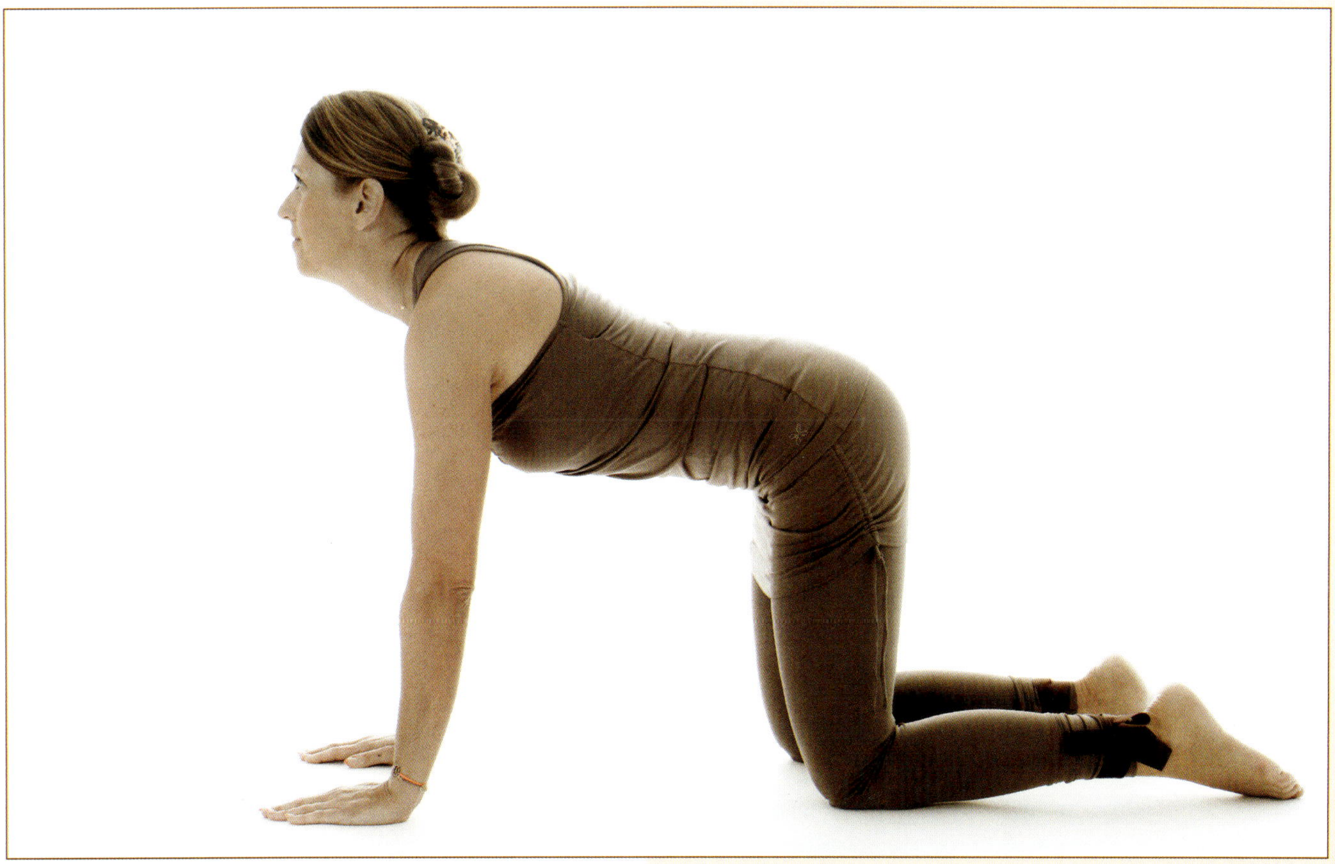

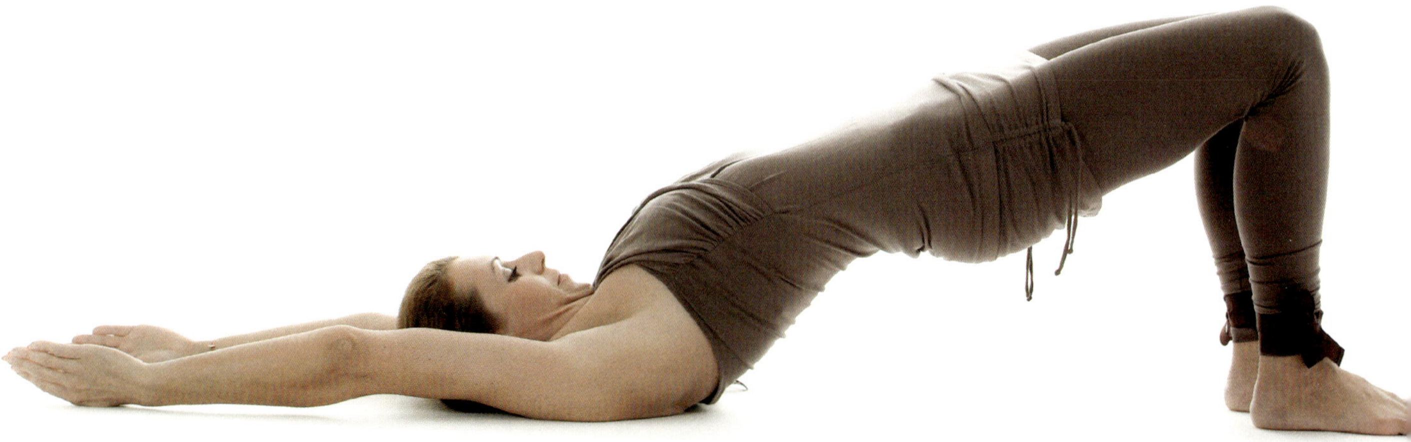

Eine Überstreckung der Halswirbelsäule führt zu einer Überbelastung der Bandscheiben und in weiterer Folge zu einer Instabilität. Die Muskulatur ist nicht im optimalen Gleichgewicht von Kräftigung und Flexibilität.

SCHULTERN

Idealerweise nehmen Sie eine aufrechte Haltung ein, bei der Sie möglichst viel Raum schaffen zwischen Ihren Ohren und den Schulterblättern. Somit sind Ihre Schultergelenke mobil und die Muskulatur verspannt sich nicht. Sie können entspannt und locker die Bewegung ausführen.

Ein typisches Muster für eine Fehlhaltung sind hochgezogene Schultern. Sie begünstigen eine Verkrampfung im Schulterblattbereich. Diese Verspannungen setzen sich oft in den Nackenbereich fort. Ihre Atmung wird dadurch eingeschränkt.

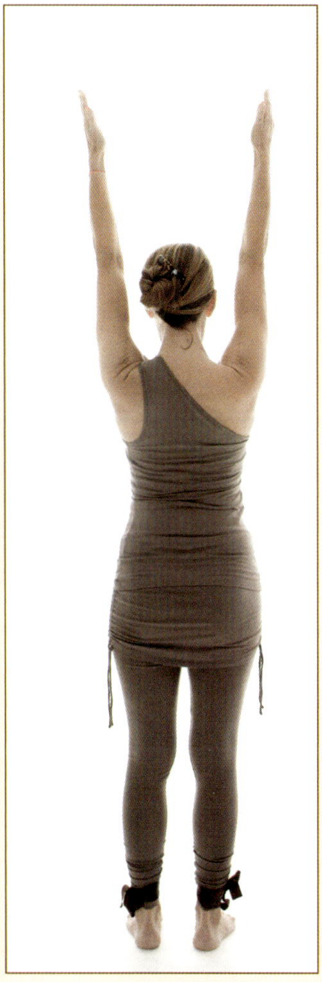

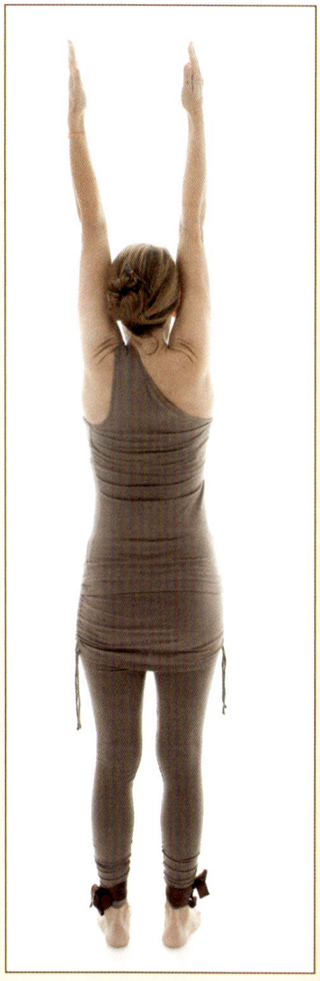

BRUSTKORB

Die optimale Haltung in der oberen Wirbelsäule ist ein offener Brustkorb. Dieser unterstützt eine tiefe und entspannte Atmung. Die Schultern können locker nach hinten und nach unten sinken.

Ein nach vorne gewölbter, eingesackter Brustkorb nimmt Platz für die Atmung und die wichtigen inneren Organe wie Lunge, Herz und die Bauchorgane. Die Beweglichkeit in Rippen, Gelenken und Wirbeln wird verringert. Es kommt zu Verspannungen im Brust- und Rippenbereich und die Aufrichtung in der gesamten Wirbelsäule geht verloren.

Ein übertrieben geöffneter Brustkorb führt zu Verspannungen auf der Körperrückseite, insbesondere der Schulterblätter. Er wirkt hochnäsig und übermäßig stolz. Er kann zu einem übertriebenen Hohlkreuz in der Lendenwirbelsäule führen.

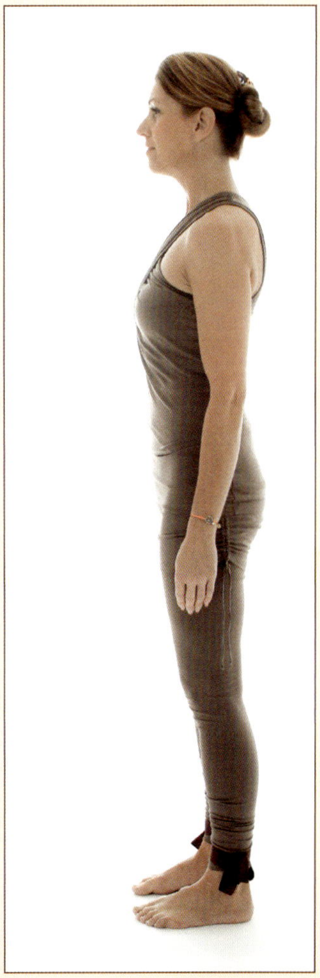

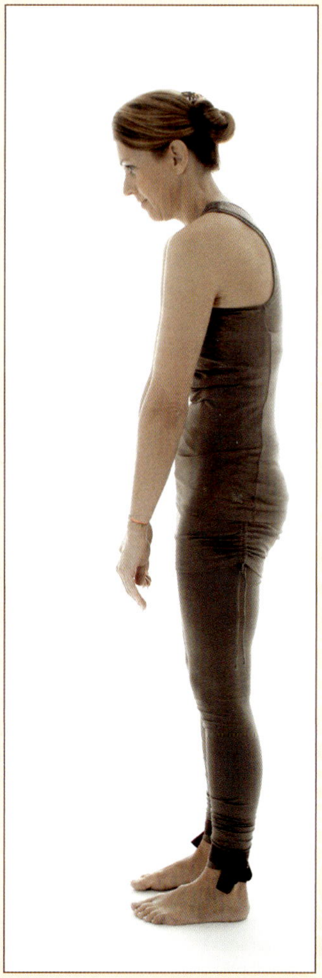

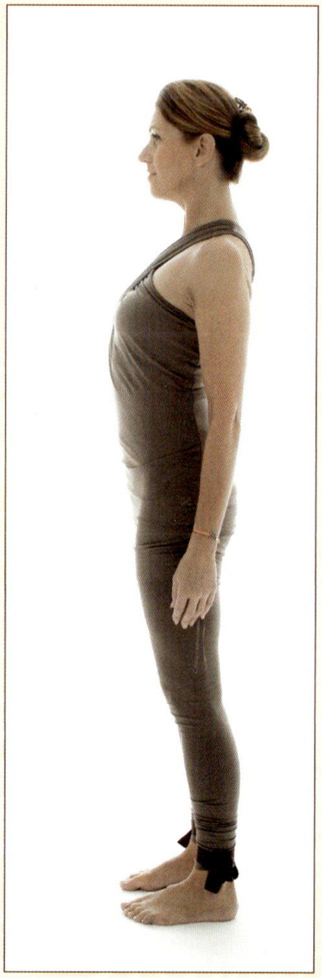

WIRBELSÄULE

Die optimale Ausrichtung der Wirbelsäule setzt eine gleichmäßige Belastung der Wirbel und der Bandscheiben im Rücken voraus. Es herrscht genügend Platz für die inneren Organe und für eine tiefe und lange Atmung. Eine optimale Ausrichtung fördert Kraft und Entspannung zur gleichen Zeit. Die Länge in den Leisten und im Hüftbeuger wird begünstigt und ein übertriebenes Hohlkreuz wird vermieden. Der Brustkorb kann sich entspannt öffnen und die Halswirbelsäule ist lang und stabil.

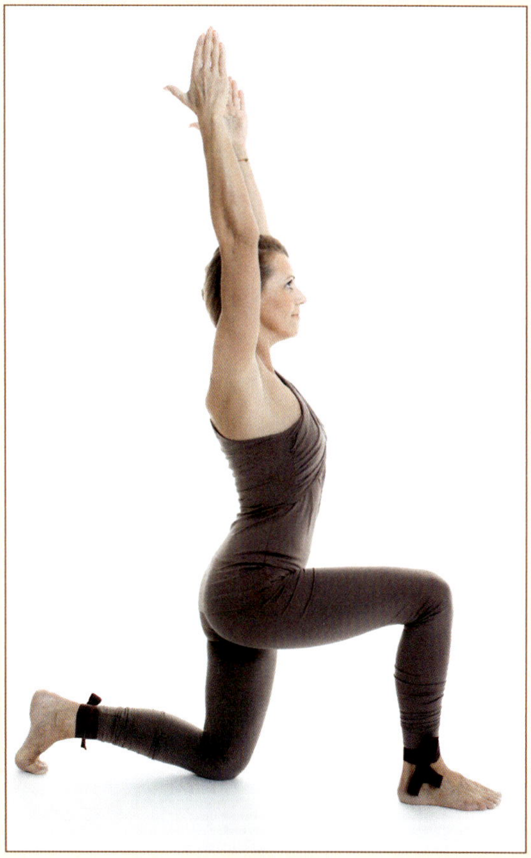

Es kommt zu einer starken Überlastung der Bandscheiben im unteren Rücken. Diese sind für eine regelmäßig ausgeführte Hyperlordose nicht geeignet. Die Hüftmuskulatur wird abgeschwächt und Schmerzen können die Folge sein.

Eine fehlende Aufrichtung in der Wirbelsäule fördert einen Rundrücken und führt zu Verspannungen im unteren Rücken, in Schultern und Nacken. Die Bandscheiben im gesamten Wirbelsäulenbereich werden ungünstig belastet. Die Atmung ist dadurch stark eingeschränkt. Dies senkt wiederum den Energielevel.

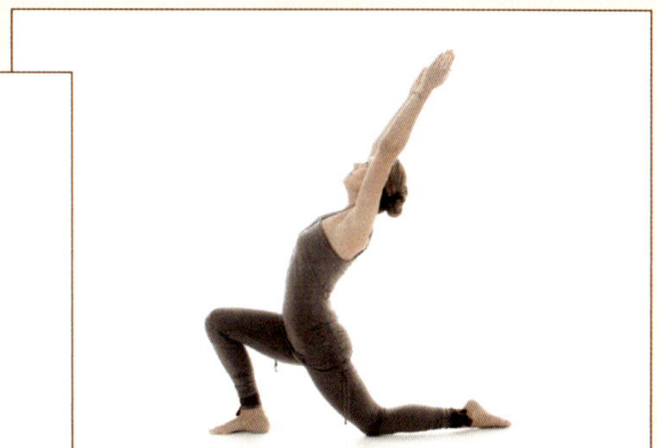

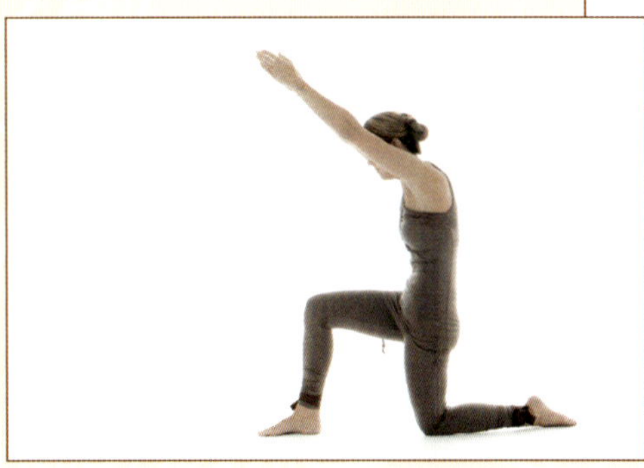

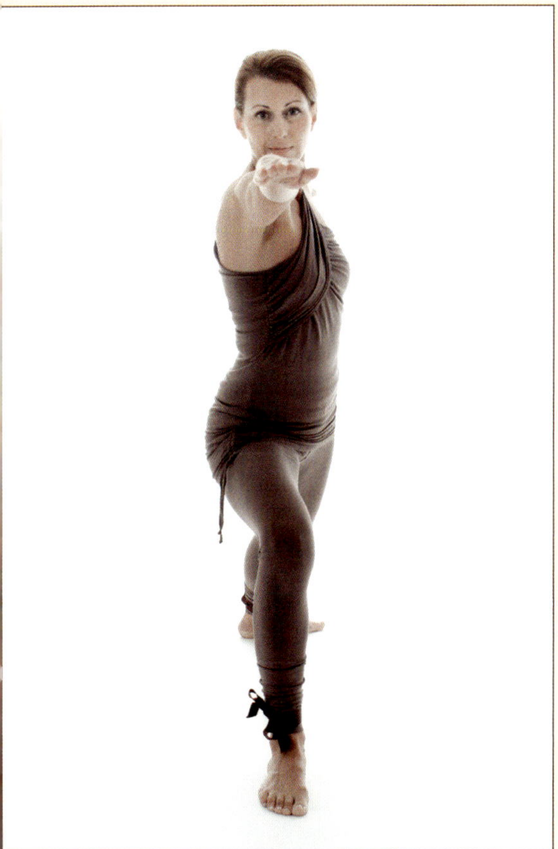

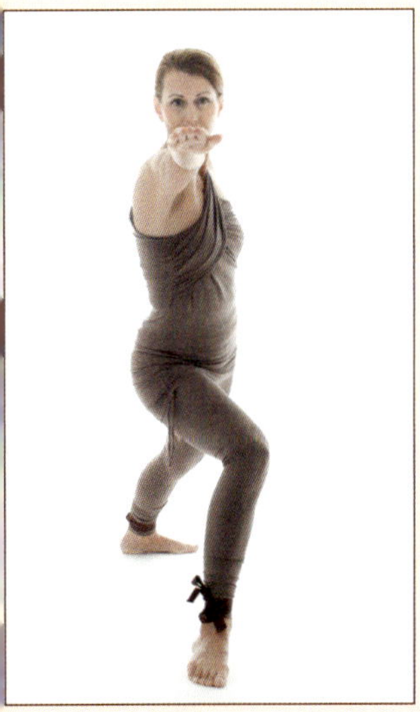

KNIE

Eine ideale Knieposition lässt sich in der Krieger- oder Heldenhaltung gut veranschaulichen. Die optimale Stabilität erhalten wir, wenn sich das Knie in etwa auf Höhe der Ferse befindet.

Beim nach innen geknickten Knie verliert das Knie seine zentrale Stabilität. Es kommt zur Überbelastung von Knie-, Sprung- und Hüftgelenk und in weiterer Folge zu einer ungünstigen Belastung für den unteren Rücken.

Zu erwähnen sind auch noch überstreckte Knie. Es kommt zur Überbelastung der Kniegelenke mit der Gefahr von Verletzungen des Gelenks und der Bänder. Diese Form der Fehlbelastung ist in Yoga-Kreisen weit verbreitet.

BECKEN

Im Beckenbereich sind vor allem der Beckenschiefstand und die Beinlängendifferenz zu erwähnen. Es kommt zur instabilen Haltung und verschiedenen Formen der Skoliose (seitliche Verkrümmung der Wirbelsäule). Dadurch wird die Wirbelsäule ungleich belastet und es kann zu Rückenbeschwerden kommen. Im Becken müssen wir darauf achten, dass ein Gleichgewicht zwischen Stabilität und Beweglichkeit in Hüftgelenken, Iliosakralgelenken und Beckenboden entsteht.

FÜSSE

In der Yogatherapie ist die Ausrichtung der Füße sehr wichtig. Entscheidend ist eine gleichmäßige Belastung der Fersen und Vorderfüße. Mangelnde Stabilität führt zu Knick-, Senk- und Plattfüßen und zu ungesunden Beanspruchungen der Großzehen und Bänder in den Füßen.

GRUNDLEGENDE ASPEKTE DER YOGATHERAPIE

2

Die Yogatherapie basiert auf den Grundprinzipien der Yoga-Tradition des indischen Meisters T. Krishnamacharya. In Zusammenschau mit der indischen Ayurveda-Wissenschaft und den aktuellsten Erkenntnissen der funktionellen Anatomie und Muskelfunktionstherapie können wir die Yogatherapie auch in der westlichen Welt sinnvoll einsetzen. Die persönliche und medizinische Anpassung an die Grundbedürfnisse jedes einzelnen Menschen stehen absolut im Vordergrund.

Es gibt viele Wechselwirkungen und Dynamiken, die Einfluss haben auf unsere derzeitige Konstitution und Verfassung:

Körper, Geist, Atem, Lebensweisen, Lebensumstände, Partnerschaft, Ernährung, Persönlichkeit, Alter, Bedürfnisse.

Yoga hat vielfältige Heilwirkungen, die mich bei jedem Menschen aufs Neue begeistern. Aufgrund meiner eigenen Praxiserfahrung kann Yogatherapie helfen bei:

Rückenschmerzen, Knie- und Hüftbeschwerden, Bluthochdruck, Übergewicht und gestörter Verdauung, Schulter- und Nackenverspannungen, Kopfschmerzen und Migräne, Skoliose, Depressionen, Schlafstörungen und Ängsten und bei vielen chronischen Krankheiten.

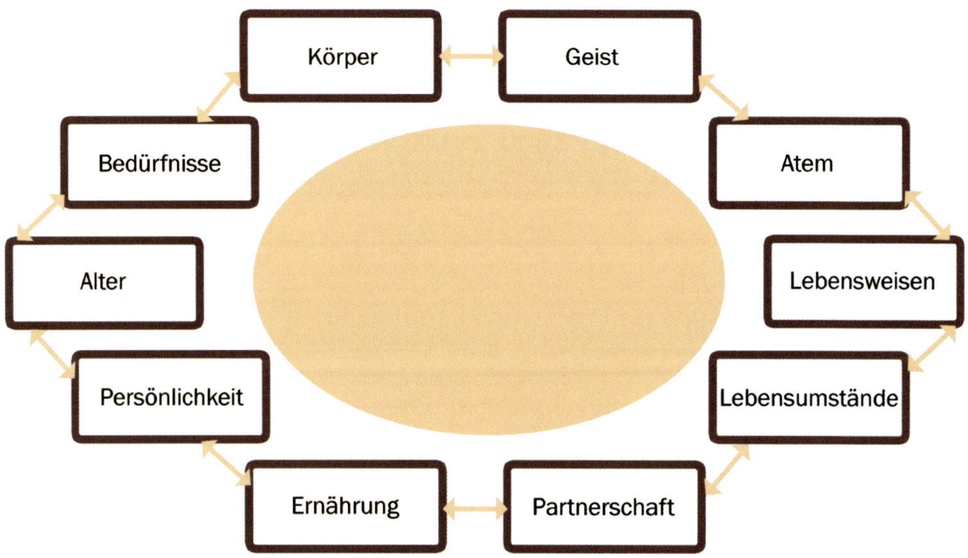

Die medizinisch-anatomische Sichtweise im Yoga

Im therapeutischen Yoga kennen wir die Symbiose von Körper, Atem und Geist. Die körperliche Ebene steht vor allem bei Menschen in der westlichen Welt stark im Vordergrund. Die Medizin sieht noch immer nur die physische Ebene als relevant für die Behandlung von Krankheiten und die Wiedererlangung der Gesundheit. Sobald die aufgetretenen Symptome verschwinden, ist der Patient therapiert. Dass regelmäßige Bewegung äußerst wichtig ist, wissen mittlerweile die meisten Ärzte. Empfehlungen an die Patienten werden aber nur sehr selten ausgesprochen. Gleichzeitig liegt es natürlich in der Selbstverantwortung jedes einzelnen Menschen, regelmäßig Bewegung auszuüben. Viele Menschen verbringen mehr Zeit damit, nach Ausreden zu suchen, warum sie sich heute nicht bewegen können, anstatt es einfach zu tun. Als Arzt sehe ich erschreckenderweise immer öfter auch junge Patienten in der Ambulanz, die bereits mit 30 Jahren oder noch jünger stark übergewichtig sind und bereits chronische internistische Krankheiten haben, die vor kurzem noch ausschließlich Menschen in hohem Alter zugeschrieben wurden. Wir sehen uns mit großen gesellschaftlichen und auch finanziellen Problemen in unserer Gesundheitsversorgung in naher Zukunft konfrontiert. Immer öfter kommen junge Menschen in die Ambulanz mit Bandscheibenbeschwerden, erhöhten Blutfetten und Zuckerwerten. Bluthochdruck und auch Gelenks- und Muskelbeschwerden in Folge von Übergewicht und falschen Ernährungsgewohnheiten nehmen ebenso stark zu. Die Menschen sind dadurch viel weniger leistungsfähig und die medizinische Versorgung kann à la longue nicht mehr finanziert werden. Diese dramatischen Aussichten beobachten wir nicht nur im deutschsprachigen Raum, sondern bereits in der gesamten industrialisierten Welt.

Jeder, der sich regelmäßig und gesund bewegt, weiß um die Energie und Freude, die ihm die Bewegung bringt. Ich versuche während meiner Arbeit im Krankenhaus stets die Stiegen zwischen der Ambulanz, dem OP und den Stationen zu nehmen und auf den Lift zu verzichten. Es gibt immer wieder Möglichkeiten, auch während der Arbeit, Bewegung zu integrieren. Der Großteil meiner Yogaschüler übt ein von mir auf ihre Bedürfnisse zusammengestelltes Yogaprogramm beinahe täglich. Aber nicht, weil sie müssen, sondern weil sie die unglaublich wohltuende Wirkung von einfachen Bewegungsformen erfahren möchten. Bewegung fördert die Gesundheit, verhindert Krankheiten und schenkt uns mehr Energie und Lebensqualität. Wir können leidvolle Krankheiten wie Diabetes, Bluthochdruck, Osteoporose, Adipositas und in weiterer Folge Herzinfarkte und Schlaganfälle damit verhindern und auch im hohen Alter noch fit und vital sein. Es gibt keine bessere Therapie dafür. Das konnte in unzähligen Studien auch wissenschaftlich eindeutig nachgewiesen werden.

Bewegung kann aber auch negative Auswirkungen haben, wenn wir sie übermäßig oder falsch ausüben. Gerade im Yoga bin ich in den letzten 15 Jahren immer wieder auf die weit verbreitete Tendenz gestoßen, dass viele ihre eigenen Grenzen überschreiten und dem Körper auf Dauer Schaden zufügen. Hin und wieder werden sie sogar von ihren Lehrern dazu ermutigt, was angesichts der Tatsache, dass Yoga der Gesundheit dienen soll, äußerst bedauerlich ist. Manche Leute glauben sogar, dass sie nur dann Erfolg haben, wenn sie permanent ihre Limits überschreiten, manche wissen aber auch zu wenig darüber. Einseitige Bewegungsmuster, wie sie bei den meisten Sportarten wie Laufen, Radfahren, Tennis, Fußball oder Golf vorkommen, können zu Verspannungen und Schmerzen führen. Es ist wichtig, ausgleichende Bewegungen zu machen, wie zum Beispiel durch Dehnen und Kräftigen im Yoga. Wir wollen im Yoga nicht nur ein geistiges und mentales, sondern auch ein körperliches Gleichgewicht erlangen. Einseitige Kräftigungen würden zu Verspannungen führen und die Verletzungsgefahr erhöhen. Einseitige Dehnungen führen zu Instabilitäten und ebenfalls erhöhter Verletzungsgefahr. Bei den meisten Frauen mangelt es eher an der Kraft in der Muskulatur als an der Dehnung. Bei den meisten Männern ist es genau umgekehrt. Es gibt aber auch viele Menschen, die weder genügend Kraft noch Flexibilität aufweisen. Dies spiegelt sich natürlich auch in ihrer Energie wider.

Daher ist es wichtig, mit einem erfahrenen Yogalehrer oder Yogatherapeuten zu arbeiten, der auch um grundlegende medizinische und anatomische Grundlagen Bescheid weiß. Die meisten Yogarichtungen werben heutzutage damit, dass sie auf eine lange Tradition zurückblicken können. Fakt ist jedoch, dass keine der heute bekannten Arten, Asanas zu praktizieren, weiter als auf den Beginn des 20. Jahrhunderts zurückgeht. Einer der ersten Lehrer, der Yoga therapeutisch einsetzte, war T. Krishnamacharya (1888-1989). Sein Hauptgrundsatz war, Yoga nicht als eindimensionales System zu verstehen und es kollektiv zu vereinheitlichen, sondern es individuell auf den einzelnen Menschen mit seinen Beschwerden und Bedürfnissen anzupassen.

Die meisten Leute heutzutage gehen schon im beruflichen und immer öfter auch im privaten Alltag an ihre Grenzen und schwächen somit auf Dauer ihren Körper und ihr gesamtes Immunsystem. Daher ist es sinnvoll, dass man vor allem gestresste Menschen mit Yogaübungen in die Entspannung und Ruhe begleitet, anstatt sie weiter an ihr Limit gehen zu lassen. Erschöpfung, Depressionen und Burn-out nehmen exponentiell in unserer Gesellschaft zu.

Wenn Sie die meiste Zeit des Tages im Sitzen verbringen und unter Bewegungsmangel leiden, empfehle ich Ihnen, langsam und schrittweise mit Bewegung zu beginnen. Ich sage meinen Schülern oft: Es ist besser, wenn sie sich dreimal 20 Minuten in der Woche bewegen als einmal eine Stunde. Menschen, die viel sitzen, sind meistens sehr verspannt und erschöpft und sollten besonders auf eine genaue Ausführung der Asanas nach anatomischen Gesichtspunkten achten. Sie erwerben oft unbewusst im Laufe der Zeit ungesunde Haltungs- und Bewegungsmuster, die nur mit Bereitschaft und regelmäßiger Übung in gesunde Bewegungen transformiert werden können. Es braucht daher eine klare Zielsetzung und die Einstellung, sich neuen Dingen zu öffnen und diese auch integrieren zu wollen.

Bewegung fördert nicht nur Energie und Lebensfreude, sondern steigert auch Ihr geistiges Wohlbefinden und die Klarheit in Ihren Gedanken. Meine besten Einfälle und erfolgreichsten Projektideen hatte ich während des Yoga, beim Laufen oder Spazieren.

Ich möchte Sie hiermit einladen, sich, Ihrem Körper und Ihrem Geist in Form von einfachen Yogaübungen etwas Gutes zu tun und die Erfahrung zu machen, dass regelmäßige Bewegung Ihre Lebensfreude deutlich erhöhen wird. Fangen Sie noch heute damit an.

Zusammenfassung:

- Nehmen Sie sich ein realistisches Ziel vor.
- Üben und bewegen Sie sich entsprechend Ihrer derzeitigen körperlichen und anatomischen Möglichkeiten.
- Erfreuen Sie sich an der Bewegung und machen Sie keinen Wettkampf daraus.
- Üben Sie lieber 3-mal in der Woche reduziert anstatt 1-mal über ihrem Limit – Weniger ist mehr!
- Bewegen Sie sich sinnvoll und achten Sie auf Ihre Haltung und Ihre Atmung. Sie sind entscheidende Parameter, wie gesund Sie sich bewegen.
- Entspannen Sie sich dabei, aber bleiben Sie höchst konzentriert und aufmerksam.
- Bringen Sie Abwechslung, Fantasie und Inspiration in Ihre Bewegungsabläufe.
- Machen Sie Ihrem Körper ein Geschenk und bleiben Sie konsequent.

Die heilsame Wirkung der Atmung

Die Atmung ist im Yoga der Schlüssel zu einer effektiven und gesunden Praxis. Mit der Atmung regulieren wir den Rhythmus unserer Übungsabfolge. Die Beobachtung der Atmung führt uns in die Aufmerksamkeit und Konzentration. Nur mit einer bewussten Atmung schaffen wir die Grundlage zu körperlicher und geistiger Gesundheit. Wer ruhig und langsam atmet, erzielt ganz andere Wirkungen als jemand, der flach und hektisch atmet. Sie können das leicht an sich selbst beobachten. Sind Sie unter Stress, wird Ihre Atmung schnell und unrhythmisch. Haben Sie sich übergessen, fällt es Ihnen schwer, tief durchzuatmen. Wenn Sie beim Sport, zum Beispiel beim Joggen, merken, dass Sie zu schnell atmen, kommen Sie in die Überforderung.

Viele Menschen atmen sehr oberflächlich und zu kurz ein. Dadurch entsteht ein chronischer Sauerstoffmangel, der wiederum zu chronischer Müdigkeit führt. Studien belegen, dass eines der häufigsten Symptome, warum Patienten zum Hausarzt kommen, ständige Müdigkeit ist. Kohlendioxid kann schlecht abgeatmet werden und es entsteht eine Übersäuerung des Körpers. Die Atmung integriert sowohl das vegetative als auch das autonome Nervensystem. Das heißt, wenn wir träumen oder tief schlafen, sind wir uns unserer Atmung nicht bewusst. Im Wachzustand ist die Atmung bewusst. Für die meisten Menschen ist die Atmung jedoch auch dann noch immer ein unbewusster Vorgang. Unser Atemrhythmus kommt oft erst dann zu Bewusstsein, wenn er in hohem Maße gestört wird, zum Beispiel durch körperliche Anstrengung oder emotionale Aufwühlung. Dabei würde es uns gerade in diesen Situationen guttun, tief durchzuatmen, um Ruhe und Gelassenheit zu bewahren und um schädliche Folgen für uns selbst und andere zu verhindern.

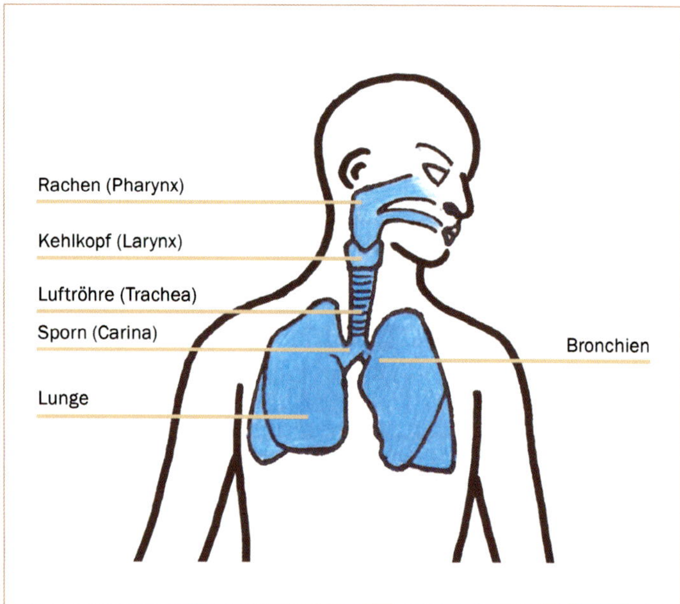

Im Yoga nehmen wir mit dem Atem Lebensenergie (Prana) auf. Man nennt die Atmung auch *Pranayama*, wobei *ayama* die Expansion ist. Demnach ist die Atmung die „Expansion der Lebensenergie“. Seit ich viel bewusster atme, nicht nur beim Yoga, sondern auch im Alltag, fällt es mir leichter, mit Konflikten und Herausforderungen umzugehen. Viele Leute haben mir bestätigt, dass das Singen meines „Oms“ plötzlich viel länger wurde und deutlich an Qualität gewonnen hat. Es ist hilfreich für unsere Gesundheit, wenn wir bewusst in den Bauchraum atmen, was sehr entspannend wirkt. Die meisten Menschen ziehen den Bauch unbewusst ein, was zu Verspannungen führen kann. In meiner Yogatherapiearbeit beobachte ich, dass sehr viele Menschen in ihren Bauchmuskeln verspannt sind, was wiederum Beschwerden im Rücken-, Schulter- und Hüftbereich zur Folge haben kann. Menschen, die lange Zeit hindurch eine sitzende Haltung einnehmen oder ihre Schultern nach vorne ziehen, fällt es schwer, in ihren Brust- und Rippenraum zu atmen. Das führt wiederum zu Verspannungen und die Lunge kann sich nicht mehr ganz entfalten, was die Atmung negativ beeinflusst. Es entsteht hier ein negativer Kreislauf. Die Brust- und Rippenatmung wirkt aktivierend und zentrierend, wodurch sie uns Energie und Kraft gibt.

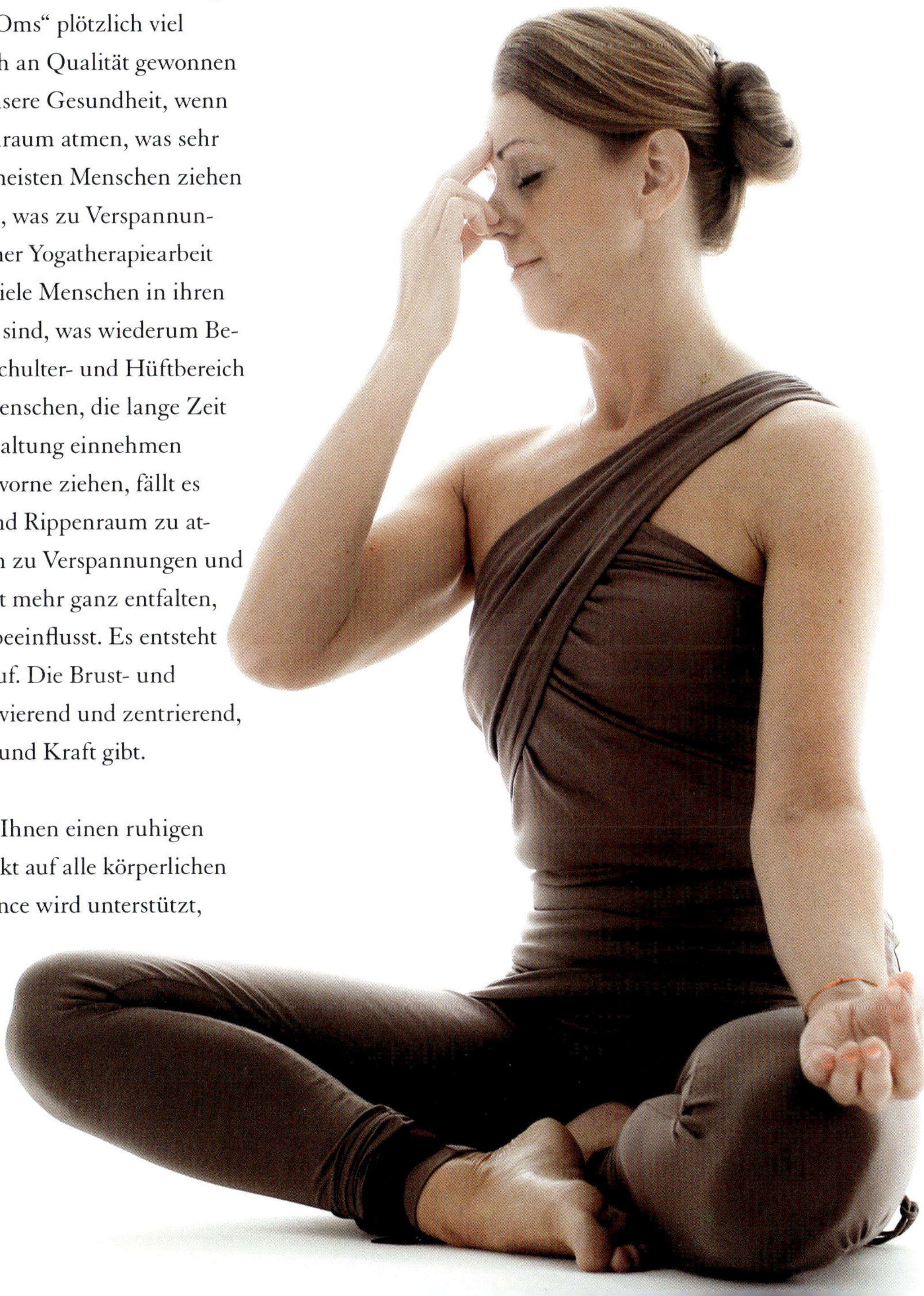

Ein langer Atem schenkt Ihnen einen ruhigen und klaren Geist und wirkt auf alle körperlichen Systeme. Die innere Balance wird unterstützt, die Zellatmung wird verbessert, der Säure-Basen-Haushalt ist im Gleichgewicht. Wenn Sie mit etwas beschäftigt sind, was Ihnen große Freude bereitet, werden Sie erkennen, dass Sie länger und gleichmäßiger atmen als normal. Lenken Sie immer wieder Ihre Aufmerksamkeit auf die Qualität Ihrer Atmung. Gleichzeitig wird der Geist ruhiger, wenn wir bewusst unsere Atmung ausdehnen. Das ist auch das Ziel in den Yogaübungen. Nur mit einer ruhigen und langen Ein- und Ausatmung erzielen wir die gewünschten Effekte. Sie werden auch feststellen, dass Sie die Wirkung der Asanas besser verstehen können und viel entspannter auch schwierige Haltungen ausüben können.

Die Atemqualität zu erhöhen ist wohl die wichtigste einzelne Maßnahme zur Verbesserung der Gesundheit. Sie kräftigt nicht nur die Lungen, sondern alle Organe, denn die Atmung wirkt wie eine Massage (in Verbindung mit dem Zwerchfell), welche die Durchblutung verbessert, Giftstoffe beseitigt und die Verdauung anregt. Sie hilft bei Ängsten, Depressionen, Stressabbau und Verspannungen.

Die Ausrichtung der Konzentration auf die Atmung führt uns direkt in die Meditation. Sie bringt den Geist zur Ruhe. Das ist die Definition von Yoga, überliefert von Patanjali vor mehr als 2000 Jahren. Beobachten Sie selbst, wie flaches Atmen auf Sie wirkt, und dehnen Sie dann eine Zeit lang Ihre Atmung aus und beobachten Sie den Unterschied. Sie werden begeistert sein, wie einfach es ist, den Geist zu beruhigen und die Qualität Ihrer Atmung zu verbessern.

Im Yoga gibt es viele verschiedene Atemtechniken. Wie die Asanas sollten auch die Atemübungen individuell angepasst werden und von einem erfahrenen Yogalehrer angeleitet werden. Die Übungen sollten am Anfang nicht zu herausfordernd sein und auch an mögliche Grunderkrankungen angepasst werden. Immer mehr Menschen leiden an obstruktiven Atemwegserkrankungen wie Asthma oder COPD. Mittlerweile nimmt Asthma auch bei Kindern schon stark zu. Bei respiratorischen Krankheiten oder Beschwerden wie Bluthochdruck und Migräne sollten Sie einen Yogatherapie-Experten oder Arzt konsultieren.

DIE RICHTIGE AUSFÜHRUNG DER ATMUNG IM YOGA

Die für mich effektivste Atemtechnik im Yoga ist die Ujjayi-Atmung, oder auch Kehlatmung genannt. Da Sie bei dieser Technik die Atmung hören und spüren, können Sie einfacher Ihrer Atmung einen Rhythmus geben und sie ausdehnen und verfeinern. Dabei atmet man tief und mit einem hörbaren Laut, der hinten aus der Kehle kommt. Die Stimmritze wird verengt und die gleichen Muskeln wie beim Räuspern werden aktiviert. Üben Sie die Kehlatmung zuerst mit dem Mund bei der Ausatmung. Nach einer Weile praktizieren Sie die Technik auch bei der Einatmung. Dann üben Sie Ein- und Ausatmung mit geschlossenem Mund und atmen Sie durch die Nase. Wichtig ist, dass Sie eine angenehme und aufrechte Haltung einnehmen. Sie können entweder einen Stuhl dafür wählen oder sich auf ein Kissen am Boden setzen. Achten Sie darauf, dass Ihr Brustkorb offen, Ihre Wirbelsäule aufrecht ist und Sie die Beine angenehm kreuzen können. Vermeiden Sie starkes Pressen, sondern lassen Sie die Atmung entspannt kommen und gehen. Nach einer kurzen Übungsphase ist die Ujjayi-Atmung für jeden einfach ausführbar. Wir können sie bei allen Körperübungen anwenden. Sie hilft uns, die Bewegungen fließender zu gestalten, und unterstützt die Kräftigung und Dehnung in den Asanas.

Mittlerweile setze ich unbewusst die Kehlatmung auch immer wieder während der Arbeit oder im Alltag ein, um entspannt und gelassen zu bleiben. Somit kann ich auch einen ganzen Tag lang unterrichten, ohne mich dabei wirklich anstrengen zu müssen.

Effekte der Ujjayi-Atmung:

- Steigerung des Atemvolumens
- Dehnung der Rippen- und Brustmuskulatur
- Mehr Achtsamkeit und Konzentration
- Verbesserung der Sauerstoffzufuhr und der Kohlendioxid-Abgabe aus dem Körper
- Verbesserung der Zellatmung
- Reinigung der Nasenschleimhäute
- Anregung der Verdauung
- Optimale Unterstützung zur Kräftigung und Dehnung des Körpers
- Vermehrte Ruhe und Gelassenheit, auch während körperlicher und geistiger Anstrengung

Zusammenfassung:

- Die Atmung ist der Schlüssel zu einem gesunden Leben.
- Langsame und ruhige Atmung führt zu körperlichem und geistigem Wohlbefinden.
- Werden Sie sich Ihrer Atmung bewusst, auch in Alltagssituationen.
- Die Kehlatmung bringt Ihnen mehr Atemvolumen und führt zu Ruhe und Gelassenheit.
- Die Kehlatmung unterstützt optimal die Kräftigung und Dehnung in Ihren Übungen.

Yoga als Therapie – die ganzheitliche Sichtweise

Bevor ich mit Yogatherapie begann, habe ich jahrelang nur die Asanas im Yoga geübt. Irgendwann fehlte mir der Fortschritt. Ich wusste, dass Yoga noch viel mehr zu bieten hatte. Die meisten Yogaklassen weltweit konzentrieren sich nahezu ausschließlich auf Körperübungen. Atmung ist hin und wieder ein Thema. Aber wie oft werden Meditation, Selbstreflexion und anatomische Hintergründe erläutert? Dabei stoßen wir aber erst mit diesen Themen die Tür auf, um das gesamte Potenzial, das uns Yoga bietet, zu nutzen. In meiner langjährigen Tätigkeit als Yogatherapeut bin ich oft die letzte Anlaufstelle für verzweifelte Patienten, die bereits eine Fülle an medizinischer Diagnostik und unterschiedlichen Therapieverfahren über sich ergehen ließen, ohne jedoch große gesundheitliche Veränderungen bemerkt zu haben. Für mich ist es stets faszinierend zu sehen, dass diesen Patienten nicht nur ihr abgestimmtes Yogaprogramm hilft, sondern auch die Stille in der Meditation und die Fokussierung auf die eigentlichen Ursachen ihrer Schmerzen und ihres Krankseins. Ich erlebe immer wieder, dass bereits das Stellen einer einzigen Frage ausreicht, damit viele Menschen in Kontakt mit ihren Gefühlen und tiefsten Bedürfnissen kommen. Daraus können sich sehr emotionale Momente entwickeln, die die meisten als sehr heilsam und hilfreich empfinden. Der Schlüssel zur Selbstheilung liegt in unserer geistigen Verfassung und der inneren Einstellung zum Leben. Sokrates hat schon gesagt, dass „jeder Mensch alle Antworten in sich selbst findet, wenn der Geist ruhig ist."

Yoga soll nicht das gedankenlose Abspulen von Körperübungen sein, sondern eine wunderbare Gelegenheit bieten, den eigenen Wünschen näher zu kommen. Ich werde oft gefragt, was denn die eine Übung sei, um endlich Gewicht abzunehmen. Viele Menschen erwarten heutzutage, dass sie ein Rezept in die Hand bekommen, mit der sie alle Sorgen loswerden. Tugenden wie Konsequenz, Durchhaltevermögen, Begeisterung und Hingabe verschwinden zusehends aus unserer Gesellschaft, weil viele Menschen überfordert sind mit ihren Lebensumständen und dem negativen Weltbild, das oft von der Umgebung und von unzähligen Medien vorgezeichnet wird. Dabei können wir an Kindern sehen, wie leicht es ist, permanent begeistert zu sein und ständig interessiert zu sein an unserer Umwelt. Kinder lachen 50- bis 100- mal am Tag, weil sie sich ständig weiterentwickeln wollen und neue Ziele vor Augen haben. Wie oft lachen Sie? Wie oft sind Sie begeistert von neuen Dingen, die in Ihr Leben kommen?

Viele Menschen sind bequem und gehen den Weg des geringsten Widerstandes. Sie leben gerne nach dem Spruch: „Als ich von den schlimmen Folgen des Trinkens las, gab ich sofort das Lesen auf." Sie verbringen fast jeden Abend erschöpft auf der Couch vor dem Fernseher, weil der Inhalt der Arbeit sie nicht erfüllt. Sie suchen sich Ersatzbefriedigungen, um sich nicht mit den eigentlichen Ursachen für die Leere in ihrem Leben auseinandersetzen zu müssen. Übergewicht, Alkohol- und Nikotinsucht sind die Folge und haben dramatische Auswirkungen auf unsere Gesundheit und auf das gesamte „Gesundheitssystem". Die am häufigsten verschriebenen Medikamente sind Antidepressiva und Magenschutz-Tabletten. In Österreich wird hingegen Yoga noch immer nicht von der Krankenkasse bezahlt.

Je mehr wir die Aufmerksamkeit nach innen lenken, desto mehr werden wir erkennen, dass die wahre Erfüllung in unserem Leben nicht im Erwerb von noch mehr Konsumgütern liegt, sondern in der Art und Weise, wie wir unser Leben gestalten. Andreas Salcher hat in seinem Buch „Meine letzte Stunde" viele Menschen in den letzten Augenblicken ihres Lebens begleitet und festgestellt, dass die meisten von ihnen sich viel zu sehr mit materiellen Dingen auseinandergesetzt haben. Könnten diese Menschen in ihrer letzten Stunde noch einmal etwas ändern, würden sie mehr Authentizität leben. Sie würden mehr Liebe in ihr Leben lassen und sie würden gerne eine Spur auf dieser Welt hinterlassen, also etwas Gutes für die Menschheit tun.

In unserem Alltag sind wir mit so vielen Dingen rundherum beschäftigt, dass wir gar nicht daran denken, uns auch etwas Zeit für uns selbst zu reservieren. Das könnten schon 5 Minuten der Ruhe pro Tag sein oder zehn bis zwanzig Minuten Bewegung oder ein paar Atemübungen. All das schieben wir meistens vor uns her. In diesem

Punkt sind die meisten Menschen sehr konsequent.

Wenn Sie es schaffen, täglich nur ein paar Augenblicke sich selbst und Ihren Bedürfnissen zu widmen, werden Sie schnell große Erfolge erzielen. Sie entwickeln die Begeisterung dafür und durch Begeisterung werden neue neuronale Netzwerke im Gehirn geschaffen. Emotionen verändern die Regulierung der basalen Körperfunktionen und schaffen ideale Voraussetzungen für Gesundheit und Wohlbefinden. Daraus entstehen neue Energien und Kräfte in Ihnen, die Sie für sich und andere wunderbar einsetzen können. Zum Schreiben dieses Buches habe ich mich alleine in die Natur zurückgezogen, um frei zu sein für Kreativität und Intuition. Buddha hat schon gesagt, dass die Essenz aller Dinge die Leere ist. Die heutige Quantenphysik bestätigt diese Erkenntnis. Wenn Sie überladen sind mit Gedanken, fällt es Ihnen ungleich schwerer, kreativ und ruhig zu sein. Die größten Errungenschaften und Erkenntnisse auf dieser Welt sind nicht in einem Zustand von Hektik und Ungeduld entstanden, sondern in einem Zustand von Ruhe und Entspannung.

Ich selbst merke auch ganz oft nach meinen Yogastunden, dass ich nachher mindestens so viel Energie wie vorher habe, oft auch mehr. Die Freude an der Arbeit reduziert die Anstrengung und erleichtert es Ihnen, große Herausforderungen in Ihrem Leben anzunehmen und erfolgreich zu bewältigen. Fangen Sie noch heute damit an, bewusster und aufmerksamer Ihr Leben zu gestalten. Ich wünsche Ihnen viel Erfolg dabei!

Aufbau einer sinnvollen Praxis

Jeder Mensch ist einzigartig. Betrachtet man eine Zelle unter dem Mikroskop und vergleicht sie mit beliebig anderen Zellen, entdeckt man, dass jede Zelle im Körper einzigartig ist. Wenn man nun weiß, dass jeder Mensch aus ca. 10^{14}, das sind 100 Billionen Zellen, besteht, kann man sich die Einzigartigkeit, alleine aus physiologischer Sicht, vor Auge führen. Nun kommen noch Gedanken, Gefühle, Persönlichkeit, Erlebnisse, Lebensumstände, Beruf, Familie und so weiter dazu, die die Individualität eines jeden Menschen ausmachen. Stelle man sich nun vor, man nehme ein Yogaprogramm und stülpe es über alle Menschen – wie soll das funktionieren und wirklich effektiv sein? Daher ist die individuelle Anpassung der Yogapraxis an das Individuum notwendig und sinnvoll, vor allem dann, wenn es sich um Beschwerden, Schmerzen und Krankheiten dreht.

Ein erfahrener Yogatherapie-Experte kann im Einzelunterricht all diese Faktoren berücksichtigen. Dadurch ist ein hohes Maß an Qualität und

Wirksamkeit der Yogapraxis für den einzelnen Menschen möglich. Nur durch regelmäßiges Üben lassen sich günstige Voraussetzungen schaffen, um die gesetzten Ziele zu erreichen. Diese werden am Anfang eher im körperlichen Bereich liegen, wenn jemand chronische Rückenschmerzen hat oder unter Verspannungen im Schulter- und Nackenbereich leidet. Sind die Schmerzen verschwunden, ist es erforderlich, die entsprechende Region im Körper zu stärken. Jetzt stehen auch Atem, Meditation und Selbstreflexion im Mittelpunkt der Yogapraxis. Immer mehr Menschen haben das Bedürfnis, wesentliche Fragen des Lebens selbst zu klären. Yoga bietet ihnen dabei eine wunderbare Chance. Ganzheitliche Heilung basiert immer auf mehreren Säulen und lässt sich nicht nur auf der körperlichen Ebene erwirken.

Die Übungsprogramme in diesem Buch sollen Ihnen einen Einstieg in therapeutisches Üben im Yoga bieten. Die Übungen sind einfach und klar gehalten und von den meisten Menschen leicht auszuführen. Achten Sie darauf, dass, falls Sie individuelle Beschwerden haben, Sie diese vorher mit Ihrem Arzt oder Yogatherapeuten abklären, bevor Sie Übungen ausführen, die eventuell nicht zielführend sind für Sie. Die Wirkung der jeweiligen Körperhaltungen soll Ihnen zeigen, was eine mögliche Zielsetzung Ihrer Praxis wäre.

Der Trend im Yoga geht in Richtung Anpassung der Praxis an die eigenen Bedürfnisse. Akrobatische Verrenkungen und schwierige Rückbeugen werden mit viel Vorsicht oder gar nicht geübt. Anatomische Grundprinzipien und neue wissenschaftliche Erkenntnisse finden immer mehr Eingang in den modernen Yoga-Unterricht. Manche Strömungen im Yoga wollen wenig davon wissen und berufen sich auf „klassische Yoga-Traditionen". Diese Übungen werden oft nicht an den einzelnen angepasst. Häufig kommen Menschen zu mir, die sich durch Yoga verletzt haben.

Im therapeutischen Yoga finden wir die optimale Verknüpfung von der empirischen Wissenschaft des Yoga und den neuesten Erkenntnissen der Medizin und Anatomie.

Innere Haltung

Die äußere körperliche Haltung ist immer ein Spiegelbild der geistigen inneren Haltung und umgekehrt. Viele Menschen haben eine Kyphose in ihrer Brustwirbelsäule, also einen Rundrücken. Die Ursachen werden mit Sicherheit auf der einen Seite in einer ungesunden Körperhaltung, die über einen längeren Zeitraum eingenommen wurde, liegen. Auf der anderen Seite spiegelt sich ihre innere Einstellung wieder. Sie verschließen und verkrampfen sich und gehen nicht aufrecht durchs

Leben. Es braucht konstante Achtsamkeit und Übung, um die natürliche, gesunde äußere und innere Haltung wieder zu finden. Es reicht nicht aus, wenn man darüber etwas weiß. Die meisten Menschen wissen über Ernährung, Bewegung, gesundes und bewusstes Leben aus Büchern und Seminaren genau Bescheid, die wenigsten setzen es um. „Wissen ist, wenn man es weiß, Weisheit, wenn man es lebt", hat Buddha uns schon vermittelt.

Beobachten Sie nun Ihre äußere und innere Haltung. Wie fühlt sich Ihre Haltung jetzt an? Wie nehmen Sie Ihre innere Haltung wahr? Möchten Sie an Ihrer äußeren Haltung etwas verändern? Möchten sie an Ihrer inneren Haltung etwas verändern?

Die wichtigsten Grundprinzipien der Yogatherapie

- Individuelle Anpassung der Yogapraxis
- Stabilität, Kraft und Flexibilität im Gleichgewicht
- Atmung als wichtigster Parameter für eine gesunde Praxis
- Langer und tiefer Atem schafft Raum auf körperlicher und geistiger Ebene
- Die Wirbelsäule steht im Mittelpunkt
- Ungesunde Bewegungs- und Haltungsmuster erkennen und verändern
- Schrittweiser Aufbau der Yogapraxis mit Anpassung an die momentanen Bedürfnisse und Voraussetzungen

DIE YOGA-ÜBUNGSPROGRAMME 3

Um die Wirkungen von Yoga zu erfahren, müssen wir in die Praxis eintauchen. Diese kann aus Asanas bestehen, also den Körperhaltungen. Sie kann Pranayama-Übungen (Atemübungen) und Meditations-Praxis enthalten. All diese Elemente des Yoga können wir in unser persönliches Übungsprogramm integrieren.

In den folgenden Kapiteln möchte ich Ihnen exemplarisch zeigen, inwieweit Yogatherapie bei strukturellen Beschwerden eingesetzt werden kann. Ich möchte dies anhand der wichtigsten Regionen im Körper mit Hilfe einfacher Übungen illustrieren. Es gibt auch eine Praxis, bei der man Beweglichkeit üben und Energie aufbauen kann, sowie eine Praxis, deren Ziel es ist, den Menschen in die Ruhe zu begleiten. Zu Beginn jeder Praxis soll ein Fallbeispiel zeigen, wie Yogatherapie unterstützen kann, um Schmerzen oder Beschwerden zu lindern. Die Beispiele sind alle wahrheitsgetreu aus meiner täglichen Arbeit entnommen.

Sie bekommen anschließend einen Einblick in medizinische und anatomische Grundlagen zum jeweiligen Thema. Die nachfolgende Yogapraxis bezieht sich nicht auf die speziellen Fallbeispiele, sondern ist eine allgemeine Übungseinheit.

Diese einfachen Übungsabfolgen können von den meisten Menschen leicht ausgeführt werden. Zu jeder Übung ist die Bewegung während des jeweiligen Atemzugs (Ein- oder Ausatmung) separat abgebildet. Die Bewegung wird mit „EIN" für die Einatmung und „AUS" für die Ausatmung genau beschrieben. Sie erhalten auch zu jedem einzelnen Asana einen Tipp, der Ihnen helfen soll, den Fokus während des Übens auszurichten, beziehungsweise bei allfälligen Beschwerden die Übung zu adaptieren. Optimalerweise führen Sie Atmung und Bewegung synchron aus und atmen durch die Nase. Falls das für Sie am Anfang nicht möglich ist, können Sie auch durch die Nase ein- und durch den Mund ausatmen.

Ich empfehle Ihnen, die Übungsabfolge nach dem vorgegebenen Ablauf zu praktizieren, da die Reihenfolge nicht willkürlich gewählt ist. Achten Sie darauf, sich bewusst Zeit zu nehmen für alle Übungen, und integrieren Sie dabei stets die Atmung. Schaffen Sie sich einen Ort, wo Sie in Ruhe 20 bis 30 Minuten üben können, ohne abgelenkt zu werden. Stecken Sie sich am Anfang nicht zu hohe Ziele, sondern bauen Sie Ihre Praxis langsam auf. Sie müssen nicht täglich praktizieren. Der Morgen nach dem Aufstehen eignet sich wunderbar für diese Übungsabfolgen. Das heißt jedoch nicht, dass andere Tageszeiten schlechter sind. Sie finden mit Sicherheit die für Sie passende Zeit heraus, angepasst an Ihr Umfeld und den Beruf.

Sie können sich natürlich auch diverser Hilfsmittel bedienen. Aus meiner Erfahrung heraus ist es angenehm, eine zusätzliche weiche Unterlage für die Kniehaltungen zu verwenden. Ein Sitzkissen im Meditationssitz hilft Ihnen, aufrechter zu sitzen. Wenn das gar nicht möglich ist für Sie, können Sie natürlich auch einen Stuhl verwenden.
In der Endentspannung ist es für viele Menschen angenehm, sich mit einer Decke zuzudecken. Das hält den Körper warm.

Idealerweise üben Sie die für Sie passende Yoga-Praxis über einen längeren Zeitraum von einem Monat regelmäßig, vor allem dann, wenn Sie Beschwerden haben. Sie können natürlich auch die einzelnen Programme abwechselnd praktizieren. Wenn Sie starke Schmerzen oder ernsthafte Erkrankungen haben, sollten Sie vorher einen Arzt aufsuchen. Sollten Sie sich schwach und krank fühlen oder gerade eine Operation hinter sich haben, würde ich Ihnen empfehlen, zu pausieren oder Ihre Praxis mit einem erfahrenen Yogatherapeuten anzupassen. Das gilt auch für Schwangerschaften.

Ich wünsche Ihnen viel Erfolg mit den abwechslungsreichen Yoga-Übungsprogrammen!

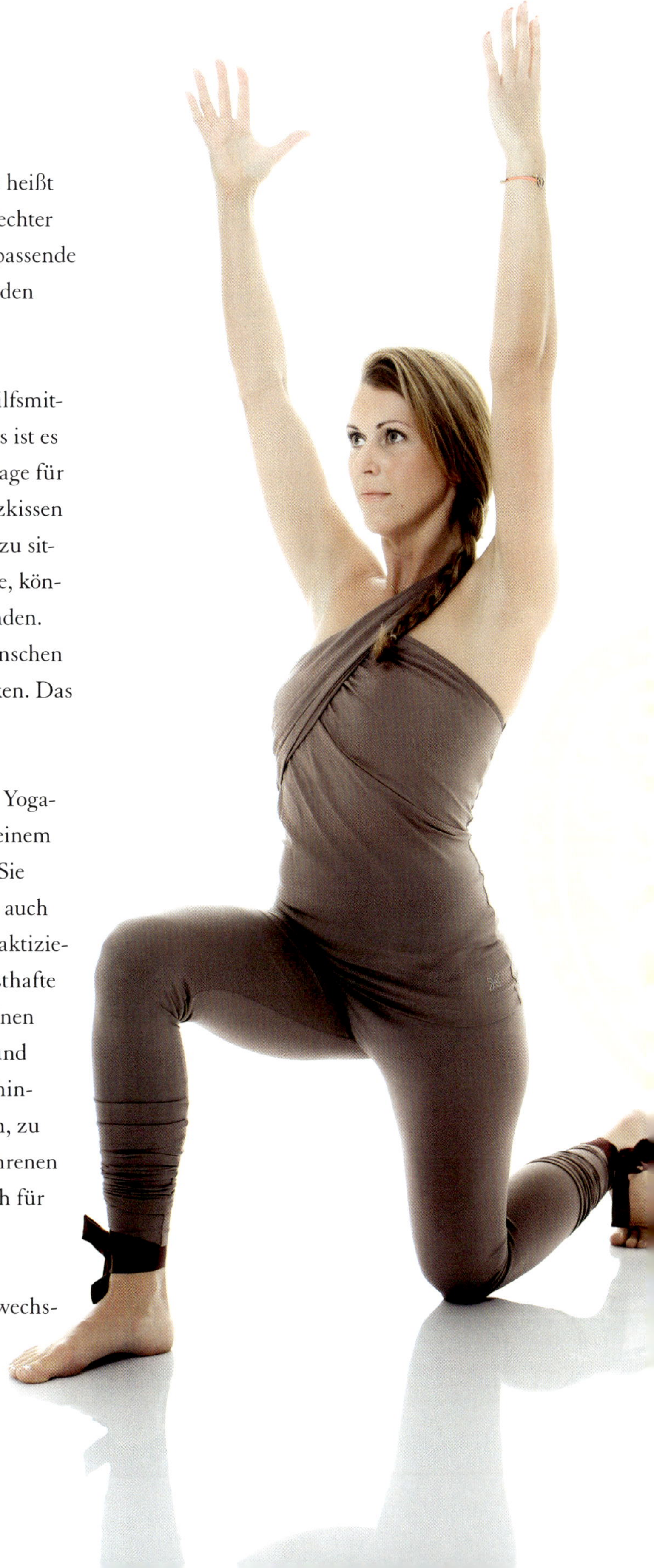

Fallbeispiel

Mit Yoga habe ich begonnen, weil ich mir eine „Hilfe zur Selbsthilfe" erwartet habe. Ich erhoffte, durch Atem-, Meditations- und Körperübungen den Geist in einen ruhigen und klaren Zustand zu bringen, um entscheidende Antworten in mir selbst zu finden. Ich fühlte mich in einem Zustand der Ausweglosigkeit in meinem Leben und suchte nach dem „Rettungsanker".

Ich stellte bereits nach kurzer Zeit erstaunliche Erfolge fest. Durch regelmäßiges Üben, auch wenn dies oft nur kurz ausfiel, wurde mein Körper viel geschmeidiger. Die tiefliegende Muskulatur hat sich dabei gekräftigt, so dass ich es selbst deutlich spüren konnte. Ich erkannte plötzlich, dass ein gesundes und vitales Körpergefühl das Ergebnis von täglicher Asana-Praxis in Kombination mit Atemübungen (Pranayama) war.

Mir wurde ein Yogatherapie-Übungsprogramm von nur ein paar wenigen Asanas erstellt. Bereits nach wenigen Tagen hatte ich das Bedürfnis, dieses wunderbare Gefühl der Bewegung und Flexibilität und der gleichzeitigen Stabilität, die für mich in diesem Moment besonders wichtig war, noch länger auszukosten. Ich hatte plötzlich auch den Wunsch, zu meditieren, am liebsten stundenlang, und mich dazu bewusst zu bewegen und die Atmung fließen zu lassen. Ich konnte mich dem ganzen Potenzial des Yogas öffnen. Meine Erfolge waren faszinierend: Ich bekam deutlich mehr Kraft und Stabilität, nicht nur körperlich, sondern auch im Alltag. Ich entwickelte mehr Sensibilität für meine Wünsche und Bedürfnisse sowohl im Beruf wie auch privat. Überhaupt schien nicht mehr alles getrennt und unabhängig voneinander zu sein, sondern alles in meinem Leben ging auf einmal fließend ineinander über. Das wiederum erzeugte bei mir Freude und Gelassenheit.

Ich übernahm wieder „Selbst-Verantwortung" für meine Entscheidungen und für meine Zufriedenheit. Mein Energielevel hat sich vollkommen verändert. Früher habe ich in vielen Bereichen meines Lebens die Energie einfach verschwendet. Heute gehe ich sparsamer und effektiver damit um und erhalte dafür wiederum volle Kraft Tag für Tag. Natürlich handelt es sich um einen täglichen Prozess, den ich hier bestreite, aber es wird stetig besser.

Das Motto meiner Vergangenheit lässt sich vielleicht so zusammenfassen: „Vollgas! Keine Schwächen zeigen. Der andere ist ein Schwächling, wenn er mit mir nicht mithalten kann."

Das hat sich komplett geändert…

Eine individuelle Yogatherapie ist meiner Meinung nach gut aufgebaut, trotz der „Einfachheit" der Übungen. Wichtig ist, dass man einen guten und erfahrenen Lehrer hat, der den Schüler gut begleitet und unterstützt und vor allem durch die klare und genaue Struktur die Praxis erleichtert. Mittlerweile habe ich nicht einen besseren, sondern einen frischen und sehr stabilen Zugang zu mir und meinen Bedürfnissen gefunden.

Adelheid, 37

Kommentar

Das Hauptthema unserer heutigen Zeit ist wohl Müdigkeit und Energielosigkeit. Antidepressiva gehören mittlerweile zu den meistverschriebenen Medikamenten weltweit. Viele Menschen empfinden Lust- und Freudlosigkeit sowie fehlenden Antrieb. Die Ursache dafür kann vor allem in zwei Dingen liegen. Einerseits sind viele Menschen von ihrem beruflichen und oft auch privaten Umfeld so stark vereinnahmt, dass ihnen irgendwann im wahrsten Sinne des Wortes die Luft ausgeht. Auf der anderen Seite gibt es eine zunehmende Anzahl an Leuten, die keine Wünsche und Ziele in ihrem Leben vor Augen haben. Somit fehlt ihnen die Motivation und im Endeffekt auch der Antrieb. Das Prana fließt nicht, sagen die Yogis.

Bewegung in einem gesunden Ausmaß ist ganz wichtig für uns. Bei übermäßiger oder fehlerhafter Ausführung können wir uns jedoch durch Bewegung sogar auch Schaden zufügen. Immer wieder finden auch Menschen den Weg in die Yogatherapie, die ihrem Körper vielfältige Probleme zugeführt haben, durch übertriebene Bewegungsgewohnheiten. Teilweise finden sich Betroffene sogar auch in gewissen Bereichen des Yoga. Auch im Yoga gibt es die verbreitete Tendenz, beim Bewegen über das gesunde Maß hinauszugehen und den Körper damit langfristig zu schädigen. Das Grundprinzip des Yoga ist es allerdings, den Körper gesund zu halten und im Optimalfall zur Gesundung zu verhelfen.

Wenn Sie sich also mehr bewegen möchten, sollten Sie Ihre Aktivitäten langsam und schrittweise aufbauen. Ich sage meinen Schülern oft, dass es wenig Sinn macht, eine Stunde in der Woche Yoga zu üben. Viel wirksamer wäre es, mehrmals die Woche zwanzig bis dreißig Minuten effektive Übungen zu machen. Mit diesem Zeitaufwand können fast alle sehr gut umgehen.

Gerade für Menschen in sitzenden Berufen ist es von großer Bedeutung, regelmäßig Bewegung auszuüben, um Verspannungen und Erschöpfungszuständen vorzubeugen.

Wie viel Bewegung machen Sie derzeit in Ihrem Leben? Welche Ursachen halten Sie davon ab, sich regelmäßig zu bewegen? Wie können Sie diese Gründe reduzieren? Wie sieht ein optimaler Wochenplan für Bewegung in Ihrem Leben für Sie aus?

Wenn Sie diese Fragen alle ehrlich beantworten, haben Sie schon einen großen Schritt für Ihre Gesundheit getan. Die folgenden Übungen sollen Sie unterstützen, dass Sie erkennen, dass bereits mit relativ wenig Aufwand große Erfolge möglich sind. Beobachten Sie Ihr Gefühl nach der Praxis der Übungen und spüren Sie, ob Sie sich nachher besser fühlen als vorher. Beobachten Sie, ob Sie nachher mehr Energie und Frische wahrnehmen können.

Ich wünsche Ihnen viel Erfolg und Freude dabei!

Ziele der Übungen:

- Tiefe und lange Einatmung führt zu Kraft und Energie.
- Länge in der Wirbelsäule führt zu Aufrichtung und Aktivierung.
- Öffnung des Brustkorbs unterstützt die Einatmung.
- Anregende und einfache Übungen für Körper und Geist durch Fokus auf die Aufrichtung im Oberkörper.

Übung 1

Ziel und Wirkung

Den Atem beobachten und die Wahrnehmung für den Körper verfeinern.

Durchführung

Kommen Sie in die Rückenlage und stellen Sie die Beine auf. Legen Sie eine Hand auf Ihre Brust, die andere auf Ihren Bauch.
EIN: Atmen Sie bewusst in Ihre Brust ein und beobachten Sie, wie sich die obere Wirbelsäule streckt.
AUS: Atmen Sie bewusst in Ihren Bauch aus und beobachten Sie, wie sich die untere Wirbelsäule löst.
Spüren Sie die Atemzüge mit Ihren Händen.

Wiederholungen

12 Atemzüge

Tipp

Schließen Sie dabei Ihre Augen, um die Aufmerksamkeit noch mehr nach innen zu kehren.

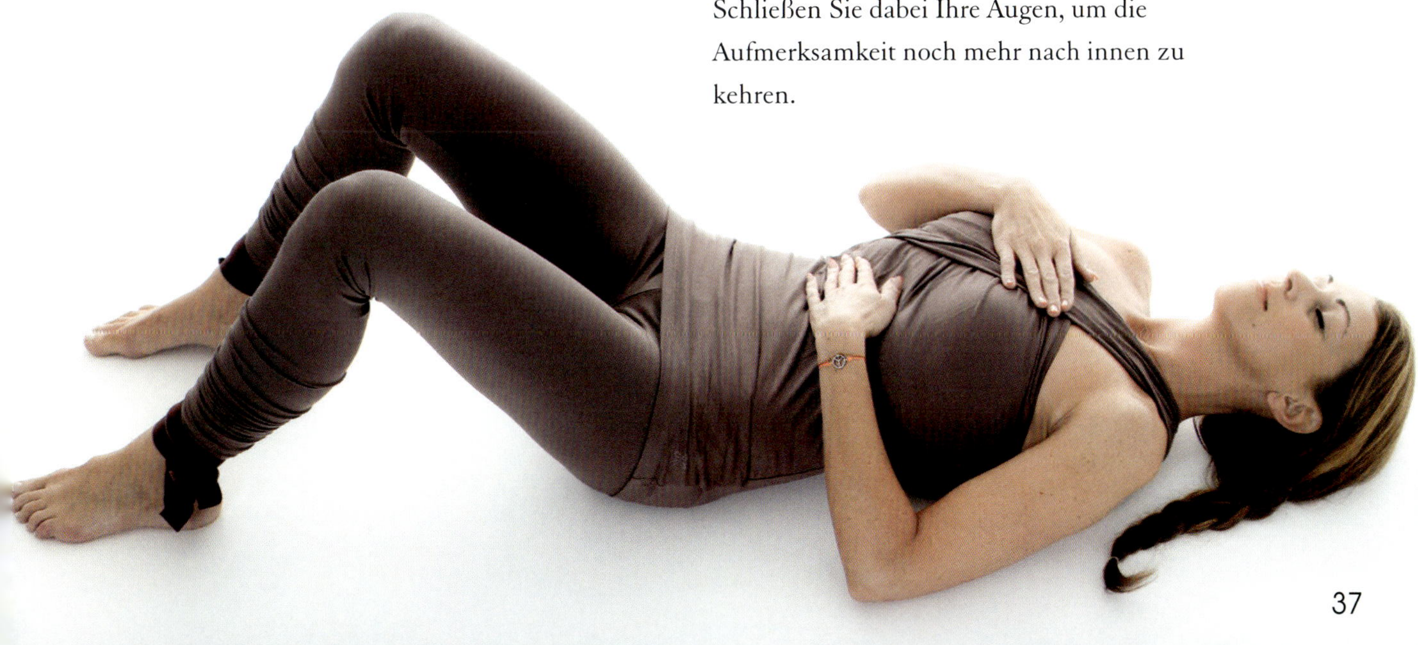

Übung 2

Ziel und Wirkung

Mobilisation der Gelenke
und Körper in Schwung bringen.

Durchführung

Bleiben Sie in der Rückenlage mit
angewinkelten Beinen.
EIN: Strecken Sie beim Einatmen
die Arme hinter den Kopf aus.
AUS: Greifen Sie die Knie und ziehen
Sie sie Richtung Brust heran.

Wiederholungen

10-mal

Tipp

Lassen Sie sich Zeit und
atmen Sie tief und langsam.

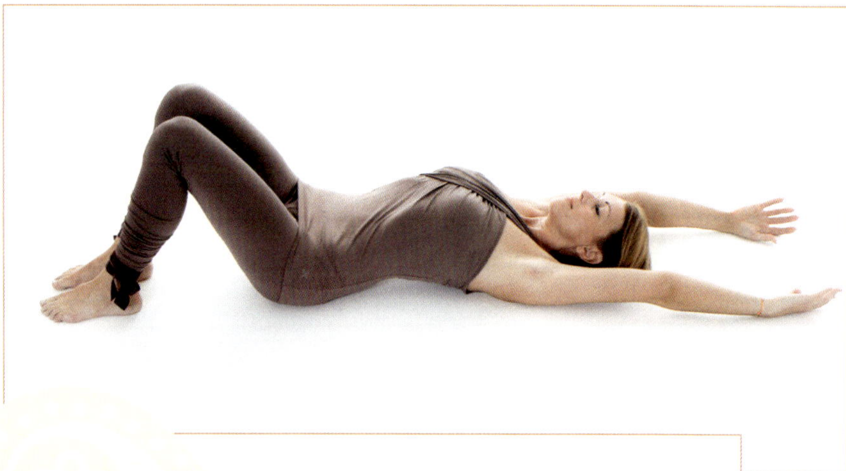

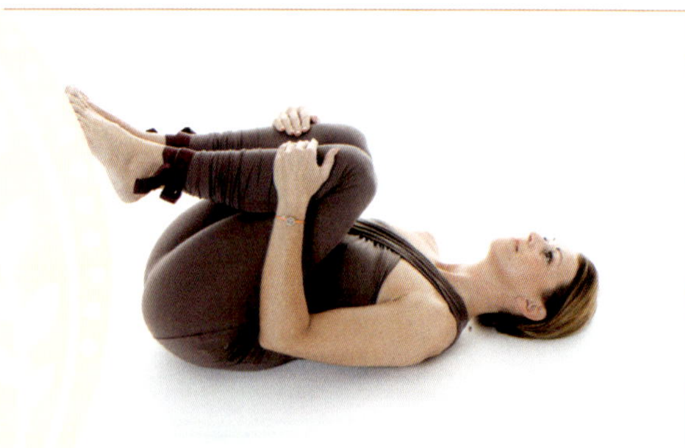

Übung 3

Ziel und Wirkung

Verlängerung der Einatmung. Den Körper mit Sauerstoff und Energie aufladen.

Durchführung

Bleiben Sie in der Rückenlage mit angewinkelten Beinen.
1. EIN: Atmen Sie ein und heben Sie die Hüfte deutlich vom Boden ab. Gleichzeitig heben Sie die Arme gerade nach oben. Am Ende der Einatmung halten Sie die Atmung (Kumbhaka) kurz an.
2. EIN: Strecken Sie nun mit einer zweiten Einatmung die Arme nach hinten aus. Am Ende der zweiten Einatmung halten Sie wieder die Atmung an (Kumbhaka - Atemfülle).
AUS: Mit der Ausatmung kommen Sie wieder in die Ausgangsposition zurück und lösen Arme und Becken.

Wiederholungen

8-mal

Tipp

Öffnen Sie sich für das gesamte Volumen Ihrer Einatmung.

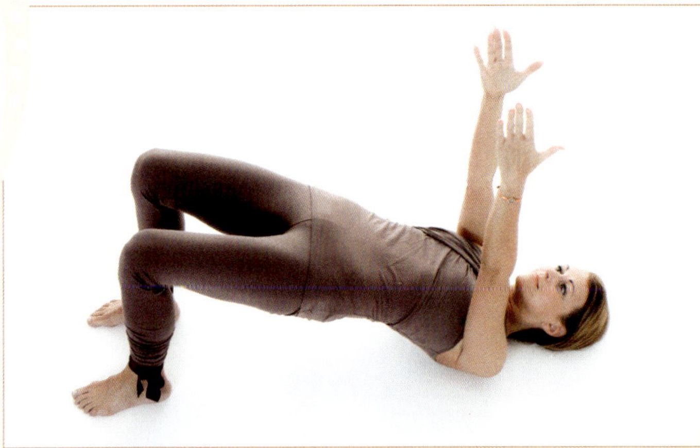

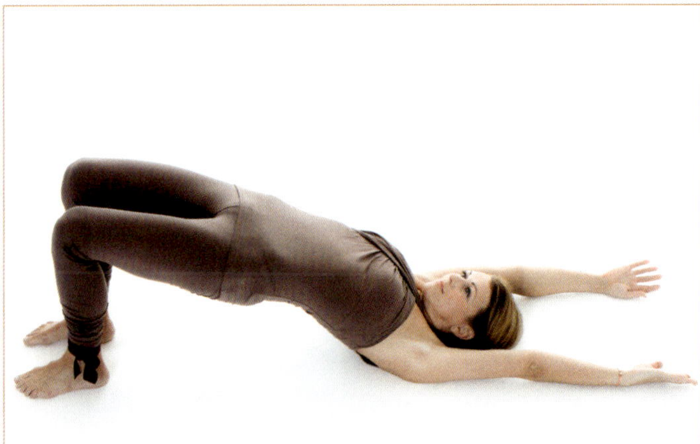

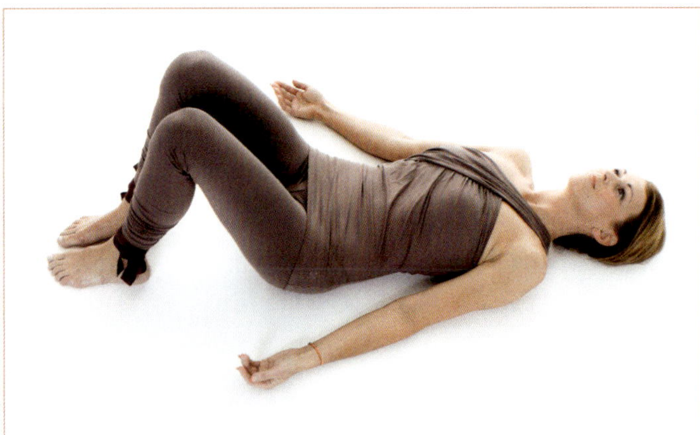

Übung 4

Ziel und Wirkung

Öffnung des Brustkorbs. Stabile und aufrechte Haltung im Oberkörper.

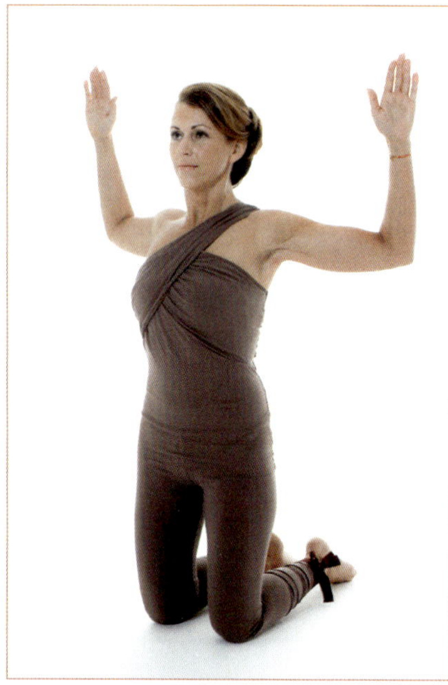

Durchführung

Kommen Sie in den Kniestand mit aufgerichtetem Oberkörper.
EIN: Beugen Sie die Ellbogen und öffnen Sie die Arme zur Seite. Wenn es im Rücken nicht schmerzt, können Sie in eine leichte Rückbeuge gehen.
AUS: Bringen Sie die Arme zur Hüfte, ohne die Aufrichtung in Ihrer Wirbelsäule zu verlieren.

Wiederholungen

10-mal

Tipp

Spüren Sie die Dehnung in Ihrer Brustmuskulatur.

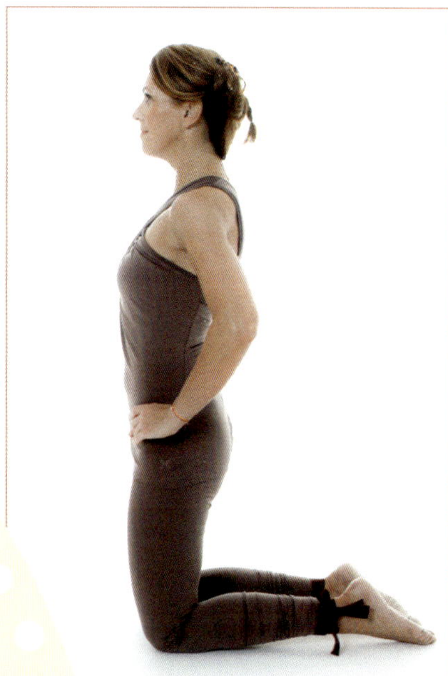

Übung 5

Ziel und Wirkung

Rotation in der Brustwirbelsäule. Kraft und Stabilität im Gleichgewicht.

Durchführung

Bringen Sie nun das rechte Bein nach vorne, so dass Knie und Ferse sich cirka in einer Linie befinden.
EIN: Strecken Sie die Arme nach oben.
AUS: Bringen Sie nun die linke Hand neben Ihren rechten Fuß und strecken Sie das hintere Bein. Der rechte Arm ist nach oben gestreckt und der Oberkörper seitlich aufgedreht.

Wiederholungen

6-mal jede Seite, am Ende bleiben Sie in der Gegendrehung und halten Sie diese für 4 Atemzüge.

Tipp

Wenn die Haltung im hinteren Knie unangenehm ist, legen Sie eine Decke darunter. Wenn Sie mit der Atmung nicht Schritt halten können, führen Sie die Bewegungen etwas schneller aus.

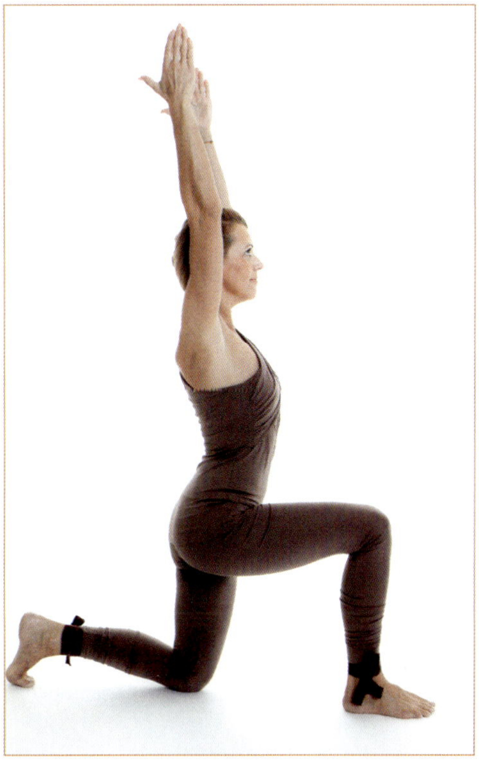

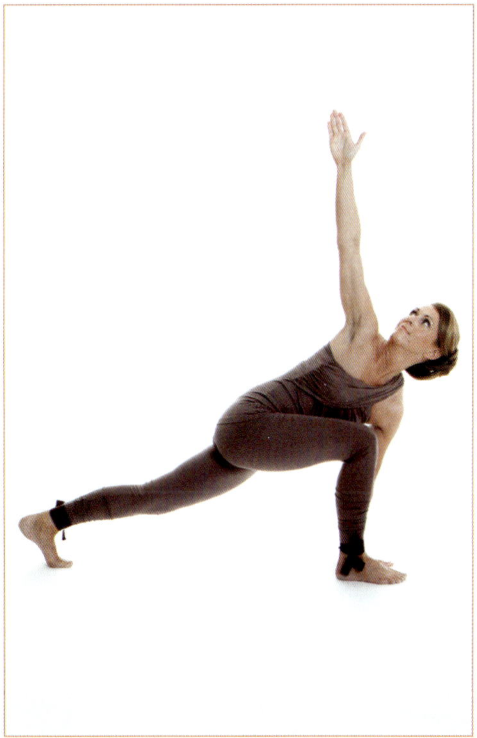

Übung 6

Ziel und Wirkung

Vertiefung und Verlängerung der Einatmung.

Durchführung

Kommen Sie ins Stehen und öffnen Sie Ihre Beine hüftbreit. Das ist eine Übung mit einer 3-stufigen Einatmung.

1. EIN: Heben Sie die Arme zur Seite und führen Sie Ihre Atmung Richtung Schlüsselbeine.
2. EIN: Beugen Sie die Arme zur Seite und atmen Sie in die Rippen weiter ein.
3. EIN: Strecken Sie die Arme nach oben und atmen Sie nun in Ihren Bauch ein.

AUS: Lösen Sie Ihre Arme und kommen Sie in die Ausgangsposition zurück.

Wiederholungen

8- bis 10-mal

Tipp

Zwischen den Einatmungen halten Sie kurz die Atmung an, so dass daraus drei Bewegungen entstehen können.

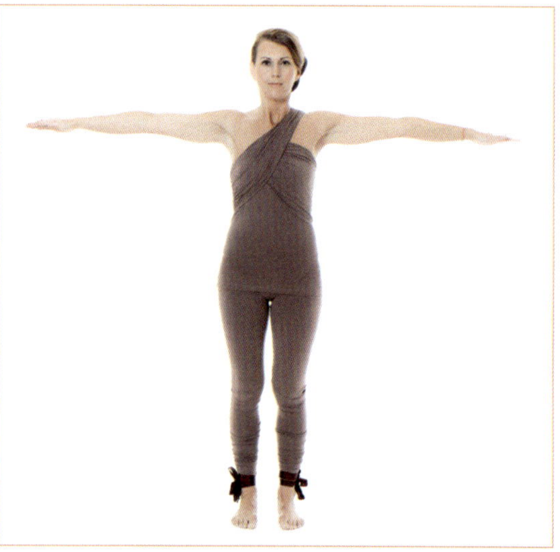

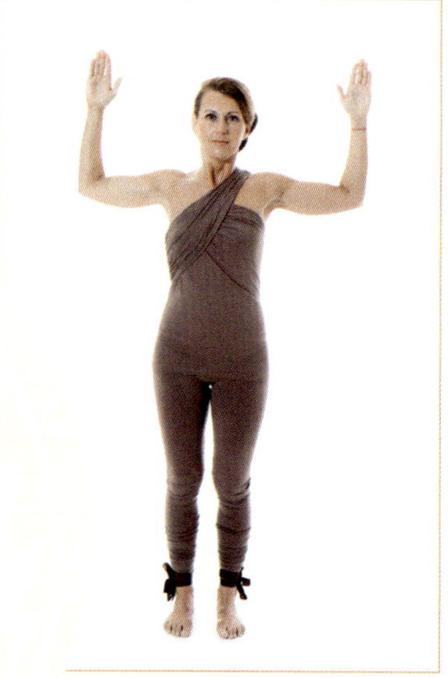

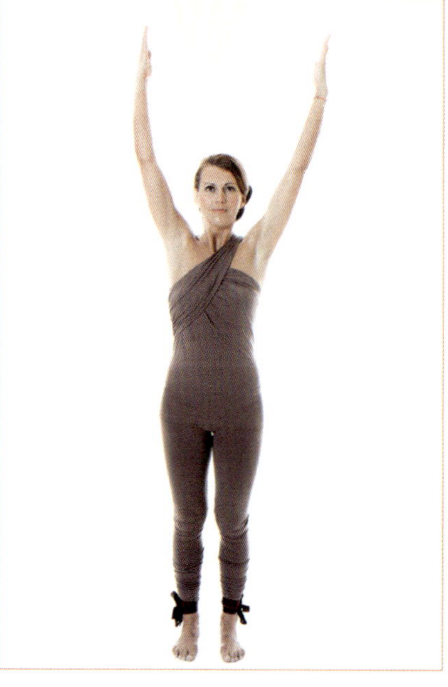

Übung 7

Ziel und Wirkung

Mobilisation der Rippen und des Brustkorbs.

Wiederholungen

6- bis 8-mal jede Seite

Durchführung

Öffnen Sie die Beine in die Grätsche.
EIN: Heben Sie die Arme zur Seite.
AUS: Drehen Sie sich nach rechts zur Seite und beugen das vordere Knie. Legen Sie den unteren Arm am Oberschenkel ab und strecken Sie den oberen Arm im 45-Grad-Winkel nach vorne. Dabei können Sie im Oberkörper eine Rotation vornehmen.

Tipp

Nehmen Sie die Dehnung in Ihrer Flanke und an den seitlichen Rippen wahr.

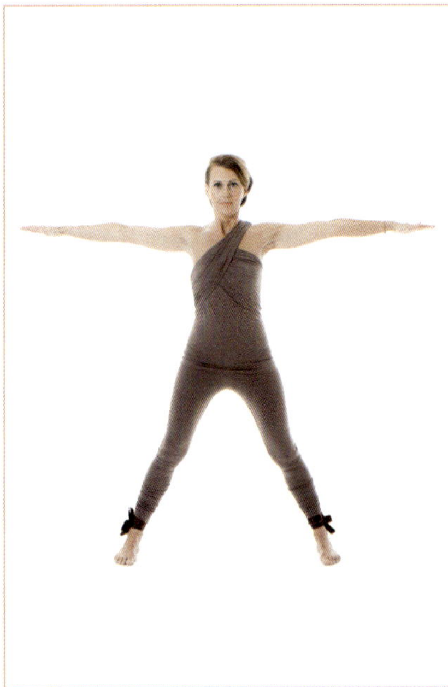

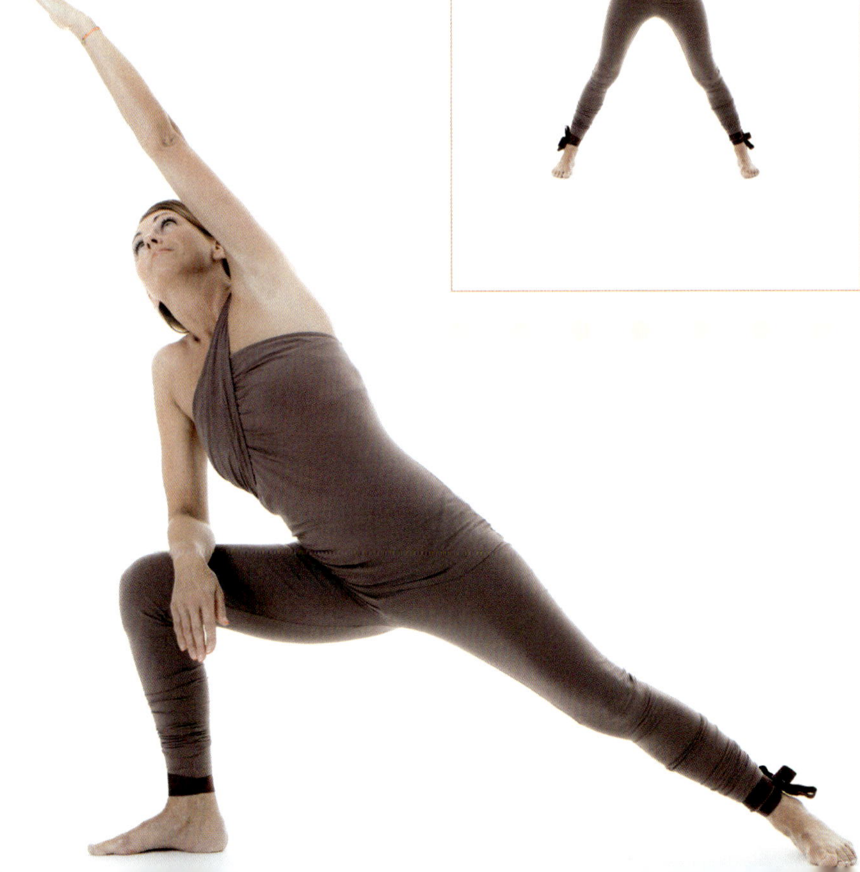

Übung 8

Ziel und Wirkung

Länge und Dehnung in der gesamten Seite Ihres Körpers, vom Fuß bis zu den Fingern.

Durchführung

Kommen Sie nun in die letzte Position zurück und halten diese statisch. Achten Sie darauf, dass Sie möglichst viel Länge und Raum in Ihrem Körper schaffen. Erzeugen Sie einen sanften Zug mit dem vorderen Knie nach vorne und mit der hinteren Ferse nach hinten.

Wiederholungen

6 Atemzüge statisch halten., auf beiden Seiten.

Tipp

Wenn die Schulter schmerzt, können Sie den oberen Arm auch zur Hüfte anlegen.

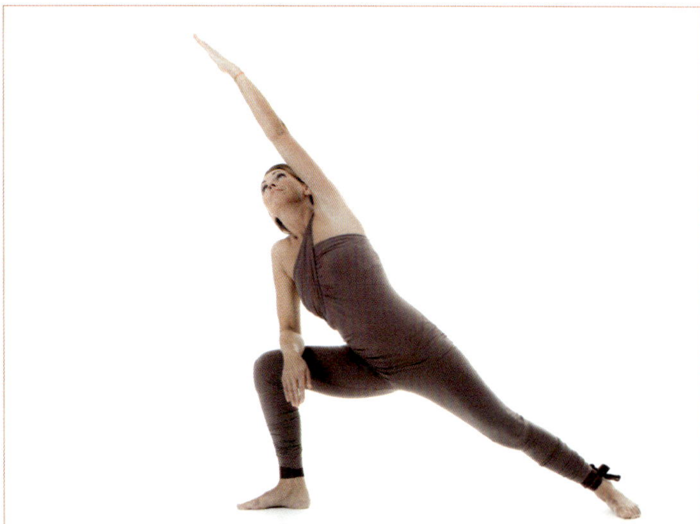

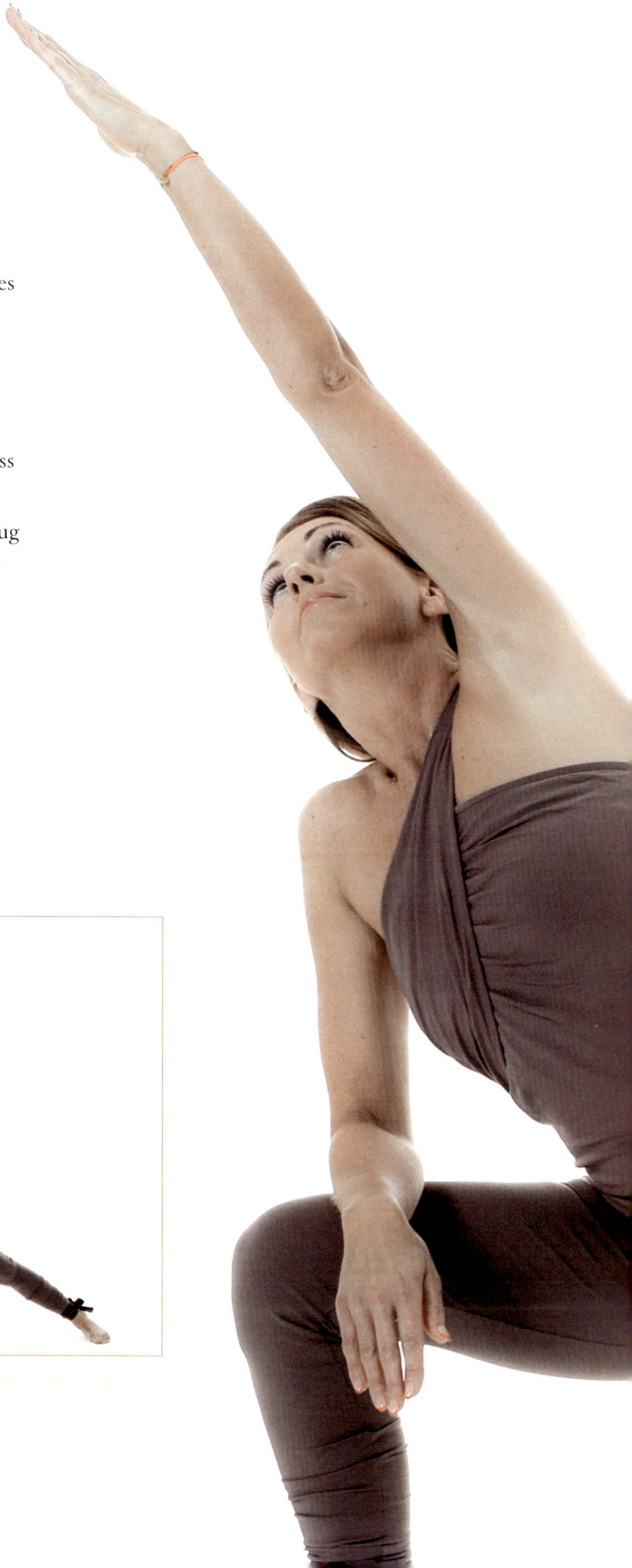

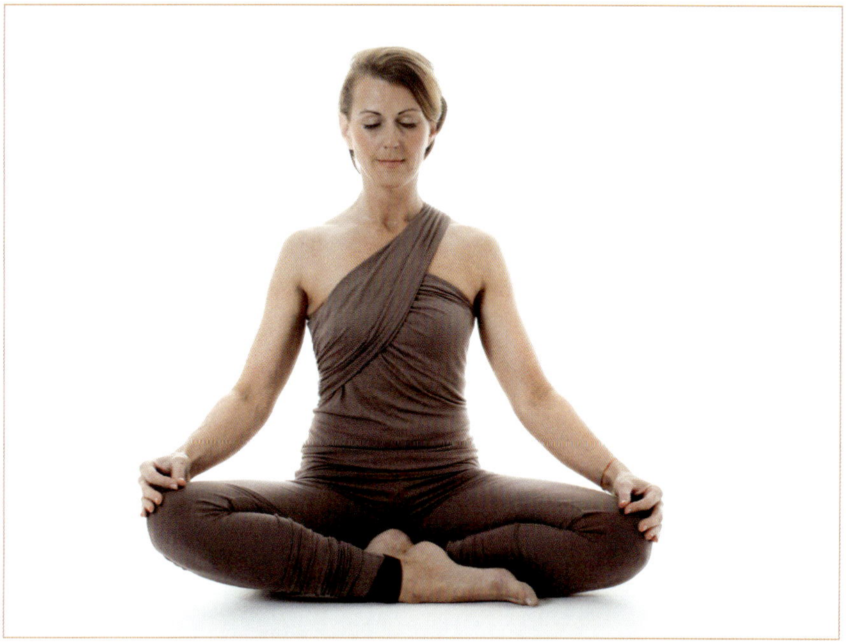

Übung 9

Ziel und Wirkung

Atmung ausdehnen, Atemvolumen erhöhen, mehr Energie und Kraft im Leben.

Durchführung

Kommen Sie nun in den Meditationssitz und legen Sie die Hände auf den Knien oder Oberschenkeln ab. Achten Sie auf eine aufrechte und entspannte Sitzhaltung. Zählen Sie die Sekunden Ihrer Einatmung, beginnen Sie bei zwei Sekunden. Die Ausatmung ist jeweils frei. Mit jeder Einatmung steigern Sie um je eine Sekunde. Verlängern Sie dabei die Einatmung und erhöhen Sie auf Dauer das Atemvolumen.

Wiederholungen

Führen Sie die Übung bis zu dem Punkt aus, wo Sie das Maximum Ihrer Einatmung erreicht haben. Dort wiederholen Sie noch ein paarmal die Übung.

Tipp

Machen Sie sich keinen Druck, sondern bleiben Sie entspannt und locker.

Übung 10

Ziel und Wirkung

Schaffen Sie Bewusstsein für Ihre Atmung.

Durchführung

Bleiben Sie nun ein paar Augenblicke im Meditationssitz und nehmen Sie die Atmung wahr, ohne sie dabei zu beeinflussen. Spüren Sie die neugewonnene Qualität Ihrer Atmung. Spüren Sie noch einmal die Wirkung der gesamten Praxis.

Wiederholungen

2 bis 3 Minuten

Tipp

Lassen die Atmung einfach passieren.

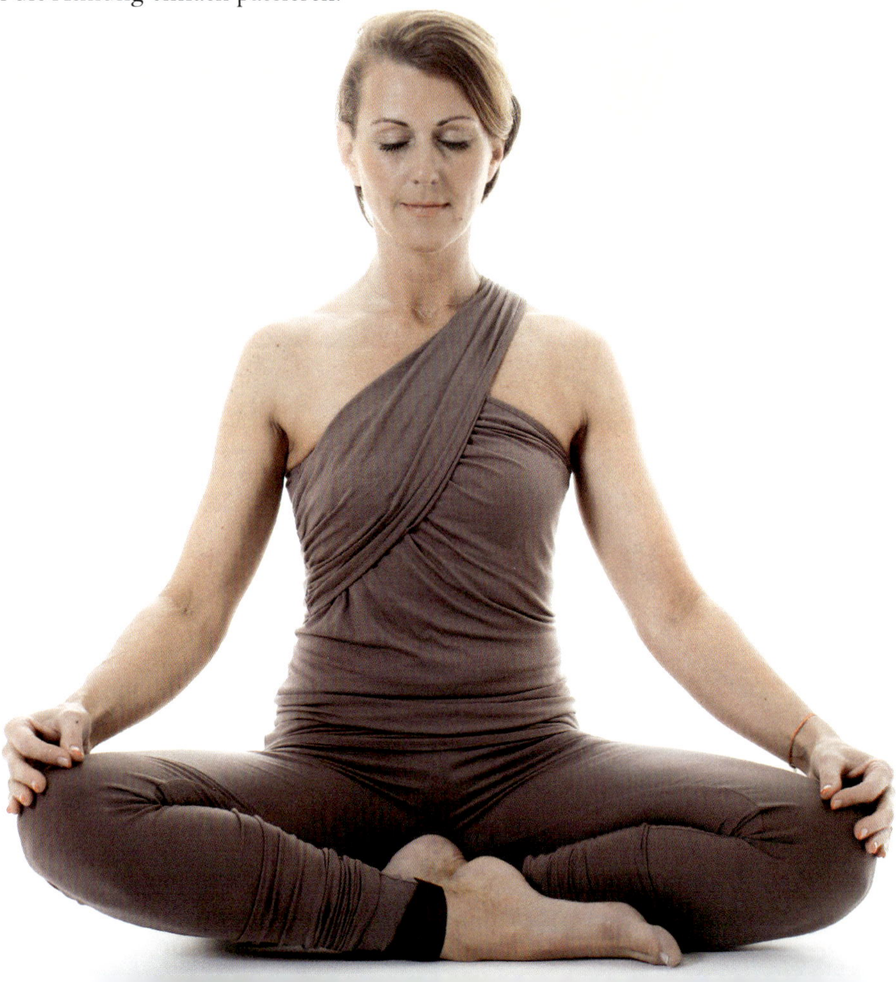

VERSPANNTE SCHULTERN

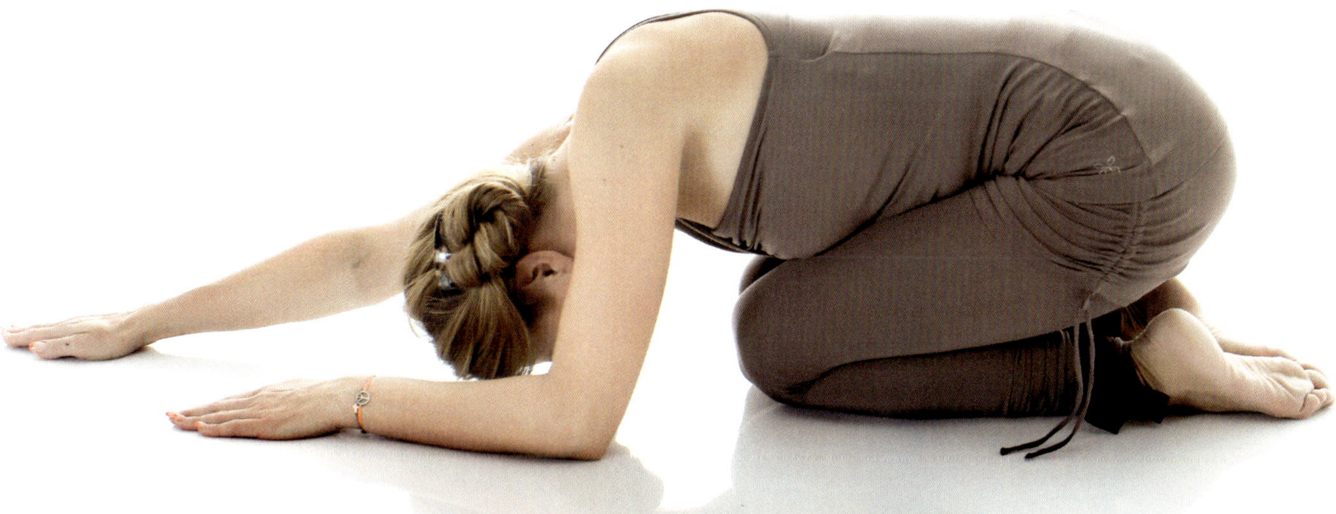

Fallbeispiel

Ich litt seit ungefähr 15 Jahren unter chronischen Schulterschmerzen. Diese entstanden aufgrund starker Verspannungen auf beiden Seiten. Mit der Zeit setzten sich die Schmerzen auch in den Nacken fort. Diese Beschwerden waren auf Dauer zermürbend, da sie mir immer mehr meine Energie raubten. Ich fühlte mich matt und schwach und war antriebslos. Weder Massagen noch die üblichen physikalischen Behandlungen konnten mir entscheidend helfen. Ich fühlte mich den Schmerzen wie ausgesetzt. Durch die ständigen Beschwerden verschlechterte sich zusehends auch meine Schlafqualität. Ich konnte nur schwer ein- und durchschlafen. All das beeinträchtigte natürlich stark meine Lebensqualität.

Zufällig stieß ich auf die Yogatherapie und konnte mein Glück kaum fassen. In erster Linie fand ich in meinem Lehrer, der auch gleichzeitig Arzt ist, jemanden, der meine Beschwerden und Symptome genau analysierte und dann mit Hilfe einiger Druckpunkte tiefe Verspannungen schon in der ersten Einheit lösen konnte. Ich bekam zehn Übungen für zu Hause mit und merkte sofort eine deutliche Besserung. Ich machte die Yogaübungen beinahe täglich. Sie förderten die Beweglichkeit in meinem Körper. Was mich aber am meisten erstaunte, war die Tatsache, dass bereits nach einem halben Jahr, meine Schmerzen im Schulter- und Nackenbereich komplett verschwunden waren. Ich nahm in regelmäßigen Abständen von cirka ein bis zwei Monaten Einzelstunden.

Neben den verschwundenen Schmerzen konnte ich aber auch auf anderen Ebenen Erfolge verzeichnen. Ich fühlte mich wieder vitaler und ausgeglichener. Ich hatte wieder mehr Energie gewonnen und dadurch auch mehr Lebensfreude. Mein Schlaf verbesserte sich deutlich, so dass ich mich untertags gut erholt und tatkräftig fühlte. Seit längerer Zeit war auch ein Ohr immer wieder belegt. Auch dieses Symptom war zur Gänze verschwunden.

Ich mache weiterhin regelmäßig meine Übungen und bin total fasziniert von den Möglichkeiten der Heilung, die mir Yogatherapie bietet. Wenn die Schmerzen ansatzweise zurückkommen, sind sie jedoch keineswegs vergleichbar mit den Beschwerden der letzten 15 Jahre. Dann lasse ich mir meine Übungen wieder anpassen. So wie der Prozess des Krankwerdens ist auch der Prozess der Genesung ein Weg in Etappen. Daher ist es für mich wichtig, immer wieder auch neue Übungen zu erhalten.

Ich habe erkannt, wenn ich Eigenverantwortung übernehme und bereit bin, selbständig zu handeln, dass es viele Möglichkeiten der Heilung geben kann. Meist ist das dann sehr einfach von jedem Menschen umzusetzen. Yoga hat mein Leben in jedem Bereich zum absolut Positiven verändert.

Johanna, 77

Kommentar

Es gibt kaum jemanden, der zu mir in die Yogatherapie kommt, der nicht über Verspannungen und Beschwerden im Schulterbereich klagt. Die Betroffenen berichten, dass sie jahrelang einseitige Tätigkeiten wie Computerarbeit, Bürojobs und ähnliche monotone Arbeitsabläufe ausgeführt haben. Dazu kommt oft auch eine innere Verspanntheit, die sich in nach vorne gezogenen Schultern bemerkbar macht. Diese führen wiederum zu verkürzten Brustmuskeln und weniger Raum im Brustkorb. Darunter leidet früher oder später die Atmung. Es ist ein wahrer Teufelskreislauf, der hier zu wirken beginnt.

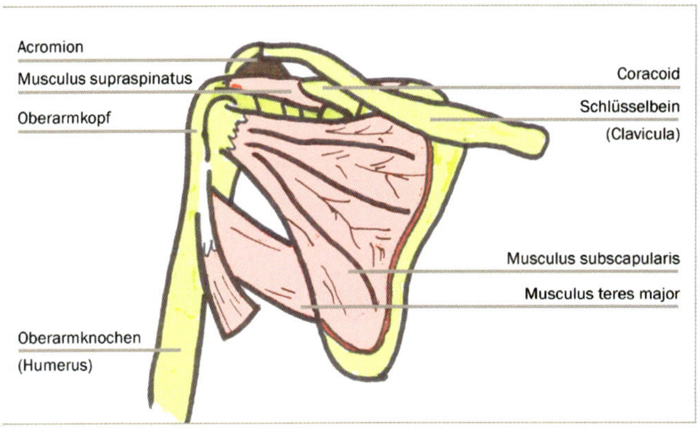

Direkt verbunden mit den Schultern sind der Nacken und die Halswirbelsäule. Oft strahlen die Schmerzen auch von dort in die Schulterblätter aus. Eine Muskelgruppe, die häufig verspannt ist, sind die Rhomboiden. Das sind rautenförmige Muskeln zwischen der Wirbelsäule und den Schulterblättern. Ein anderer Muskel der Schulter, der auch bei Nackenschmerzen oft verspannt ist, heißt M. levator scapulae, der Schulterblattheber.

Der Schultergürtel verbindet die obere Wirbelsäule mit den Armen. Im Unterschied zur Hüfte wird das Schultergelenk vorwiegend von Muskeln stabilisiert. Dadurch ist zwar die Stabilität geringer (Schulterluxationen kommen in der Relation viel häufiger vor als zum Beispiel Hüftluxationen), aber es wird damit auch eine erhöhte Mobilität und Flexibilität gefördert. Das macht das Schultergelenk wiederum anfälliger für Verletzungen und Beschwerden.

In einem guten Yogaprogramm ist es deshalb wichtig, ein ausgewogenes Verhältnis zwischen Kraft und Beweglichkeit in der Schulter herzustellen. Von großer Bedeutung ist es, auch die HWS, die BWS, den Nacken und den Brustkorb mit einzubeziehen. Daher bedarf es eines umfassenden Übungsablaufes. Trotzdem lassen sich diese Ziele anhand von ca. 10 Übungen umsetzen und mit 20 bis 30 Minuten Übungszeit mehrmals die Woche erreichen.

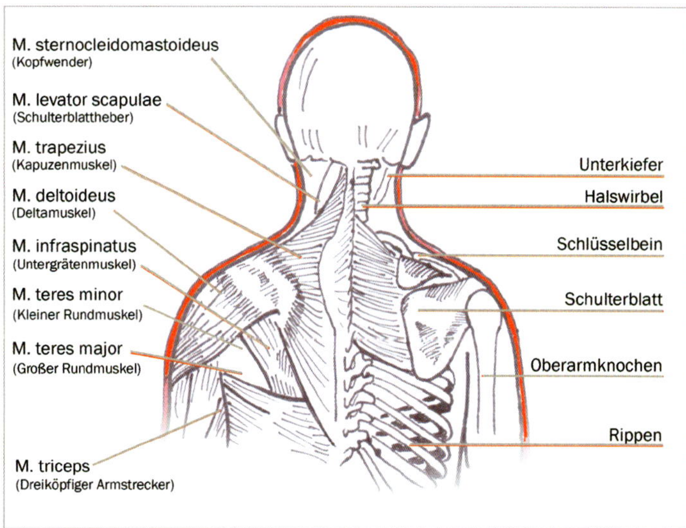

Wenn sich unsere Schultern entspannen können, sind auch der Nacken und die HWS gelockert. Der Brustkorb kann sich besser öffnen. Dies bewirkt automatisch eine verbesserte Haltung und Aufrichtung der Wirbelsäule. Die Folge ist, dass unsere Atmung besser funktionieren kann, die Sauerstoffzufuhr erhöht wird und wir mehr Energie haben. Sie sehen, dass wir einen negativen Kreislauf auch recht leicht in einen positiven Kreislauf umwandeln können. Voraussetzung dafür ist die Bereitschaft, regelmäßig zu üben. Im Vergleich zur oft empfundenen „Tor-Tour“ durch Schmerzmittel und deren Nebenwirkungen, Infiltrationen und eventuellen Operationen, eine wohl machbare Aufgabe.

Ziele der Übungen:

- Mobilisierung des gesamten Schultergürtels, der HWS und BWS
- Bewusstes Entspannen und Lösen von Verspannungen in den Schulterblättern
- Dehnung der vorderen Halsmuskulatur und der Brustmuskulatur
- Mobilisierung des Brustkorbs
- Entspannung der Nackenmuskulatur
- Mobilisation und Kraft in der Muskulatur der Schulterblätter
- Bewusste Wahrnehmung zum Lösen von Verspannungen im Nacken- und Schulterbereich

Übung 1

Ziel und Wirkung

Sanfte Mobilisation der Schultergelenke.

Durchführung

Kommen Sie in die Rückenlage und stellen Sie die Beine auf. Die Arme liegen neben dem Körper auf dem Boden.
EIN: Führen Sie den rechten Arm am Boden entlang auf Höhe der rechten Schulter.
AUS: Führen Sie den Arm wieder zurück nach vorne in die Ausgangshaltung.

Wiederholungen

8- bis 10-mal jede Seite

Tipp

Machen Sie die Bewegung langsam und spüren Sie die kleinsten Bewegungen in Ihrem Schultergelenk.

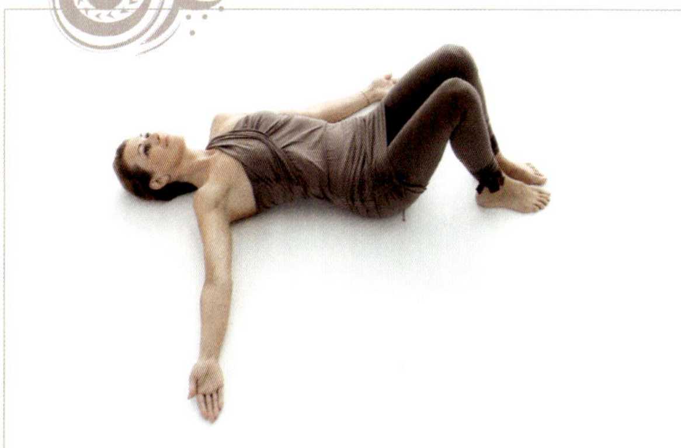

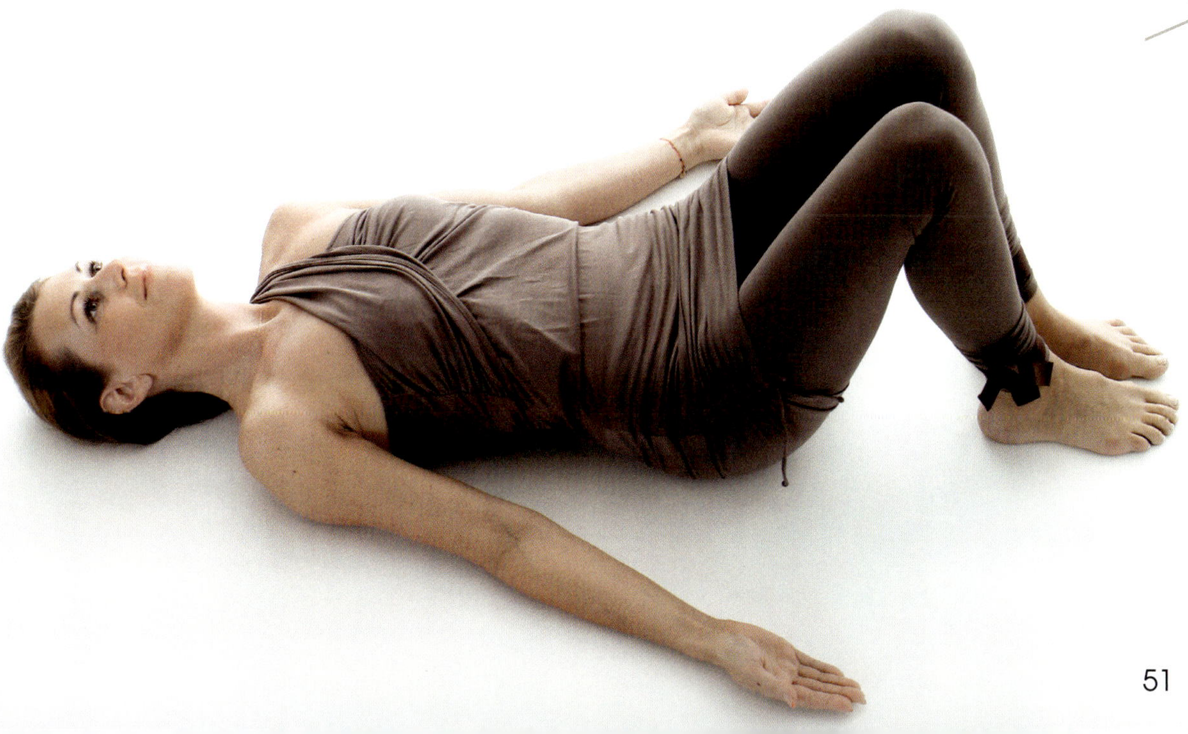

Übung 2

Ziel und Wirkung

Mobilisation der Schultergelenke und den Körper in Schwung bringen. Entspannung der Schulterblattmuskulatur.

Durchführung

Bleiben Sie in der Rückenlage mit angewinkelten Beinen.
EIN: Strecken Sie die Arme nach oben aus.
AUS: Lassen Sie nun Ihre Schulterblätter in den Boden sinken.
EIN: Strecken Sie die Arme hinter den Kopf aus.
AUS: Bringen Sie die Arme wieder nach vorne in die Ausgangsposition.

Wiederholungen

10-mal

Tipp

Lassen Sie sich Zeit und atmen Sie tief und langsam.

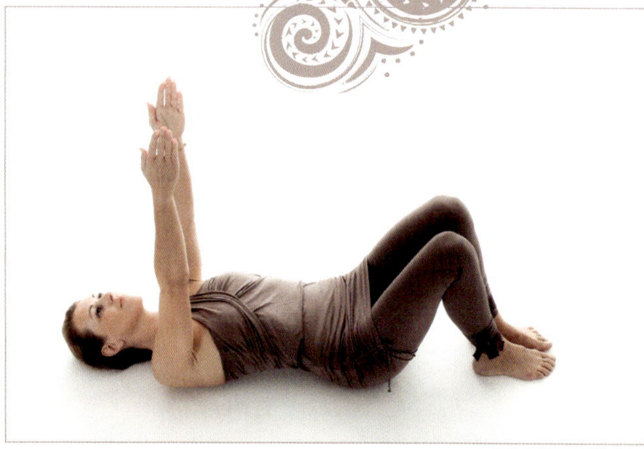

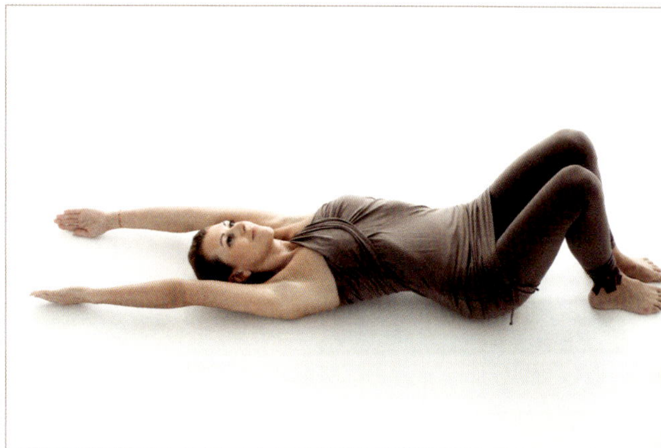

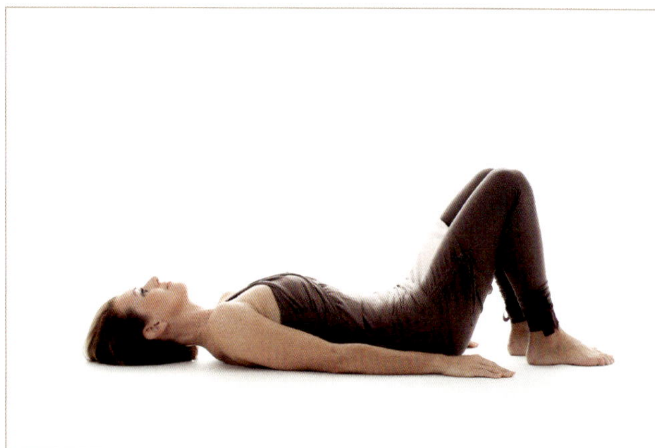

Übung 3

Ziel und Wirkung

Beweglichkeit im oberen Rücken und in den Schulterblättern verbessern.

Durchführung

Bleiben Sie in der Rückenlage mit angewinkelten Beinen.

EIN: Heben Sie die Hüfte vom Boden ab und strecken Sie die Arme nach hinten aus.
AUS: Senken Sie nun Ihre Brustwirbelsäule auf den Boden ab. Der untere Rücken bleibt in der Luft. Die Arme strecken Sie nun gerade nach oben.
EIN: Öffnen Sie in dieser Haltung den rechten Arm zur Seite.
AUS: Bringen Sie Ihre Arme und die Hüfte zum Boden zurück.

Wiederholungen

6-mal jede Seite

Tipp

Spüren Sie, wie Wirbel für Wirbel im oberen Rücken in der zweiten Haltung auf die Matte abrollen können.

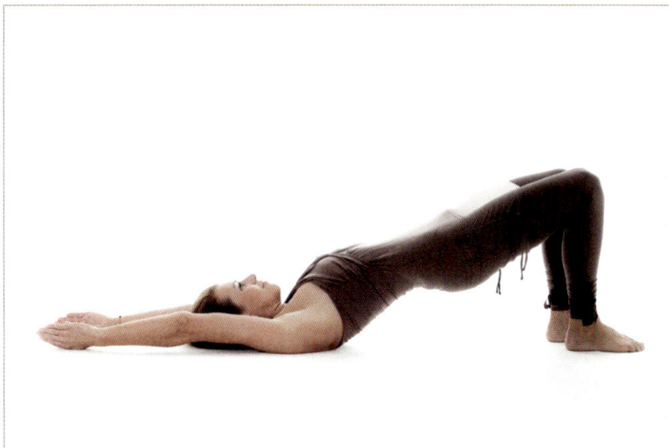

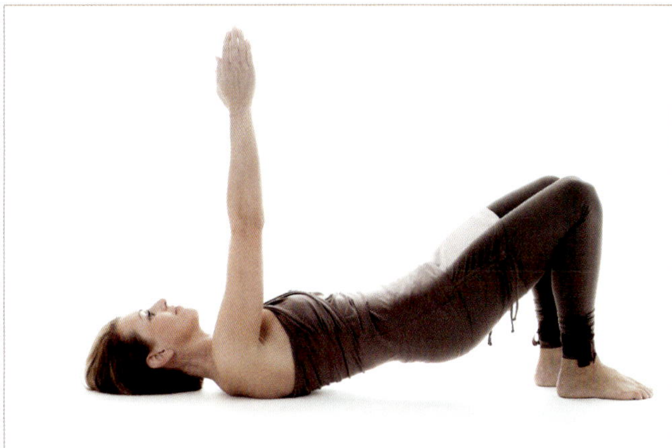

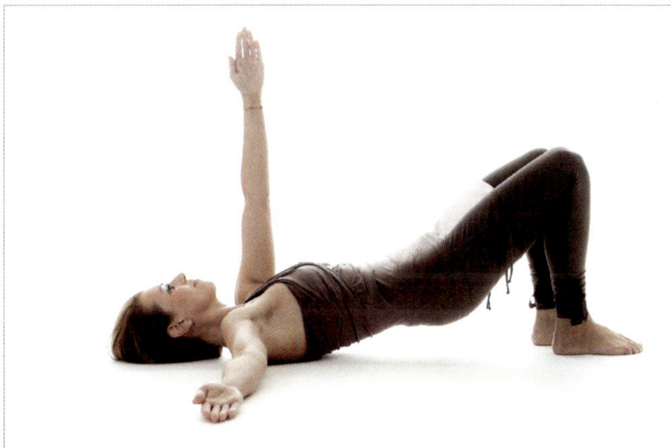

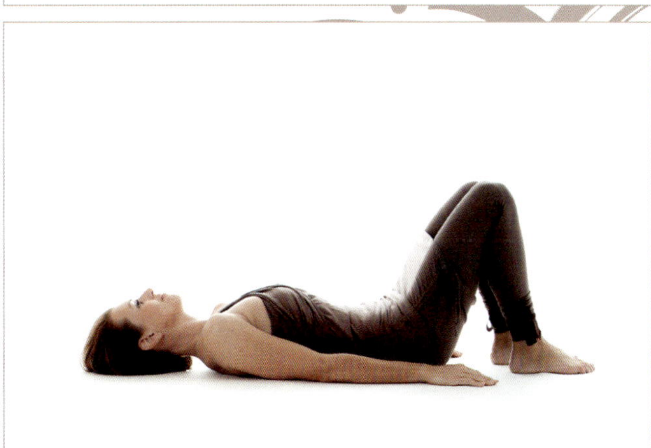

Übung 4

Ziel und Wirkung

Dehnung im Schulterblattbereich.

Durchführung

Kommen Sie in den Vierfüßlerstand und platzieren Sie die rechte Hand etwa 10 cm vor der linken Hand.

EIN: Verlängern Sie Ihre Wirbelsäule und öffnen Sie den Brustkorb.
AUS: Setzen Sie sich nach hinten ab, so dass der linke Ellbogen zum Boden kommt und der rechte Arm gestreckt ist.

Wiederholungen

8- bis 10-mal jede Seite, am Ende bleiben Sie unten und halten die Stellung 4 Atemzüge lang.

Tipp

Nehmen Sie die Dehnung in Ihren Schulterblättern wahr.

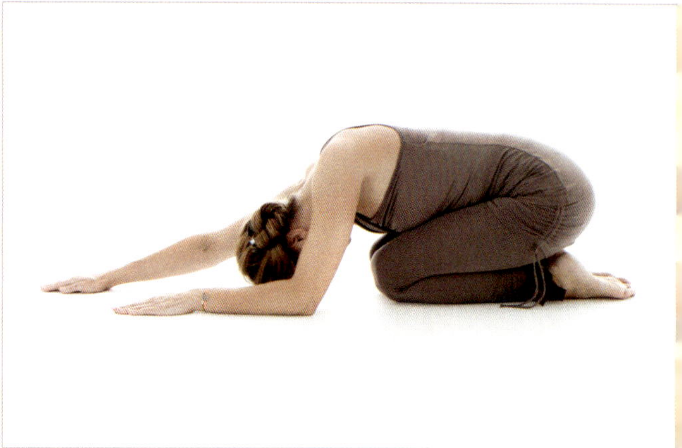

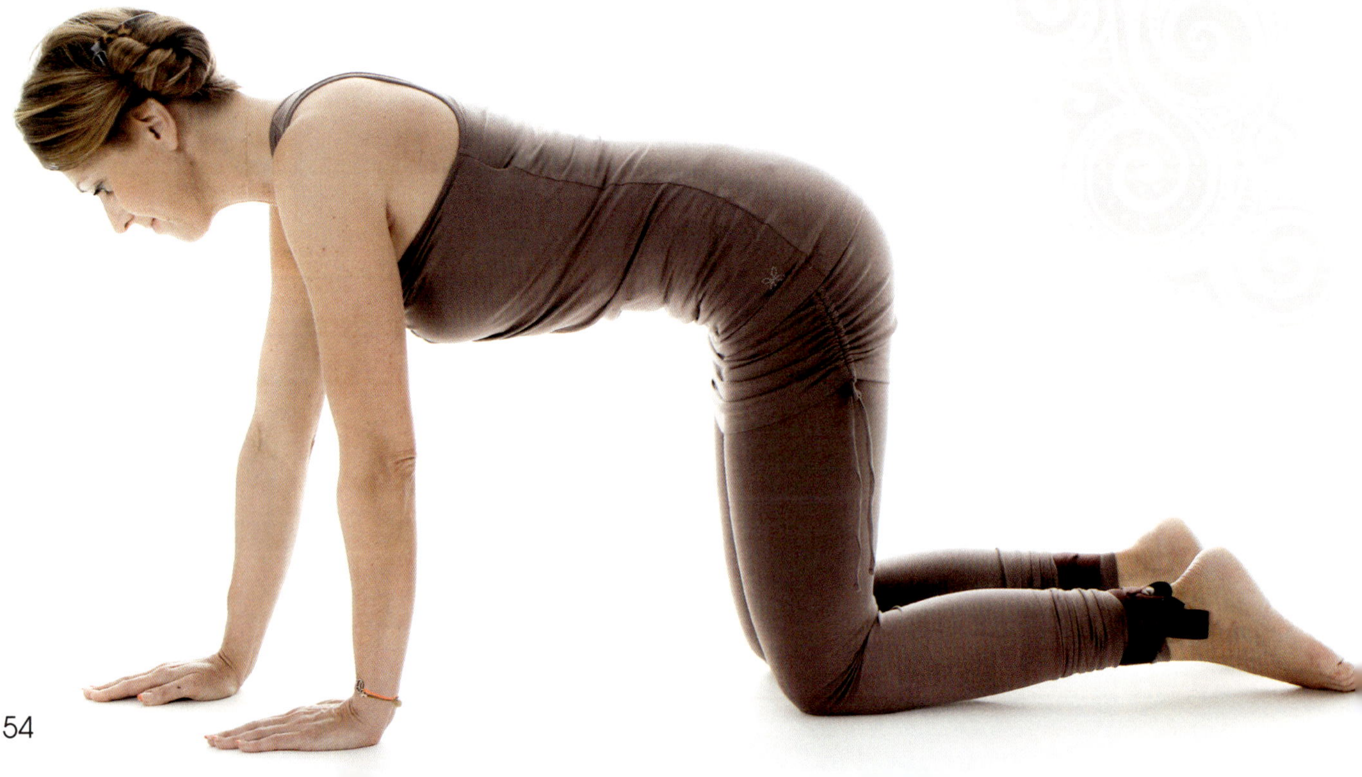

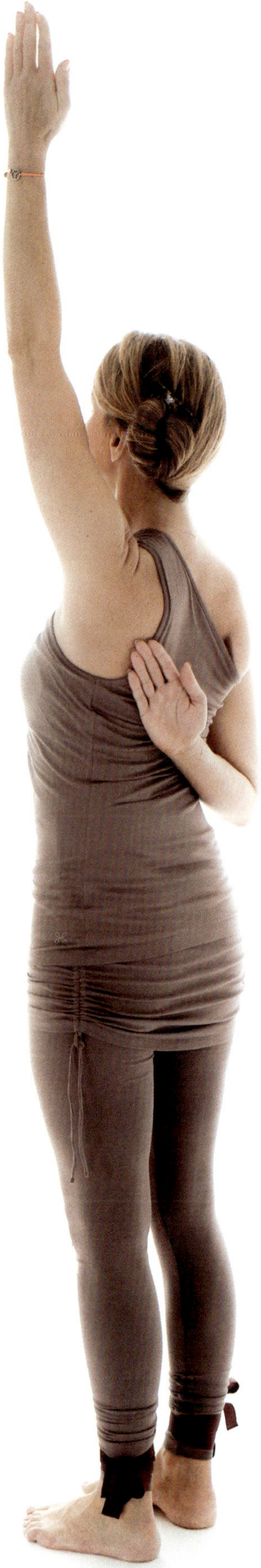

Übung 5

Ziel und Wirkung

Mobilisierung der Schulterblätter.

Durchführung

Kommen Sie zum Stehen und öffnen Sie die Füße hüftbreit. Bringen Sie die rechte Hand zum linken Schulterblatt.
EIN: Strecken Sie Ihren linken Arm nach oben und heben Sie den Kopf und das Brustbein an.
AUS: Beugen Sie sich nach vorne hinunter.

Wiederholungen

8- bis 10-mal jede Seite

Tipp

Wenn Sie mit Ihrer Hand nicht ganz zum Schulterblatt greifen können bzw. es Ihnen Schmerzen bereitet, können Sie die Hand weiter unten am Rücken platzieren.

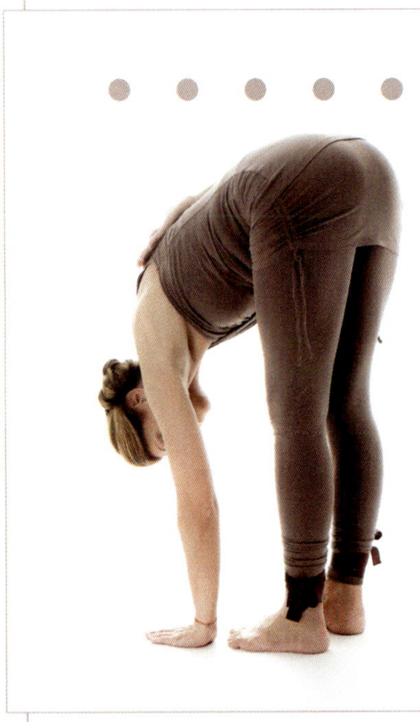

Übung 6

Ziel und Wirkung

Rotation im Oberkörper und Schulterbereich.

Durchführung

Steigen Sie mit Ihrem linken Fuß mit einem großen Schritt nach hinten und öffnen ihn 45 Grad nach außen. Das vordere rechte Bein ist gebeugt.
EIN: Öffnen Sie Ihren Brustkorb, indem Sie Ihre Arme zur Seite beugen. Verlieren Sie dabei nicht die Aufrichtung in der Wirbelsäule.
AUS: Strecken Sie das vordere Bein beim Runtergehen und bringen Sie die rechte Hand zum vorderen Fuß oder Schienbein. Die linke Hand legen Sie an der Hüfte ab, so dass Sie die Rotation in Ihrem Oberkörper unterstützen können. Der Blick geht nach oben.

Wiederholungen

6-mal jede Seite, am Ende bleiben Sie in der Rotation 4 Atemzüge und blicken nach unten zum Fuß.

Tipp

Sie können das vordere Bein wieder leicht beugen, um so mehr den Fokus auf die Drehung in Ihrem Oberkörper zu legen.

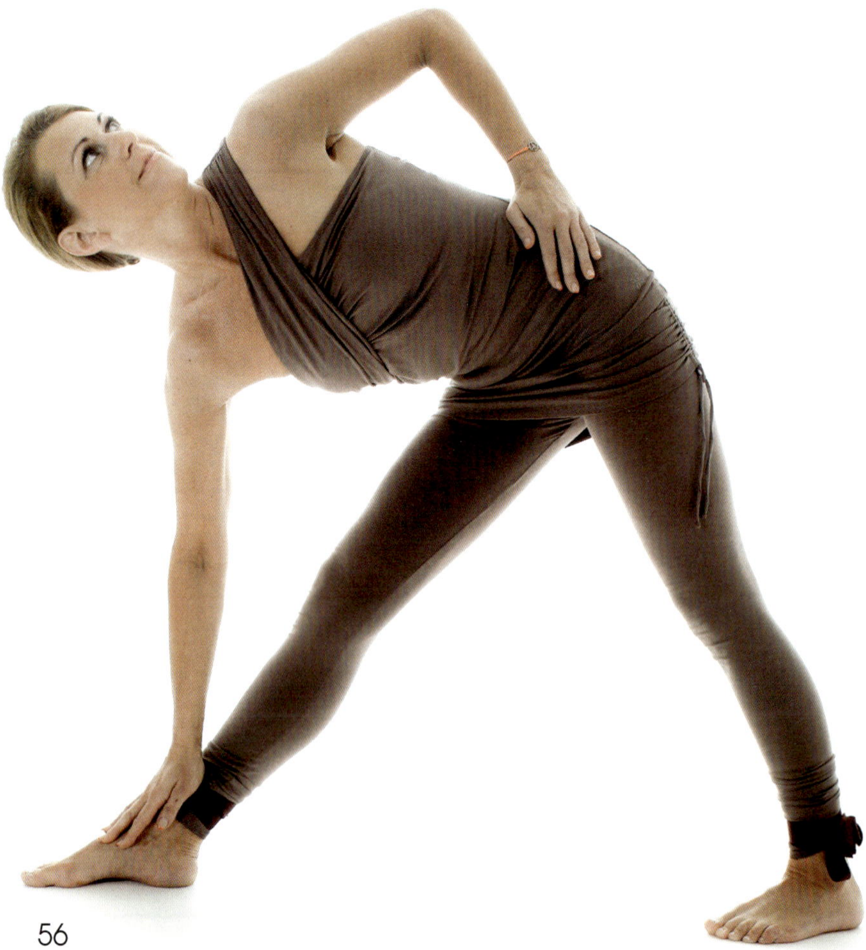

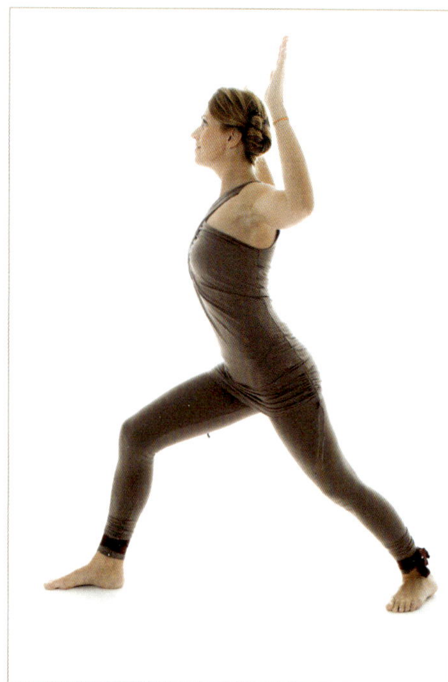

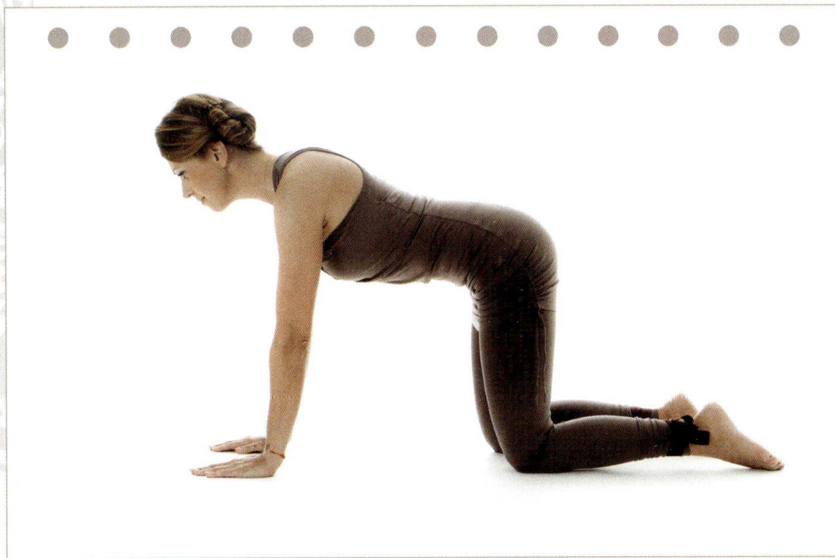

Übung 7

Ziel und Wirkung

Dehnung der Schulterblatt- und Nackenmuskulatur. Beweglichkeit im oberen Rücken und Nacken.

Durchführung

Kommen Sie wieder in den Vierfüßlerstand. Hüfte und Knie bilden eine senkrechte Linie. Die Hände sind ein wenig vor den Schultergelenken platziert.
EIN: Verlängern Sie die Wirbelsäule.
AUS: Bringen Sie Ihren rechten Arm unter Ihrem linken Arm durch und legen die Schulter am Boden ab. Die linke Hand ist fest im Boden, wobei der linke Ellbogen Richtung Decke zeigt.

Wiederholungen

6- bis 8-mal jede Seite, am Ende jeweils 4 Atemzüge lang unten bleiben.

Tipp

Ein Kissen kann Ihnen helfen, den Kopf besser seitlich abzulegen.

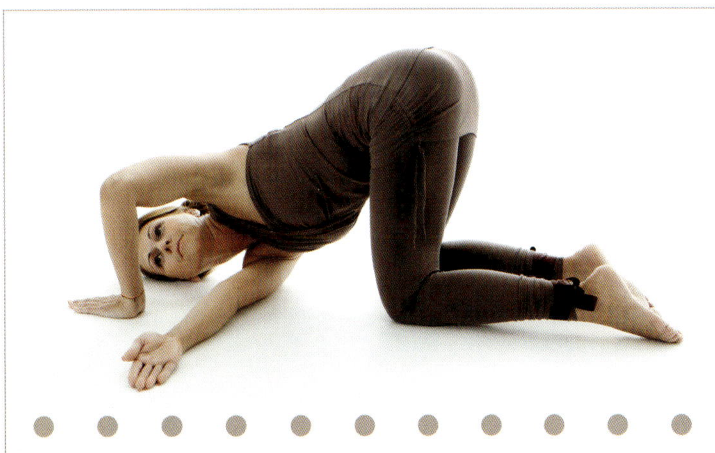

Übung 8

Ziel und Wirkung

Dehnung der Schultermuskulatur.
Entspannung der Schulterblätter.

Durchführung

Kommen Sie in den Kniestand und richten Sie den Oberkörper auf.
EIN: Öffnen Sie die Arme zur Seite. Ziehen Sie dabei nicht Ihre Schulterblätter nach oben mit.
AUS: Kommen Sie mit dem Gesäß nach hinten Richtung Fersen und legen Sie die Stirn am Boden ab. Gleichzeitig strecken Sie Ihre Arme nach vorne und legen die Hände am Boden ab.

Wiederholungen

10-mal, am Ende bleiben Sie 4 Atemzüge in der Kindeshaltung.

Tipp

Falls Sie Schmerzen im Knie haben, können Sie zur Entlastung ein Kissen zwischen die Kniekehlen legen.

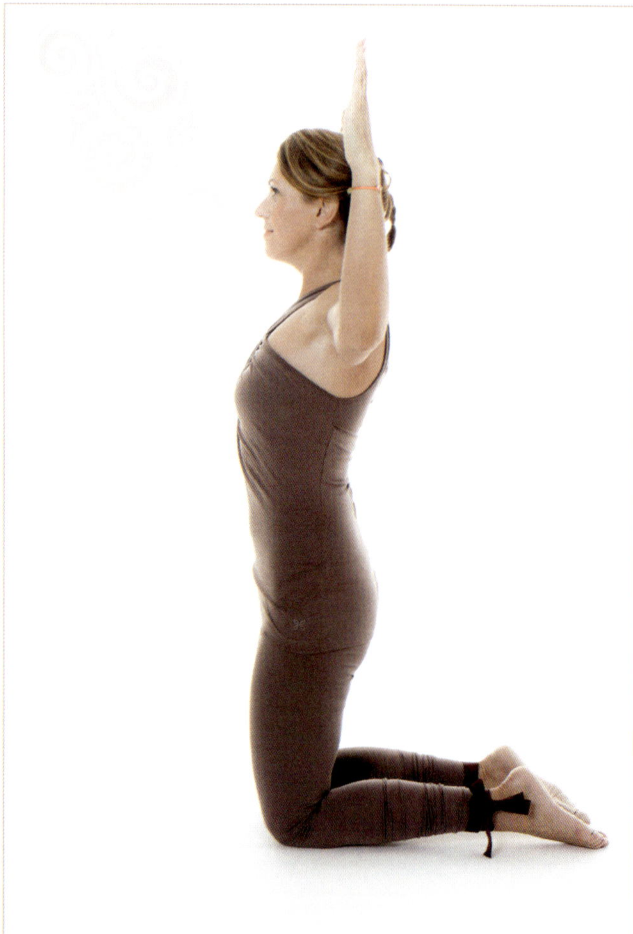

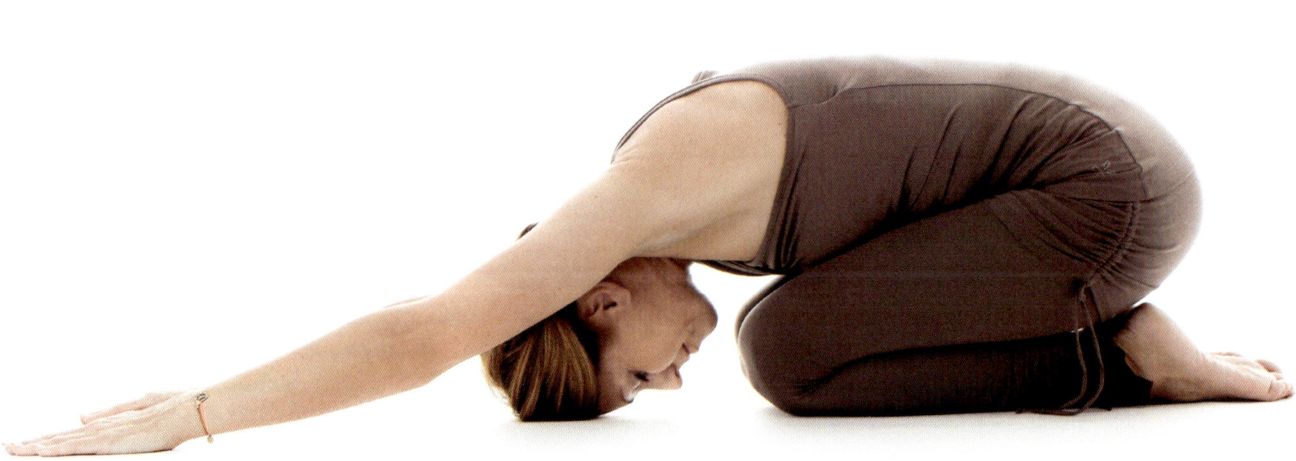

Übung 9

Ziel und Wirkung

Mobilisierung der Schulter- und Nackenmuskulatur. Entspannung im Halswirbelsäulenbereich.

Durchführung

Kommen Sie nun in die Rückenlage und strecken Sie Ihre Beine aus.
EIN: Bringen Sie Ihren rechten Arm gestreckt hinter den Kopf.
AUS: Bewegen Sie den Arm zurück nach vorne. Währenddessen drehen Sie den Kopf zur Gegenseite nach links.

Wiederholungen

10-mal jede Seite

Tipp

Beobachten Sie, ob Sie einen Seitenunterschied feststellen können.

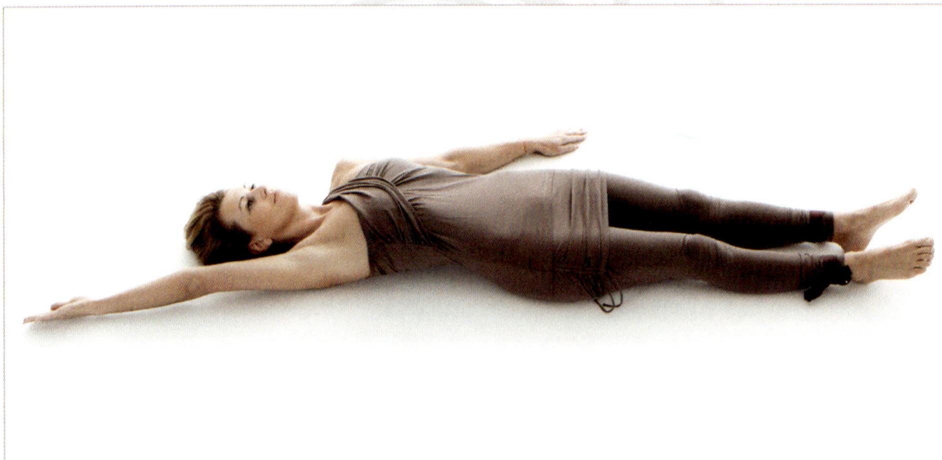

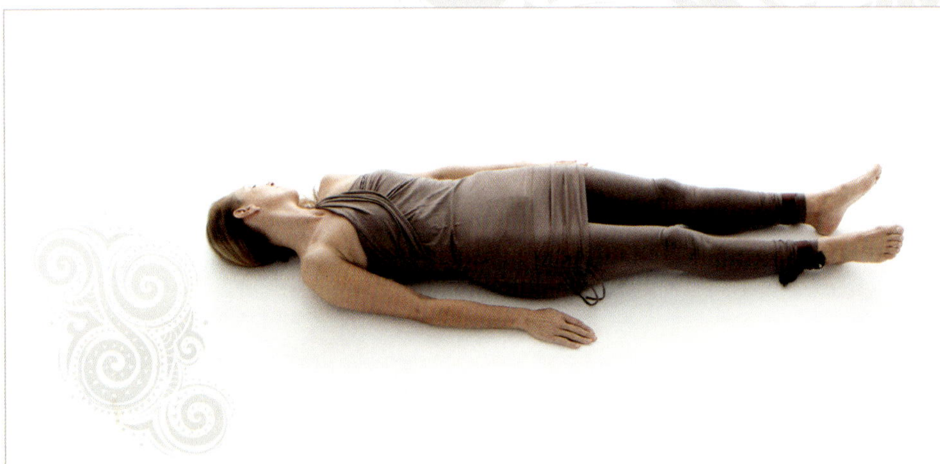

Übung 10

Ziel und Wirkung

Entspannung von Körper und Geist. Bewusstes Lösen von Verspannungen im Nacken- und Schulterblattbereich. Beruhigung des Nervensystems.

Durchführung

In der Rückenlage sind die Arme leicht vom Körper weggestreckt. Die Füße können entspannt nach außen fallen. Legen Sie nun den Fokus auf den Hinterkopf und die beiden Schulterblätter.

EIN: Erzeugen Sie an diesen drei Punkten einen leichten Druck Richtung Boden.
AUS: Lösen Sie den Druck, so dass der Hinterkopf und die Schulterblätter entspannt in den Boden sinken können.
Danach bleiben Sie noch 2 bis 3 Minuten in der Endentspannung liegen.

Wiederholungen

12-mal

Tipp

Konzentrieren Sie sich ganz bewusst auf diese drei Punkte in Ihrem Körper.

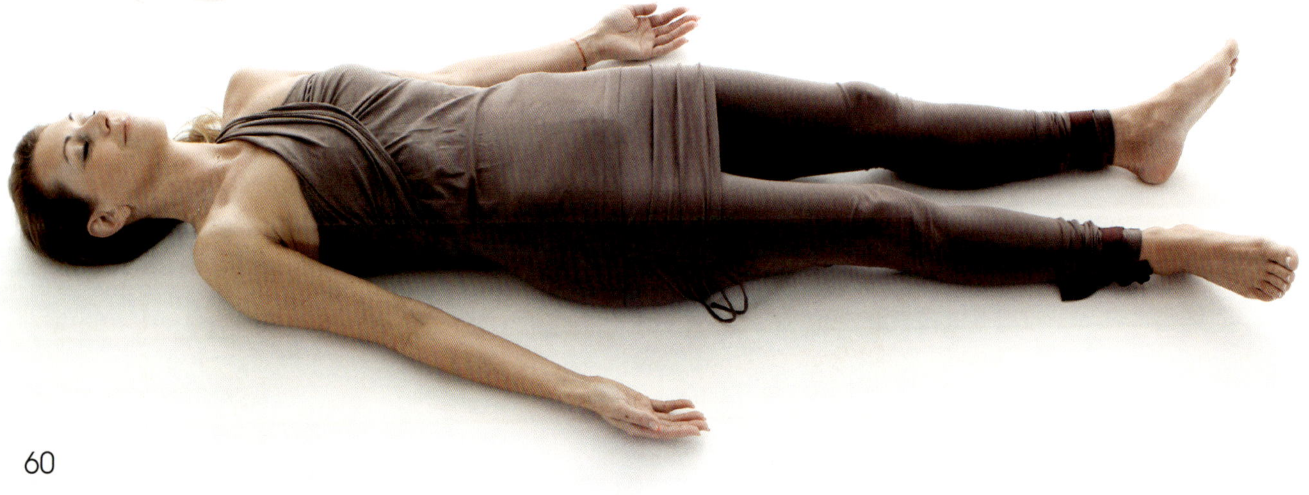

SCHMERZHAFTER NACKEN

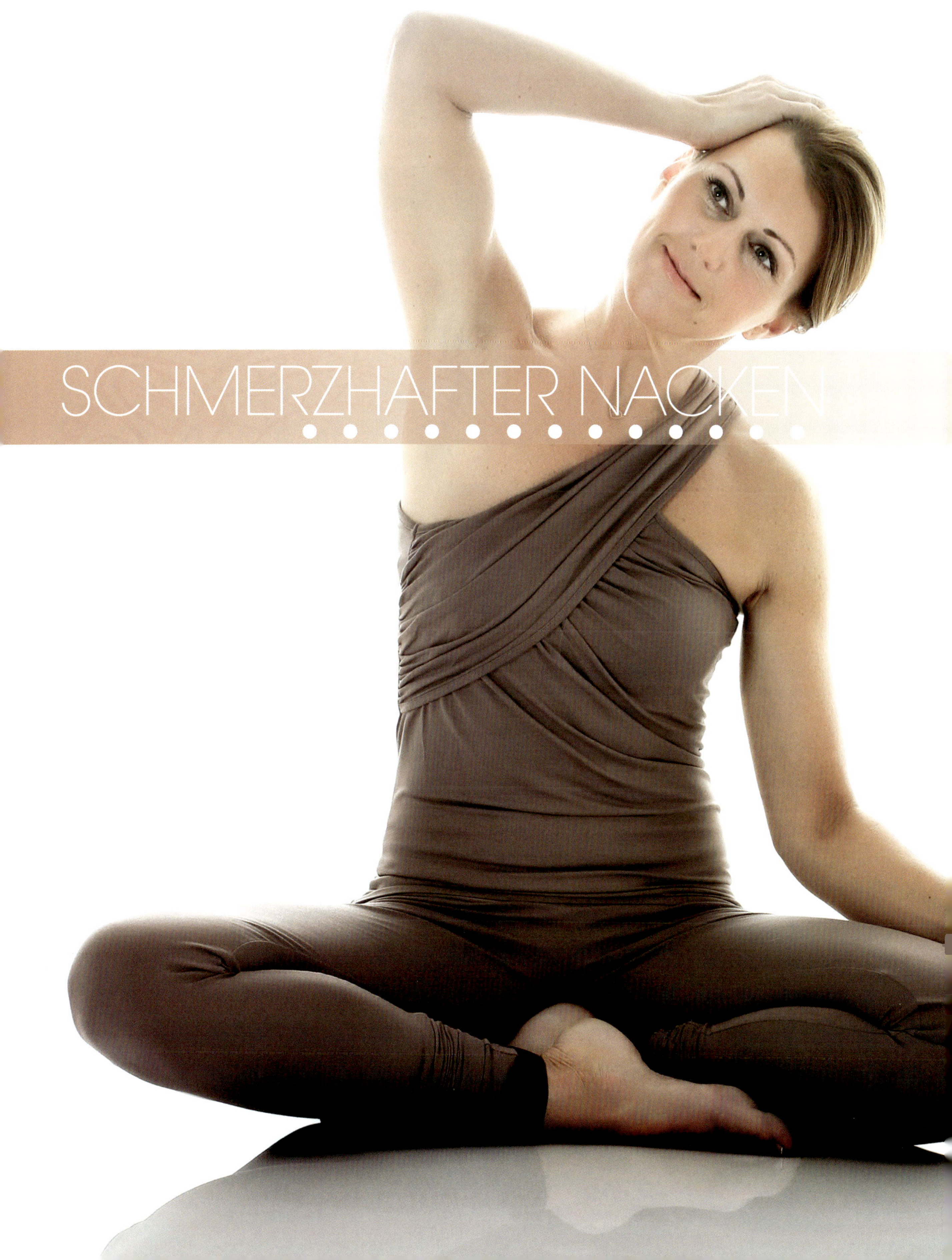

Fallbeispiel

Ich bin seit acht Jahren in permanenter orthopädischer Behandlung. Vor fünf Jahren bekam ich ein neues Hüftgelenk. Die Beschwerden begannen 2004 mit ständigen Kreuzschmerzen und der nachfolgenden Diagnose: „Bandscheibenvorwölbungen L4-L5 sowie L5-S1". Die Therapie beschränkte sich auf unzählige Infiltrationen mit Überweisungen zu diversen physikalischen Institutionen. Der Erfolg war sehr mäßig bis gar nicht spürbar. Daraus folgte eine Vielzahl von privaten Besuchen bei diversen „Wunderheilern", die außer viel Kosten nichts brachten. Anfang 2013 war außerdem ein Problem in der HWS akut geworden. Daraus resultierten große Einschränkungen in den Bewegungen im Nacken. Die Diagnose war wieder nach unzähligen und wirkungslosen Infiltrationen eine „Spinalkanalverengung im Bereich C2-C3". Dieser MR-Befund rief nach dem konservativen Orthopäden den orthopädischen Chirurgen auf den Plan. „Sollte der Leidensdruck zu groß werden, so werden wir operieren", meinte dieser.

Die Schmerzbereiche waren die linke Schulter, der Nacken und der Kopf. Es handelte sich um einen stechenden bis lähmenden Schmerz. Speziell in der Nacht bemerkte ich das „Einschlafen" der Hände. Die Mobilität des Kopf- und Nackenbereichs war völlig eingeschränkt. Schnelle Bewegungen waren unmöglich. Diese Einschränkungen beeinflussten das gesamte Alltagsleben, wie spezielle Sitzpositionen vor dem Computer, das Auto zu lenken war nur zeitlich begrenzt möglich. Das heißt, ich konnte maximal 30 Minuten im Auto sitzen. Dann musste ich eine Pause machen vor lauter Schmerzen. Nach hinten blicken war nur mit einer Ganzkörperdrehung möglich.

Inzwischen war die Psyche auch schon sehr angeschlagen, da bewegungstechnisch nichts mehr normal funktionierte. Das reduzierte die Energie und Freude.

Durch Zufall erhielt ich die Kontaktdaten des Dr. Poeckh, den ich als letzte Anlaufstelle vor der OP sah. Ende Oktober 2013 hatte ich meine erste Yogatherapie-Einheit, wo ich mit viel Umsicht und dem notwendigen medizinischem Wissen – im Gegensatz zu vielen anderen „Pseudoheilern" - die für mich offensichtlich richtigen therapeutischen Übungen zusammengestellt bekam.

Nach bereits einer Woche war der Permanentschmerz im Nackenbereich völlig weg. Weitere sehr positive Effekte waren zusätzliche Kräftigungen der jeweiligen Muskelgruppen sowie deren Dehnungen und Auflockerungen. Außerdem dienen diese empfohlenen Übungen zusätzlich dazu, innere Ruhe und Entspannung zu finden. Ich hatte also auf mehreren Ebenen zum ersten Mal nach vielen Jahren erstaunliche Effekte vorzuweisen.

Diese genannten Verbesserungen meines körperlichen Zustandes haben meine bis dahin negative Einstellung zu Yoga und der Yogatherapie völlig geändert. Voraussetzung war und ist nach wie vor die konsequente Ausführung der vorgegebenen Übungen, die ich mit großem Engagement mehrmals die Woche praktiziere.

Kurt, 56

Kommentar

Verspannungen und Schmerzen im Nacken sind kein Einzelfall wie in diesem Bericht, sondern gemeinsam mit Beschwerden im Schulterbereich eine der häufigsten Gründe, warum Menschen therapeutische und medizinische Hilfe suchen. Auch in meinen Einzelsitzungen sind Nackenschmerzen neben Schulterbeschwerden einer der Hauptgründe, warum Menschen sich durch Yoga Linderung erhoffen. Gerade diese beiden Regionen sind oft eng miteinander verknüpft und sowohl aus anatomischer als auch aus ganzheitlicher Sicht nicht voneinander abzugrenzen. Ursachen für Beschwerden im Nacken- und Schulterbereich haben oft die gleichen Auslöser. Ein zielführendes Yogaprogramm sollte möglichst beide Bereiche mit einbeziehen.

Vor allem unsere heutigen Alltagstätigkeiten führen uns immer wieder in ungesunde Haltungsmuster, die sich in der Halswirbelsäule manifestieren. Dabei denke ich insbesondere an Schreibtischarbeiten, stundenlanges Sitzen vor dem Computer, technische und handwerkliche monotone Arbeitsabläufe, langes Autofahren, und andere mehr. Wenn diese Tätigkeiten ohne sinnvolle Unterbrechungen über mehrere Stunden, an den meisten Tagen der Woche, über viele Jahre hinweg ausgeübt werden, sind Beschwerden im Nackenbereich eine logische Konsequenz. Diese strahlen dann häufig in die Schulterregion und die Arme aus. Diese Verspannungen und Schmerzen sind von den Betroffenen deutlich zu spüren und werden als sehr unangenehm empfunden, vor allem wenn sie chronisch über Jahre bestehen.

Das Hauptproblem dieser einseitigen Haltungsfehler liegt in der zunehmend verspannten, aber auch schwächer werdenden Muskulatur. Dies betrifft nicht nur die HWS, sondern in weiterer Folge die gesamte Wirbelsäule. Es bedarf daher einer Entspannung, Dehnung und Kräftigung dieser Muskelketten.

In weiterer Folge kann es ebenso zu Problemen im wichtigen Bandscheibenapparat der HWS kommen. Durch falsch oder gar nicht trainierte Muskeln verringert sich der Raum zwischen den Wirbelkörpern und kann die gesamte Situation zusehends verschlimmern.

Umso mehr ist es von großer Bedeutung, dass wir im Yoga einen optimalen Ausgleich schaffen zwischen einer kräftigen und einer vernünftig gedehnten Muskulatur. Dies gilt natürlich nicht nur für den Nacken, sondern für unseren gesamten Körper.

Von Umkehrhaltungen wie Kopf- oder Schulterstand, die oft im Yoga unterrichtet werden, ist bei Beschwerden in diesem Bereich abzuraten. Dabei würde nur der Druck auf eine bereits lädierte HWS und deren Muskulatur verstärkt werden. In solchen Fällen bedarf es unbedingt sanfter und einfacher Bewegungen und der Konsultation eines Arztes oder eines erfahrenen Yogatherapeuten.

Ziele der Übungen:

- Verbesserte Beweglichkeit des Nackens ohne Schmerzen
- Dehnen verspannter Muskulatur im Nacken- und Schulterbereich
- Mobilisierung der HWS und des Schultergürtels
- Dehnung der vorderen Halsmuskulatur (Musculi scaleni)
- Bewegungen, um einer Kyphose in der BWS entgegenzuwirken
- Langer und aufrechter Nacken
- Richtig positionierte Schulterblätter

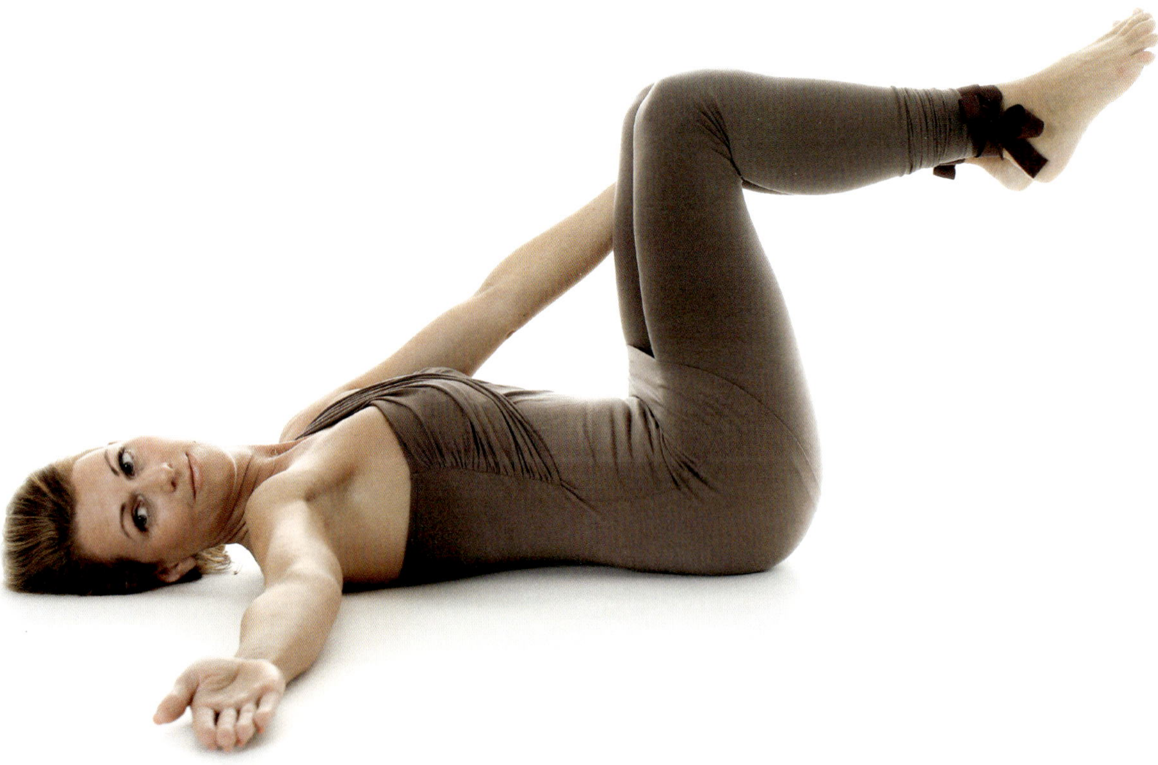

Übung 1

Ziel und Wirkung

Sanfte Mobilisation des Nackens.

Durchführung

Kommen Sie in die Rückenlage und heben Sie die Beine im rechten Winkel gebeugt vom Boden ab und greifen Sie mit der linken Hand zum linken Knie.
EIN: Strecken Sie den rechten Arm nach oben, ohne das Schulterblatt vom Boden zu lösen.
AUS: Führen Sie den rechten Arm seitlich zum Boden und drehen Sie den Kopf ebenfalls langsam zur Seite.

Wiederholungen

8- bis 10-mal jede Seite

Tipp

Falls Sie Schmerzen im Nacken verspüren, drehen Sie den Kopf nicht zu weit zur Seite.

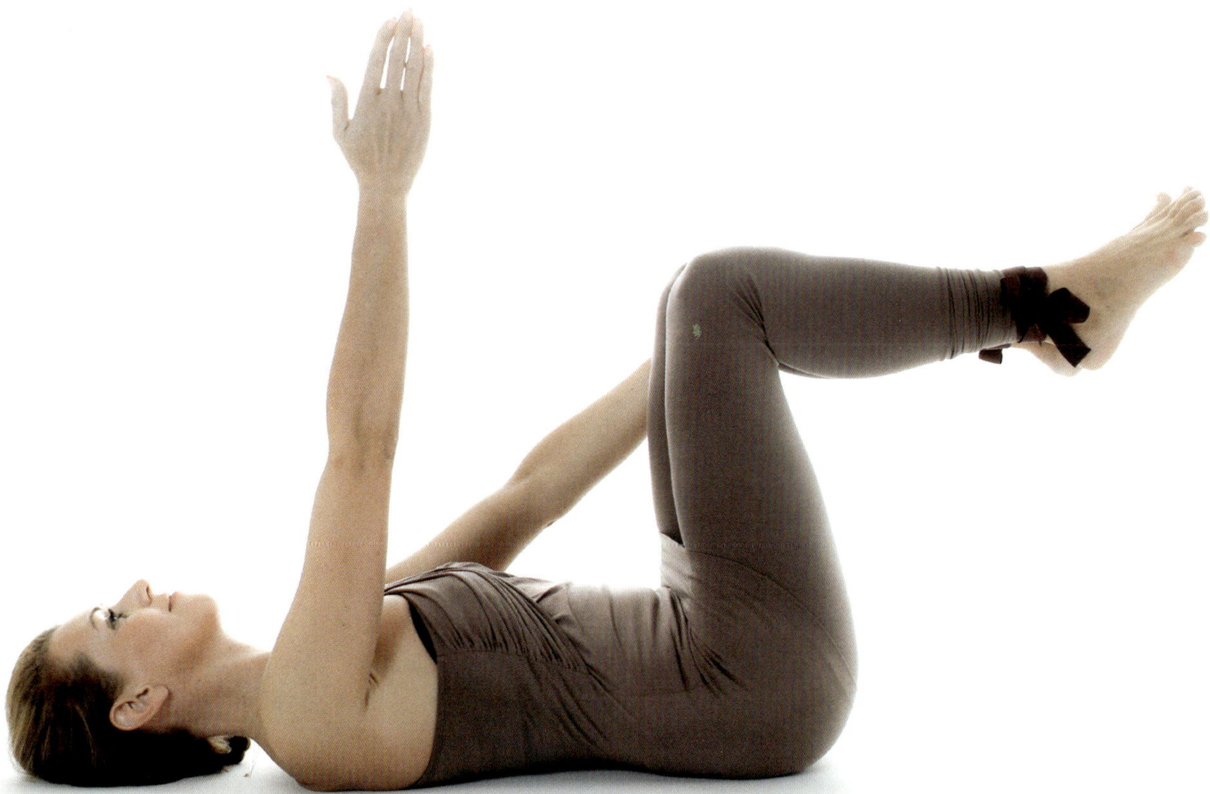

Übung 2

Ziel und Wirkung

Kräftigung der Nackenmuskulatur.

Durchführung

Sie bleiben in der Rückenlage und greifen Ihre Knie.
EIN: Heben Sie den Kopf wenige Zentimeter vom Boden ab.
AUS: Legen Sie den Kopf ab und ziehen Sie die Knie zur Brust heran.

Wiederholungen

10-mal

Tipp

Nehmen Sie die Kräftigung Ihrer Nackenmuskulatur wahr.

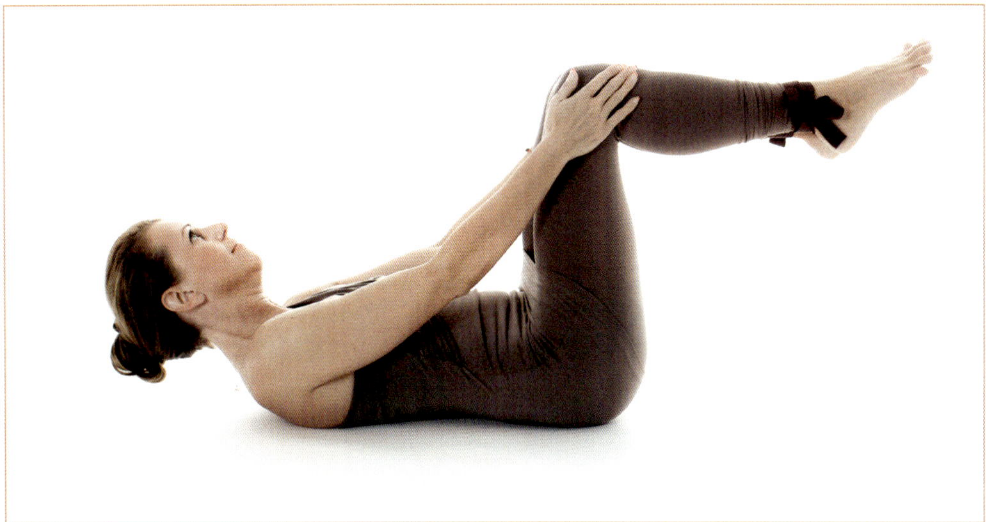

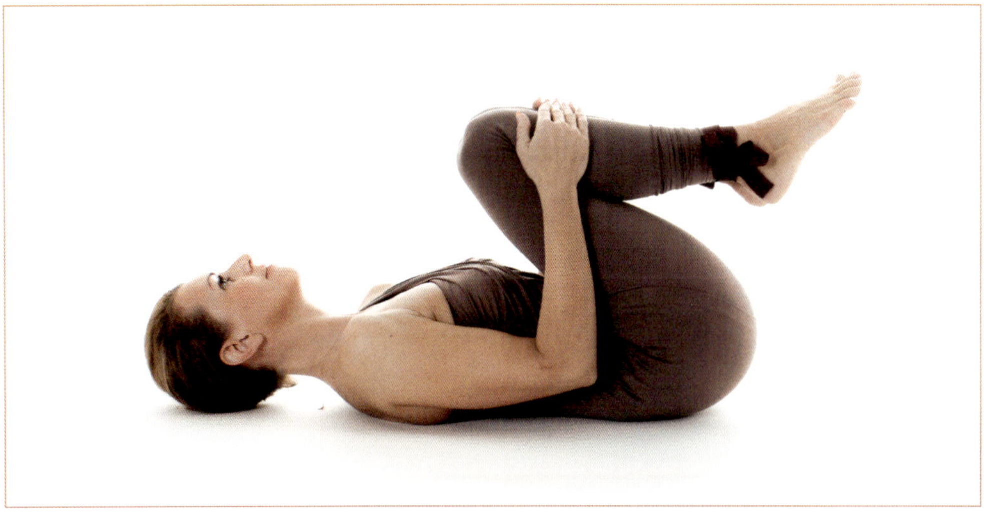

Übung 3

Ziel und Wirkung

Beweglichkeit im Nackenbereich verbessern.

Wiederholungen

8-mal jede Seite

Durchführung

Stellen Sie die Beine am Rücken liegend auf.
EIN: Strecken Sie das rechte Bein knapp über dem Boden nach vorne aus und den rechten Arm nach hinten.
AUS: Ziehen Sie mit der rechten Hand das rechte Knie zur Brust heran und drehen Sie den Kopf nach rechts.

Tipp

Beobachten Sie, ob Sie eventuell Seitenunterschiede feststellen können oder ob die Beweglichkeit in Ihrem Nacken symmetrisch ist.

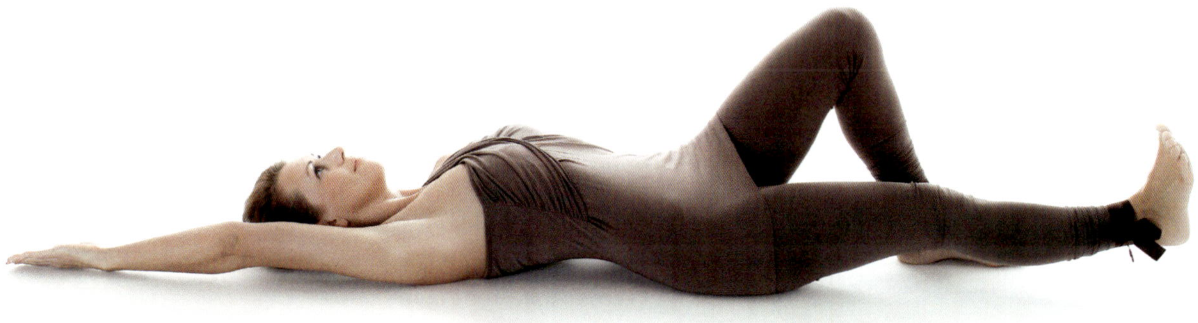

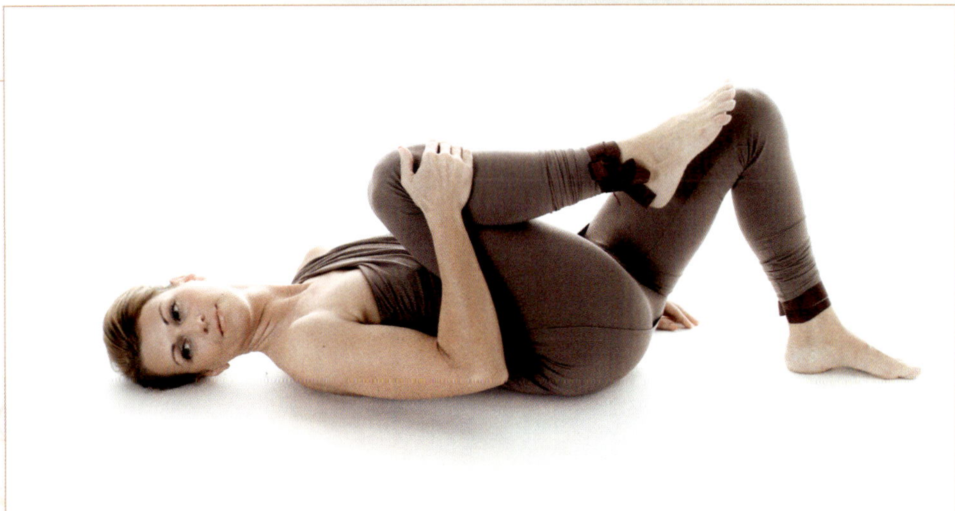

Übung 4

Ziel und Wirkung

Dehnung und Mobilisation des unteren und mittleren Rückens bis hinauf in die Halswirbelsäule. Löst Verspannungen in Rücken, Gesäß und Nacken.

Durchführung

Kommen Sie in den Vierfüßlerstand, wobei sich die Handgelenke etwa auf Höhe der Schultern befinden.
EIN: Öffnen Sie den Brustkorb. Der Nacken bleibt lang und der untere Rücken kommt in eine natürliche Beugung.
AUS: Machen Sie den unteren Rücken rund und dehnen Sie die Rückenstrecker dabei. Aktivieren Sie die Bauchmuskeln und ziehen Sie den Nabel sanft Richtung Wirbelsäule.

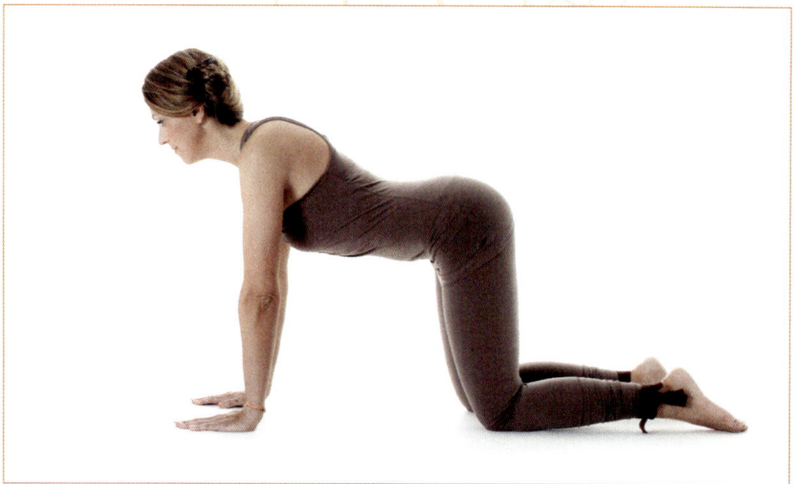

Wiederholung

8- bis 10-mal jede Seite

Tipp

Achten Sie darauf, dass der Nacken weder gestaucht noch überstreckt wird.

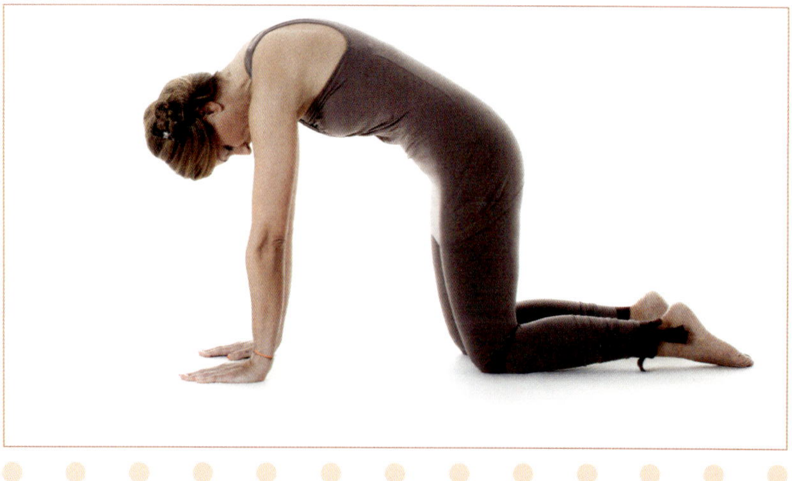

Übung 5

Ziel und Wirkung

Lange Halswirbelsäule in verschiedenen Bewegungen. Langer Nacken kräftigt und entspannt.

Durchführung

Kommen Sie in die Standhaltung und öffnen Sie leicht die Füße. Bringen Sie nun die dritten und vierten Finger Ihrer Hände in die Schädelgrube am hinteren Kopf. So haben Sie Kontakt zu Ihrer Halswirbelsäule.
EIN: Verlängern Sie in dieser Haltung Ihre Wirbelsäule und öffnen Sie den Brustkorb.
AUS: Beugen Sie sich auf halben Weg nach vorne und halten Sie den Nacken lang.
EIN: Heben Sie Ihr Brustbein wieder an, ohne die Länge im Nacken zu verlieren.
AUS: Beugen Sie sich nun ganz nach vorne runter.

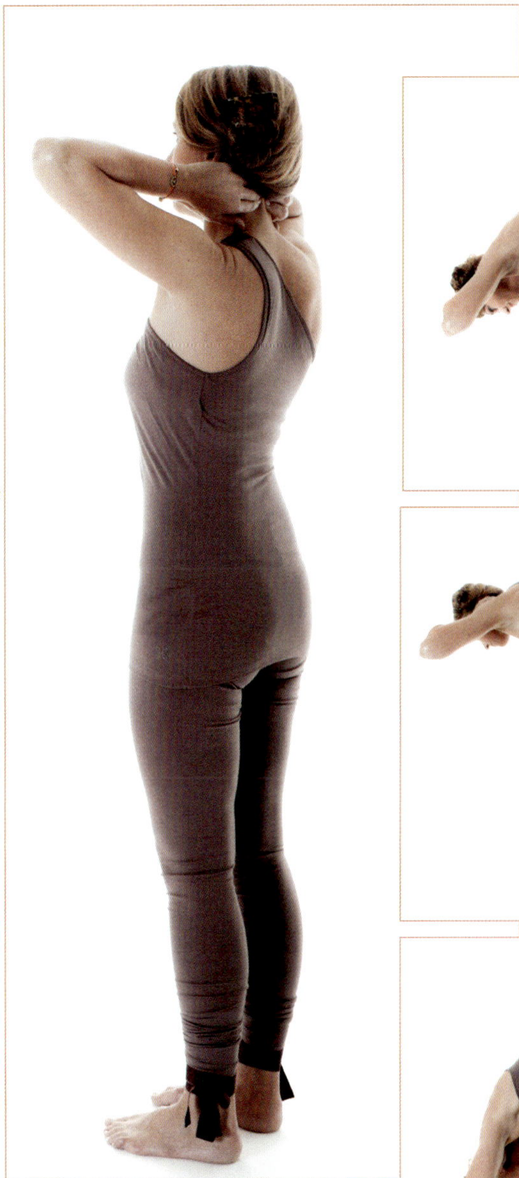

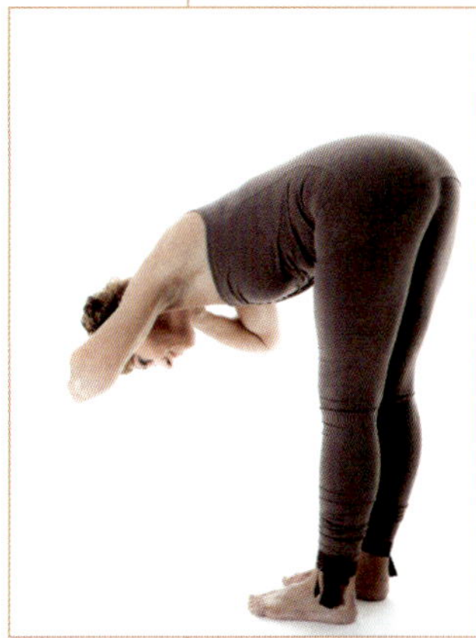

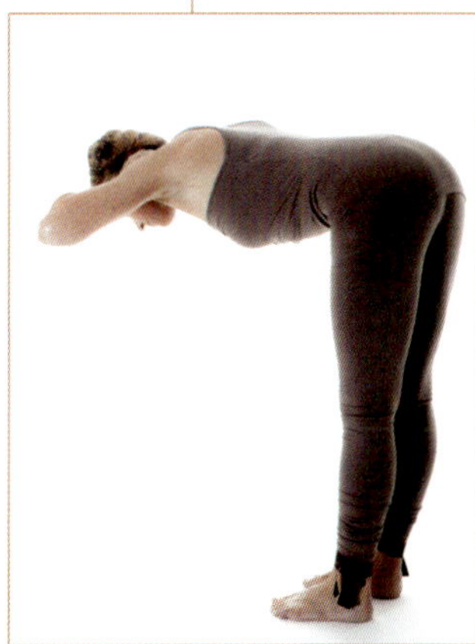

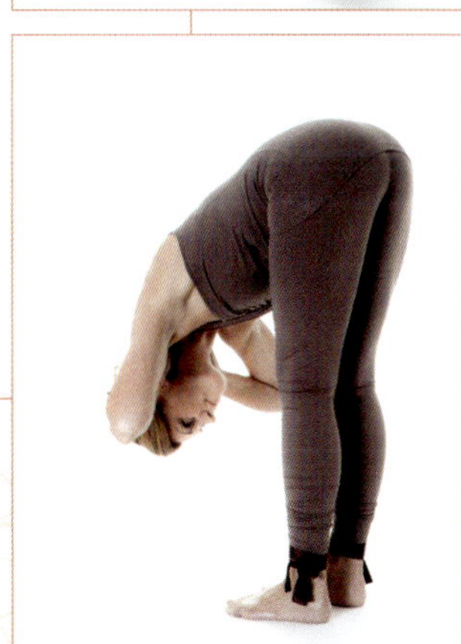

Wiederholungen

4- bis 6-mal, am Ende bleiben Sie in der letzten Haltung der Vorbeuge für 4 Atemzüge.

Tipp

Sie können stets die Beine beugen, falls die Übung im Rücken zu anstrengend ist. Achten Sie jeweils auf die Länge in Ihrer Halswirbelsäule.

Übung 6

Ziel und Wirkung

Drehung des Oberkörpers und leichte Mobilisation des Nackens.

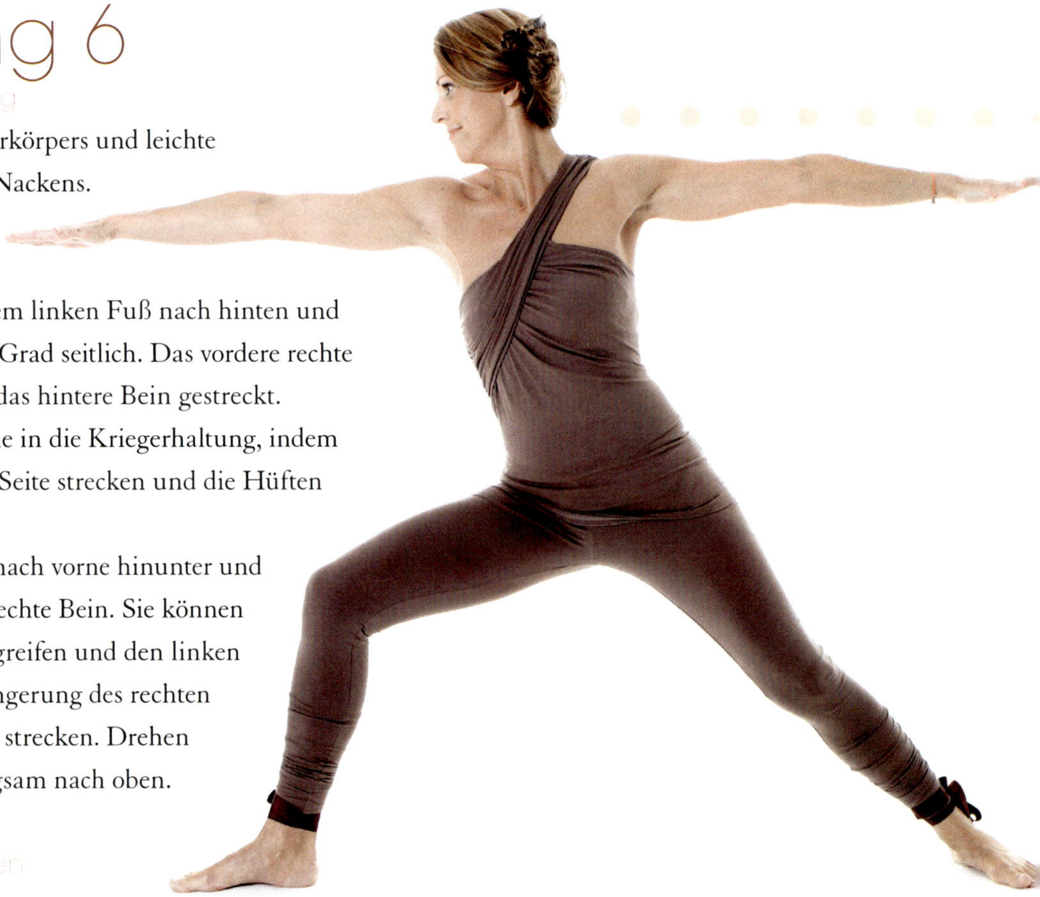

Durchführung

Steigen Sie mit dem linken Fuß nach hinten und öffnen Sie ihn 45 Grad seitlich. Das vordere rechte Bein ist gebeugt, das hintere Bein gestreckt.
EIN: Kommen Sie in die Kriegerhaltung, indem Sie die Arme zur Seite strecken und die Hüften öffnen.
AUS: Gehen Sie nach vorne hinunter und strecken Sie das rechte Bein. Sie können zum Schienbein greifen und den linken Arm in der Verlängerung des rechten Armes nach oben strecken. Drehen Sie den Kopf langsam nach oben.

Wiederholungen

8-mal jede Seite

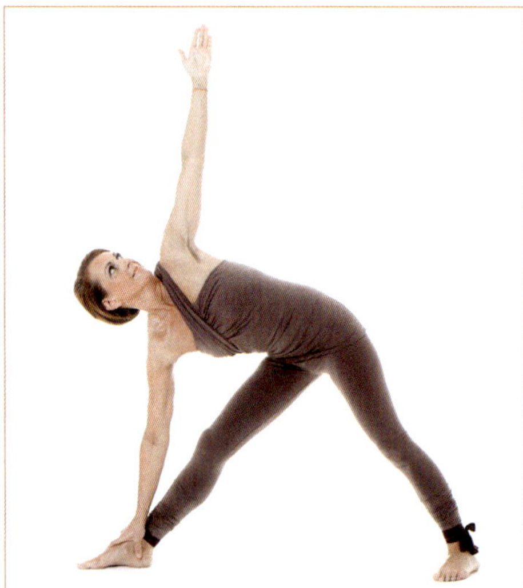

Tipp

Falls Sie Schmerzen beim Drehen des Nackens empfinden, lassen Sie den Blick nach unten gerichtet.

Übung 7

Ziel und Wirkung

Mobilisation der Halswirbelsäule.

Durchführung

Bleiben Sie nun in der Dreieckshaltung.
AUS: Drehen Sie den Kopf langsam nach oben und blicken Sie in Richtung obere Hand. Mobilisieren Sie dabei bewusst Ihre Halswirbelsäule.
EIN: Blicken Sie nach unten zum Fuß. Führen Sie die Drehung nur aus der Halswirbelsäule aus, und drehen Sie dabei nicht den Oberkörper mit.

Wiederholungen

10-mal jede Seite

Tipp

Falls die Übung im Nacken zu anstrengend ist, führen Sie die Bewegung im Nacken sanft und reduziert aus.

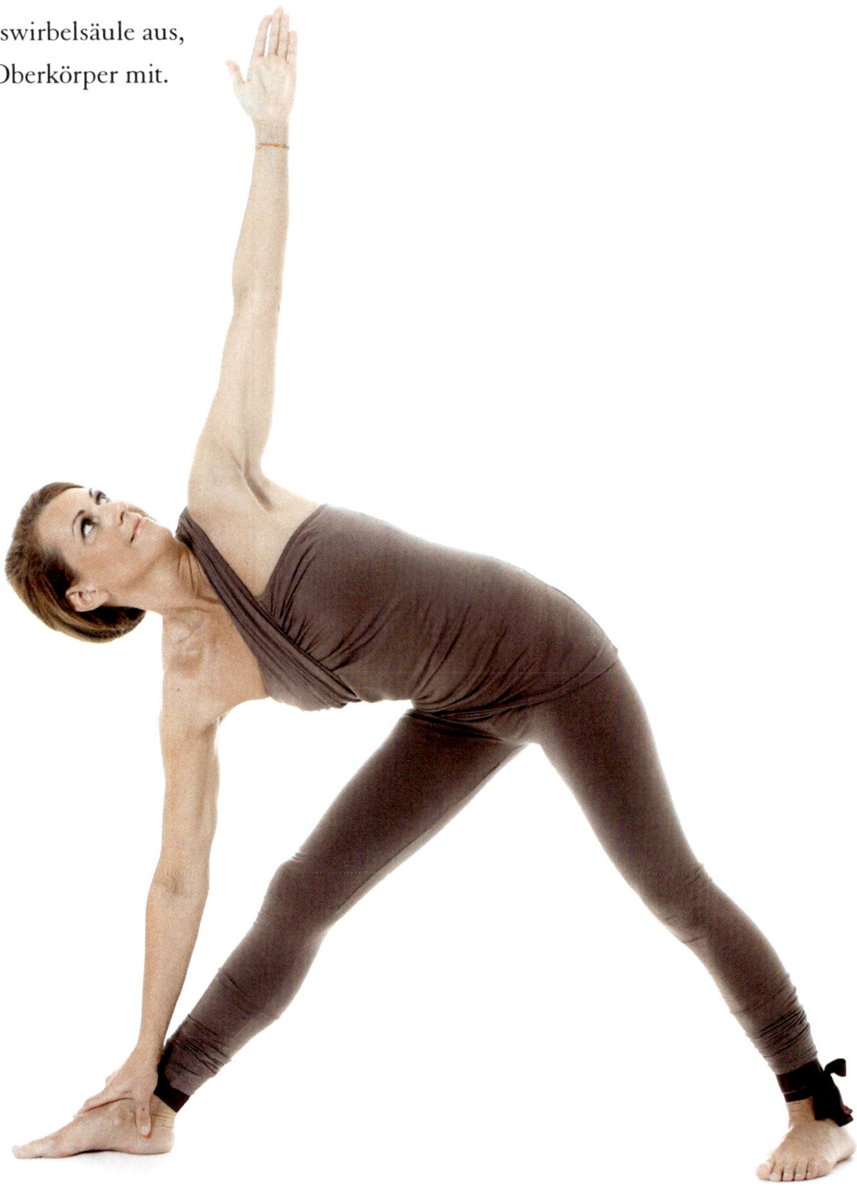

Übung 8a

Ziel und Wirkung

Mobilisation des Nackens. Länge in der Halswirbelsäule schaffen.

Durchführung

Kommen Sie nun in den Meditationssitz und richten Sie den Oberkörper auf.
EIN: Heben Sie die Arme über den Kopf und bewegen Sie auch das Kinn nach oben.
AUS: Bringen Sie Ihre Arme nach unten auf Ihre Beine und führen Sie auch das Kinn nach unten Richtung Brustbein.

Wiederholungen

6-mal

Tipp

Führen Sie die Bewegungen mit Ihrem Kopf sanft aus. Gehen Sie nicht ans Limit, sondern spüren Sie die Mobilisation in Ihrer Halswirbelsäule.

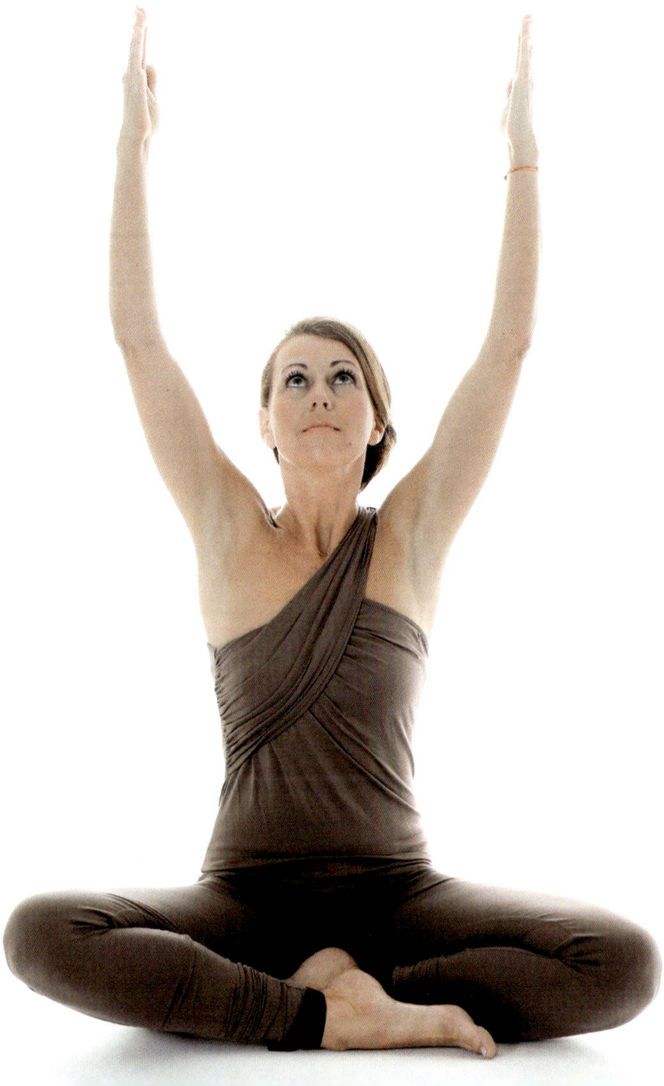

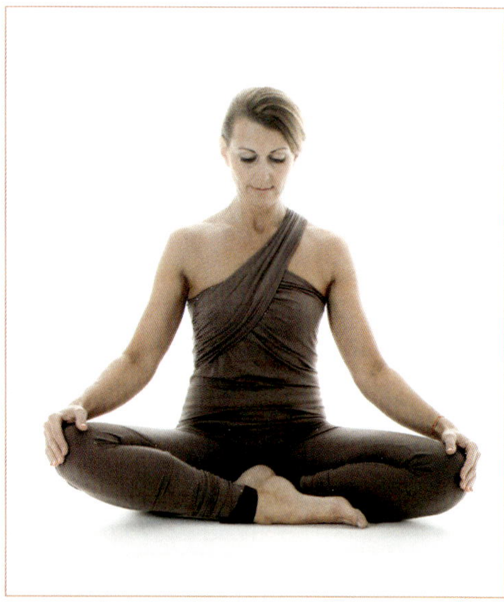

Übung 8b

Ziel und Wirkung

Rotation der Halswirbelsäule.

Durchführung

Bleiben Sie im Meditationssitz.
EIN: Beugen Sie Ihre Arme zur Seite und öffnen Sie Ihren Brustkorb.
AUS: Bringen Sie die Hände in Anjali Mudra (Gebetshaltung) zur Brust und drehen Sie den Kopf nach rechts.

Wiederholungen

6-mal jede Seite

Tipp

Stauchen Sie nicht Ihren Nacken beim Öffnen der Arme. Spüren Sie, ob Ihre Halswirbelsäule nach beiden Richtungen gleich mobil ist.

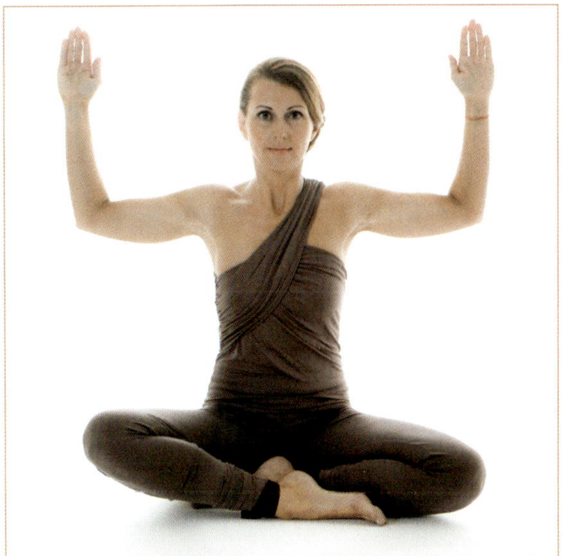

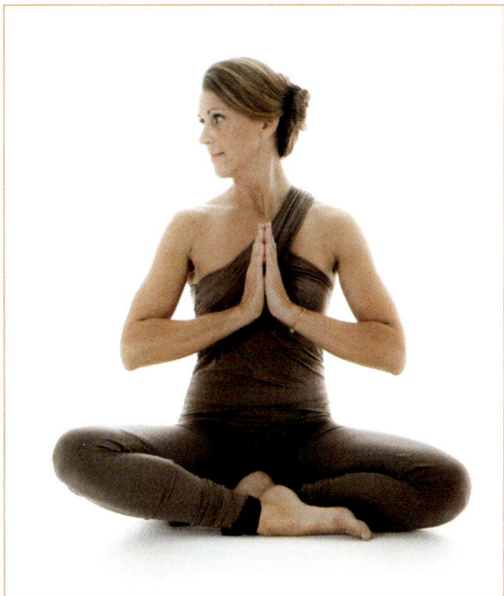

Übung 8c

Ziel und Wirkung

Dehnung der seitlichen Schulter- und Nackenmuskulatur.

Wiederholungen

6-mal jede Seite

Durchführung

EIN: In der Meditationshaltung heben Sie den rechten Arm nach oben.
AUS: Sie legen die rechte Hand an der Seite Ihres Kopfes ab und beugen ihn zur Seite.

Tipp

Wenn Sie starke Spannung oder Schmerzen verspüren, geben Sie nur einen leichten Druck mit der Hand.

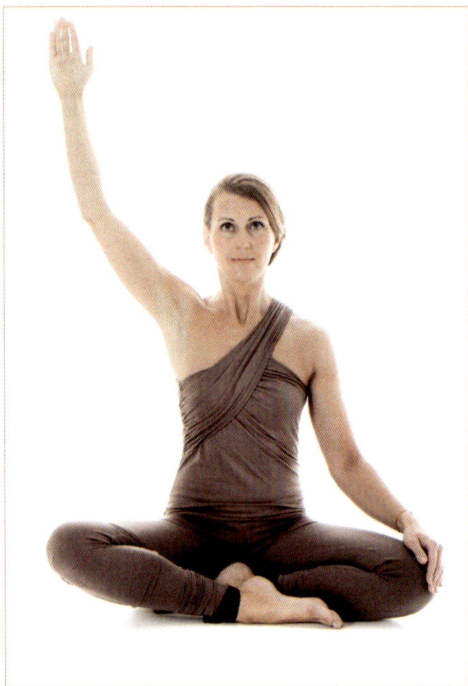

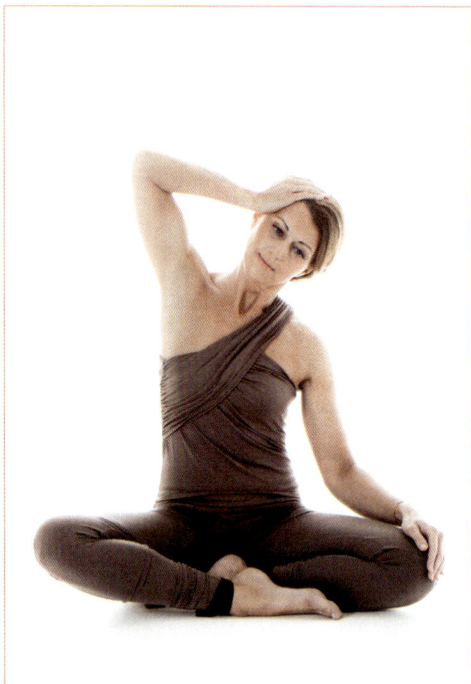

Übung 9

Ziel und Wirkung

Entspannung des gesamten Körpers, insbesondere des Nackens. Eine lange Ausatmung entspannt noch mehr Ihre Nacken- und Schultermuskulatur.

Durchführung

Legen Sie sich nun auf den Rücken und strecken Sie Ihre Beine aus. Die Arme liegen leicht weggestreckt von Ihrem Körper.
Legen Sie nun den Fokus auf Ihre Ausatmung. Atmen Sie langsam und verlängert aus.

Wiederholungen

2 bis 3 Minuten

Tipp

Sie können sich eine Decke unter Ihren Kopf legen. Das entspannt die Nackenmuskulatur.

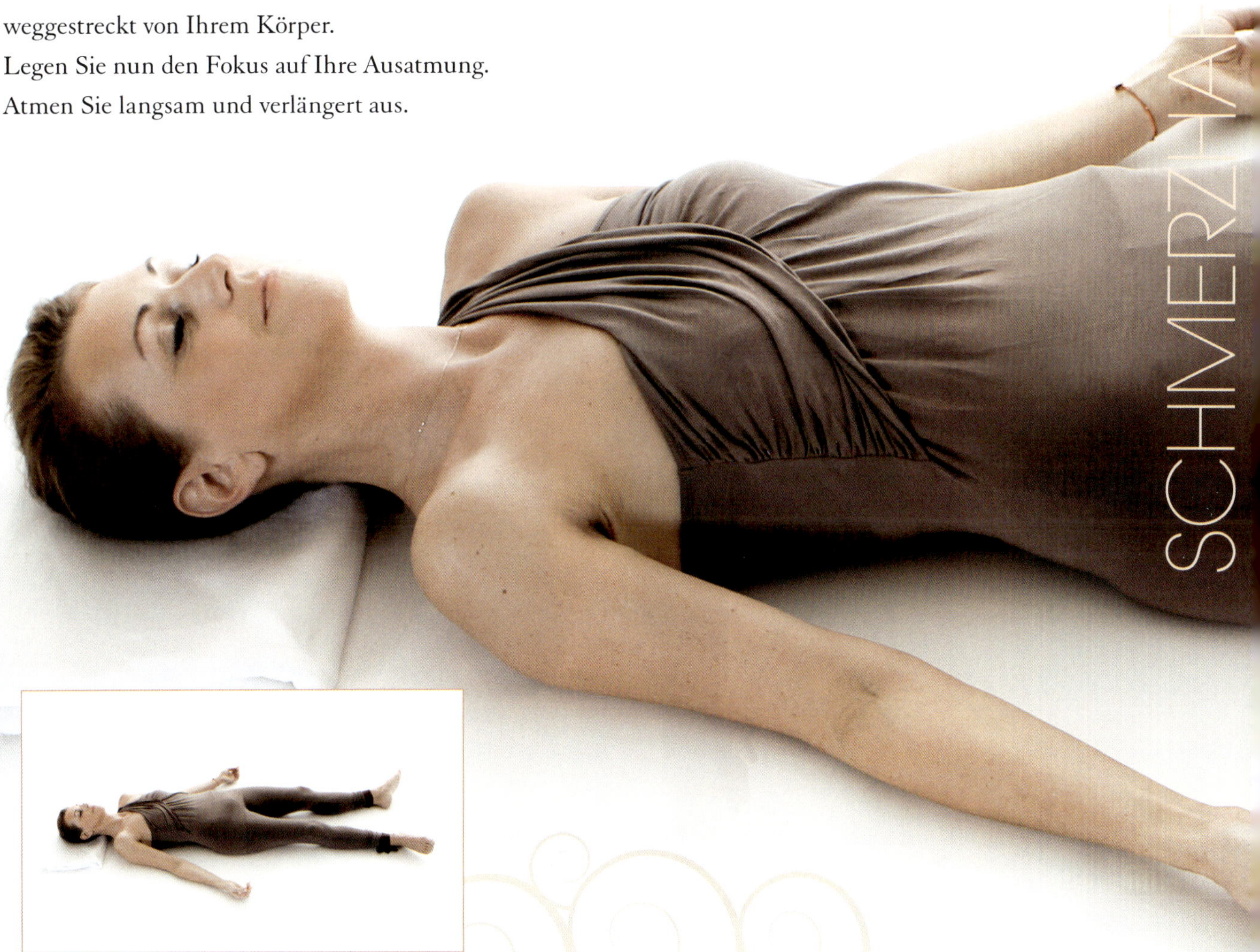

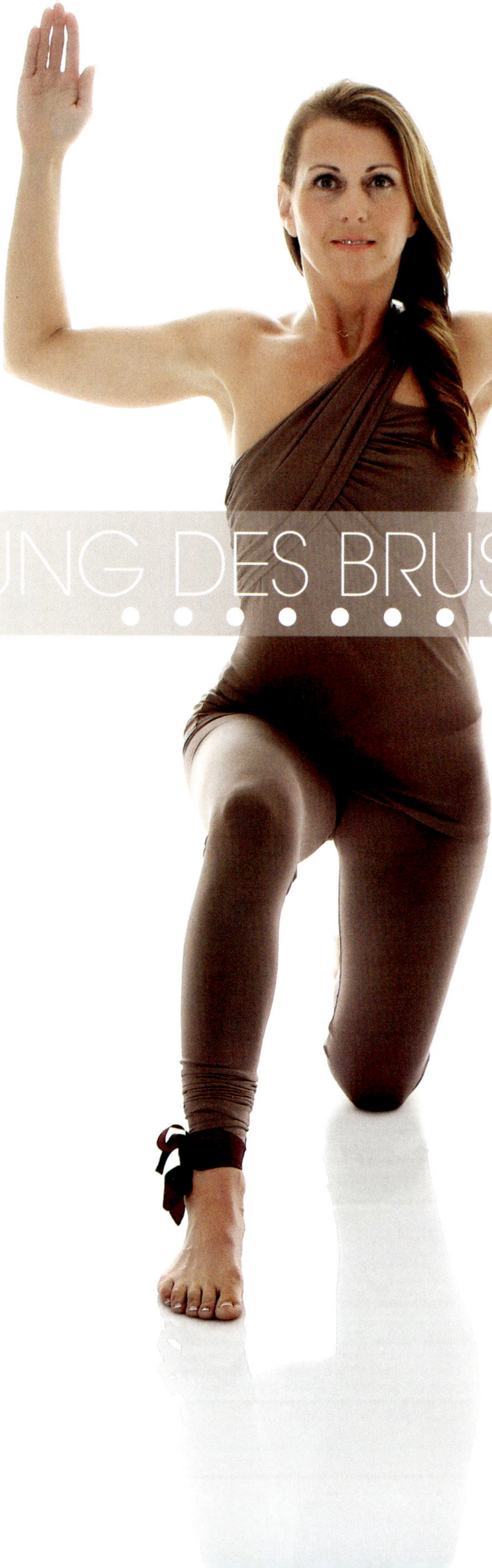

ÖFFNUNG DES BRUSTKORBS

Fallbeispiel

Ich dachte, dass ich insgesamt doch recht fit sei. Ich praktizierte bereits seit vielen Jahren kraftvolles, dynamisches Yoga und fühlte mich gut gedehnt. Doch dann stieß ich auf Yogatherapie und erkannte plötzlich ein Potenzial, das mir Yoga vorher noch nicht geboten hatte. Die Übungen waren simpel, aber unglaublich effektiv. Nach einer gewissen Zeit erkannte ich, dass sich mein Brustkorb doch recht steif und unbeweglich anfühlte. In den bisherigen Yogastunden wurde nicht allzu viel Wert auf Atmung gelegt. Das war im therapeutischen Yoga ganz anders. Ich spürte, dass ich nicht besonders lange und tief einatmen konnte, und stellte schnell fest, dass das an der Rigidität meines Brustkorbs lag. Das wollte ich ändern.

Ich begann Übungsprogramme zu praktizieren, die mir halfen, meine Wirbelsäule in eine aufrechtere Position zu bringen und spezielle Atemtechniken zu machen, die die Länge und Tiefe der Atmung förderten. In den Einzelsitzungen wendete der Yogatherapeut Druckpunkte an, die meine erstaunlich verspannte Muskulatur zwischen den Rippen löste. Das wiederum unterstützte die Länge meiner Atmung. Konnte ich anfangs lediglich sechs Sekunden lang einatmen, war ein Atemzug von dreizehn bis vierzehn Sekunden jetzt kein Problem mehr. Ich konnte das Volumen meiner Lunge und meiner Atmung zumindest subjektiv deutlich verbessern. Das gab mir plötzlich Kraft und Durchhaltevermögen bei allen Aufgaben und Herausforderungen, die das Leben so bot. Ich gewann auch mehr an innerer Ruhe und Gelassenheit. Mein Energielevel stieg deutlich an. Das Erstaunlichste war für mich, dass ich nun weniger Schlaf benötigte und ich mich trotzdem fit und vital fühlte.

Durch die vermehrte Öffnung meines Brustkorbs richtete sich automatisch mein Oberkörper mehr auf und ich entwickelte dadurch interessanterweise auch mehr Selbstvertrauen. Wer gebückt vor einem steht, bietet zwar weniger Angriffsfläche, aber er hat auch eine ganz andere Wirkung auf andere Menschen. Jemand, der aufrecht durchs Leben geht, wirkt selbstsicherer und hat mehr Ausstrahlung. Das konnte ich bei vielen erfolgreichen Menschen feststellen.

Yogatherapie hat viel mehr Facetten als nur ein paar Übungen für den Rücken oder die Schultern. Yoga heißt, die innere Balance und Kraft zu finden. Yoga bedeutet, die Aufmerksamkeit auf die Dinge zu richten, die in diesem Moment wichtig sind.

Peter, 33

Kommentar

Die Wirbelsäule besteht aus 12 Brustwirbeln und den dazugehörigen Quer- und Dornfortsätzen sowie den Gelenkfortsätzen. An den Gelenkflächen setzen die Rippenenden an. Im Brustwirbelbereich finden sich massivere Wirbelkörper als in der HWS. Die ersten sieben Rippen setzen direkt vorne am Brustbein (Sternum) an, die Rippen acht bis zehn sind über einen knorpeligen Rippenbogen miteinander verbunden, während die Rippen elf und zwölf frei enden. Zwischen den Rippen befindet sich die für die Atmung wichtige Zwischenrippenmuskulatur (Mm. Intercostales externi et interni).

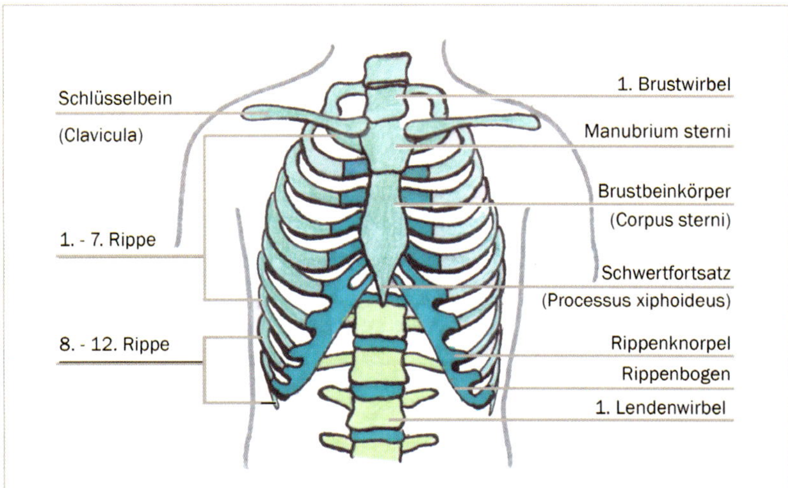

Prinzipiell kommen der Brustwirbelsäule und dem Brustkorb eine Halte- und Schutzfunktion zu. Hinter dem Brustkorb befinden sich die lebenswichtigen Organe Herz und Lunge. Die Rippenbewegung unterstützt die Atmung essentiell. Durch die Bewegungen der Atmung bedarf es aber auch einer gewissen Dynamik im Brustbereich, da sich bei der Einatmung die Zwerchfellkuppen nach unten in Richtung Becken bewegen und sich die Rippen ebenfalls der Bewegung im Brustkorb anpassen müssen.

In der Brustwirbelsäule finden wir natürlicherweise eine sogenannte Brustkyphose, ein Rundrücken. Bei einem ausgeprägten Rundrücken verstärkt sich diese Kyphose und ist oft Ausgangspunkt für unterschiedliche Beschwerden. Besonders durch alltägliche Fehlhaltungen wie Computerarbeit, Schreibarbeit und andere monotone Arbeitsabläufe, verbunden mit mangelnder Bewegung, kann ein Rundrücken schnell entstehen. Die Beweglichkeit der Rippen und der gesamten BWS nimmt ab und die Atmung wird deutlich eingeschränkt. Dadurch wird auch die Herz-Kreislauf-Tätigkeit negativ beeinflusst. Die Atemhilfsmuskulatur (M. sternocleidomastoideus, Mm. scaleni, Mm. pectoralis major et minor, M. serratus anterior et posterior sowie die Bauchmuskulatur) muss vermehrt eingesetzt werden und es kommt zu Verspannungen und Verkürzungen an den ventralen Muskelketten.

Ebenso ist auch ein flacher Rücken für die Dynamik der Atmung, die Flexibilität im Brustkorb und für die Rippen von Nachteil. Der Rücken wird rigide und unbeweglich und damit nicht anpassungsfähig.

Daher ist es wichtig, mit Yoga einen Ausgleich zu finden. Ein gutes Yogaprogramm für den Brustkorb erfordert auch die Miteinbindung der HWS und LWS und die Integration von förderlichen Atemübungen. Entscheidend ist es, die vordere Muskelkette zu dehnen, um so den oft massiven Verkürzungen entgegenzuwirken. Die hintere Muskulatur ist oft zu schwach. Hier benötigt man Kräftigung und Stabilität. Die dachziegelartige Anordnung der Brustwirbel ermöglicht es uns, die Öffnung und Dehnung im Oberkörper vor allem aus der Brustwirbelsäule auszuführen, um so Stauchungen im unteren Rücken und im Nacken zu vermeiden.

Die Wahrnehmung für unseren Körper ist von großer Wichtigkeit, da wir erst mit unserem Bewusstsein mögliche Fehlhaltungen erkennen und verändern können.

Ziele der Übungen:

- Dehnung der Brustmuskulatur unterstützt die Mobilisation im Brustkorb
- Dehnung der vorderen Muskelkette (vordere Halsmuskulatur, Bauch- und Hüftbeugermuskeln)
- Kräftigung der Rückenmuskulatur (hintere Muskelkette)
- Asymmetrische Übungen zur Anpassung bei Fehlhaltungen und einseitigen Belastungen
- Bewegliche Schulter- und Rippengelenke
- Vertiefung der Einatmung
- Mehr Bewusstsein für eine lange und natürliche Atmung
- Aufrichtung des Oberkörpers, verbunden mit einer aufrechten inneren Haltung

Übung 1

Ziel und Wirkung

Mobilisierung der Brustwirbelsäule und Dehnung des großen und kleinen Brustmuskels.

Durchführung

Kommen Sie in die Rückenlage und stellen Sie die Beine auf.
EIN: Strecken Sie die Arme zur Seite und heben Sie die Hüfte vom Boden ab.
AUS: Legen Sie die Hüfte ab und ziehen Sie mit den Händen die Knie zur Brust heran.

Wiederholungen

10-mal

Tipp

Achten Sie beim Abheben der Hüfte darauf, dass die Füße fest am Boden bleiben.

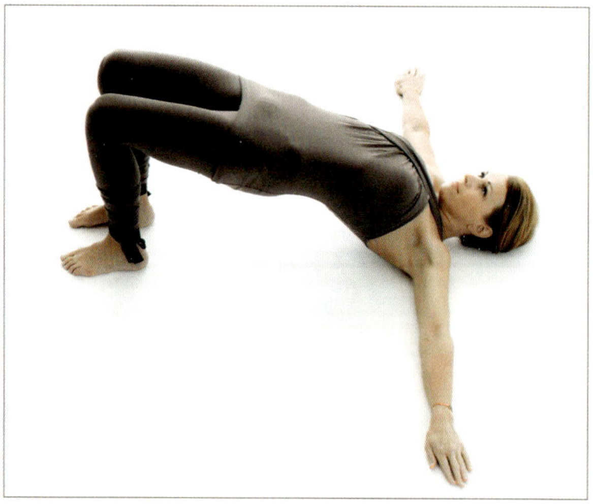

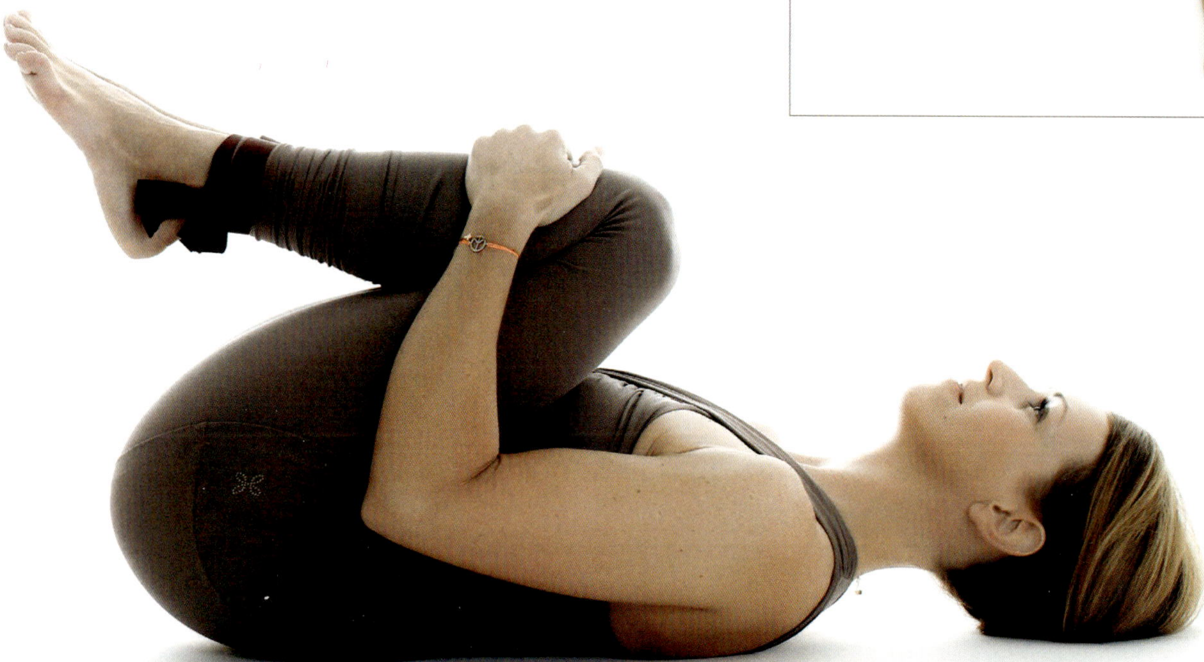

Übung 2

Ziel und Wirkung

Kräftigung der Rückenstrecker. Beweglichkeit der Brustwirbelsäule.

Durchführung

Die Beine sind in der Rückenlage aufgestellt und die Arme zur Seite gestreckt.
EIN: Heben Sie die Hüfte vom Boden ab.
AUS: Rollen Sie die Wirbelsäule nun langsam Wirbel für Wirbel am Boden ab, wobei sie den unteren Rücken, also die Lendenwirbelsäule, nicht ablegen.

Wiederholungen

8-mal, am Ende 4 Atemzüge lang die Position mit abgelegter Brustwirbelsäule halten.

Tipp

Wenn Sie nicht wahrnehmen können, wie Wirbel für Wirbel den Boden berührt, legen Sie den Rücken jeweils ein paar Zentimeter mehr am Boden ab.

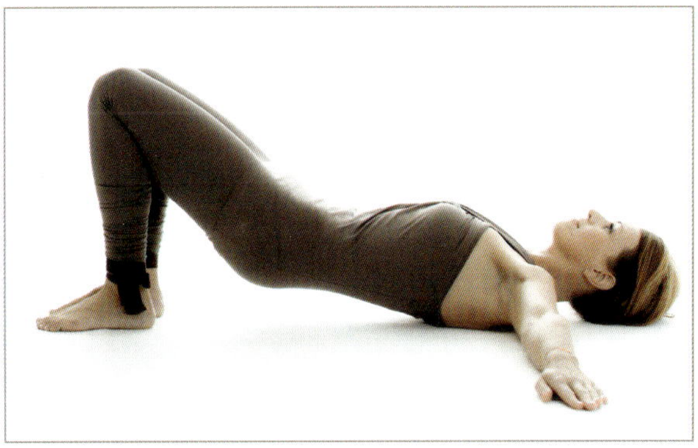

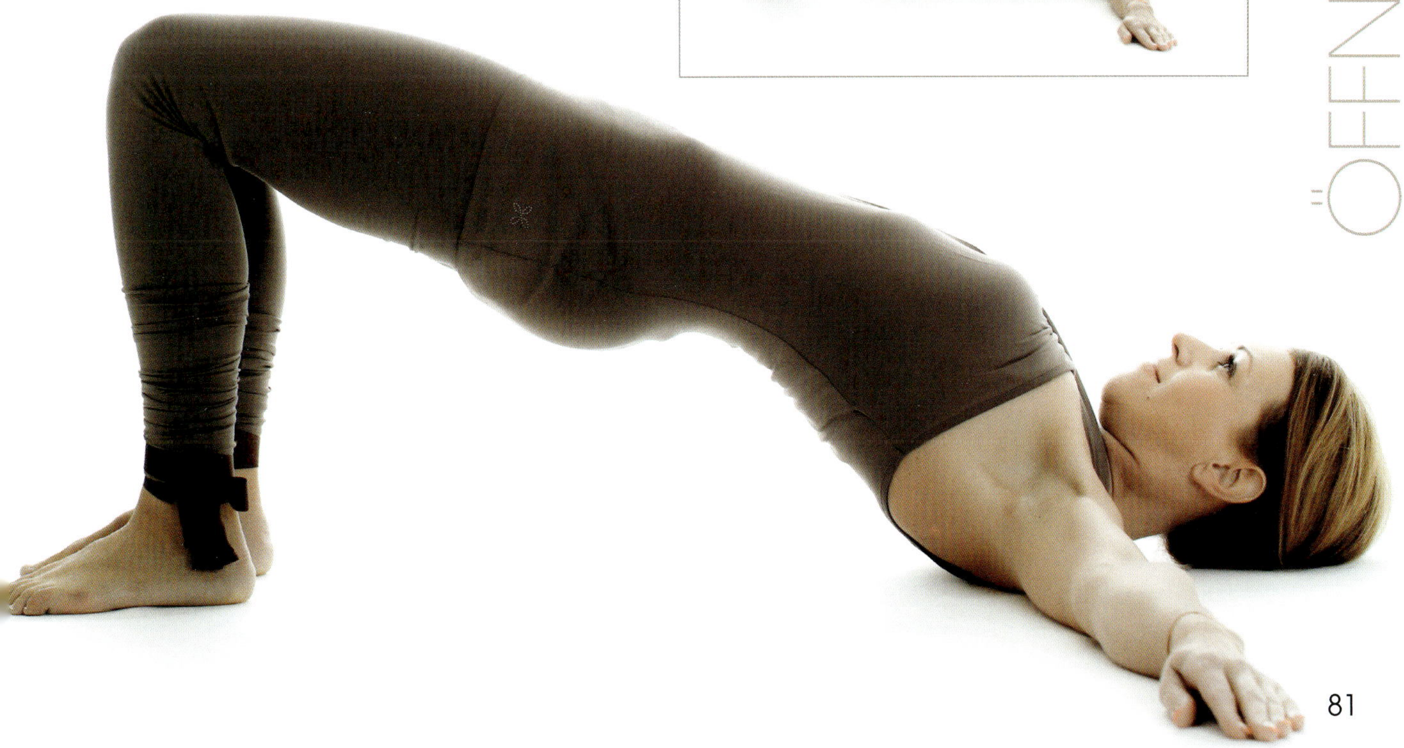

Übung 3

Ziel und Wirkung

Asymmetrische Dehnung der Rückenmuskulatur.

Durchführung

Kommen Sie in den Vierfüßlerstand. Hüften und Knie bilden eine senkrechte Linie. Die Hände sind ein wenig vor den Schultergelenken platziert. Die rechte Hand ist ca. 10 cm weiter vorne.
EIN: Öffnen Sie den Brustkorb.
AUS: Ziehen Sie den Bauchnabel nach innen und machen Sie einen runden Rücken. Der Kopf bewegt sich nach unten.

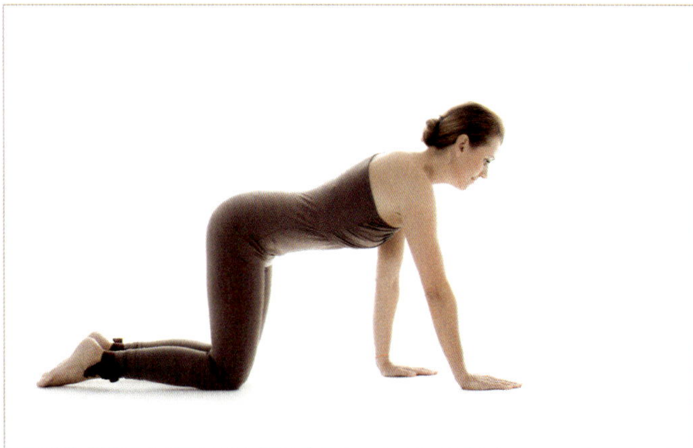

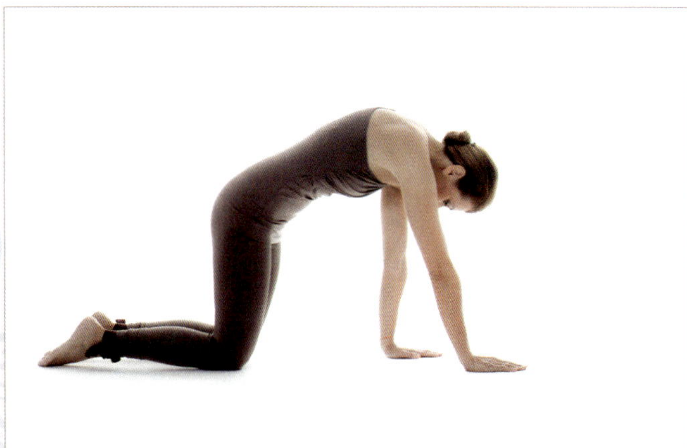

Wiederholungen

8- bis 10-mal

Tipp

Nehmen Sie wahr, ob Sie zwischen Ihrer linken und rechten Rückenmuskulatur einen Seitenunterschied feststellen können.

Übung 4

Ziel und Wirkung

Dehnung der Beinrückseite, insbesondere der Wadenmuskulatur. Dehnung der Hüftbeuger und des unteren Rückens. Öffnung des Brustkorbs.

Durchführung

Kommen Sie in den Kniestand und stellen Sie das rechte Bein vorne auf dem Boden auf. Knie und Fersen bilden eine senkrechte Linie.
EIN: Heben Sie die Arme zur Seite und beugen Sie die Ellbogen. Dabei öffnen Sie den Brustkorb.
AUS: Beugen Sie den Oberkörper nach vorne und strecken Sie das vordere Bein so weit wie möglich. Wenn Sie können, greifen Sie zum Fuß oder Boden nach unten.

Wiederholungen

8-mal, am Ende 4 Atemzüge lang in der Dehnung bleiben.

Tipp

Bei Rückenschmerzen kann die Vorwärtsbeuge zu intensiv sein. Beugen Sie dann das vordere Bein als Anpassung und reduzieren Sie die Intensität der Übung.

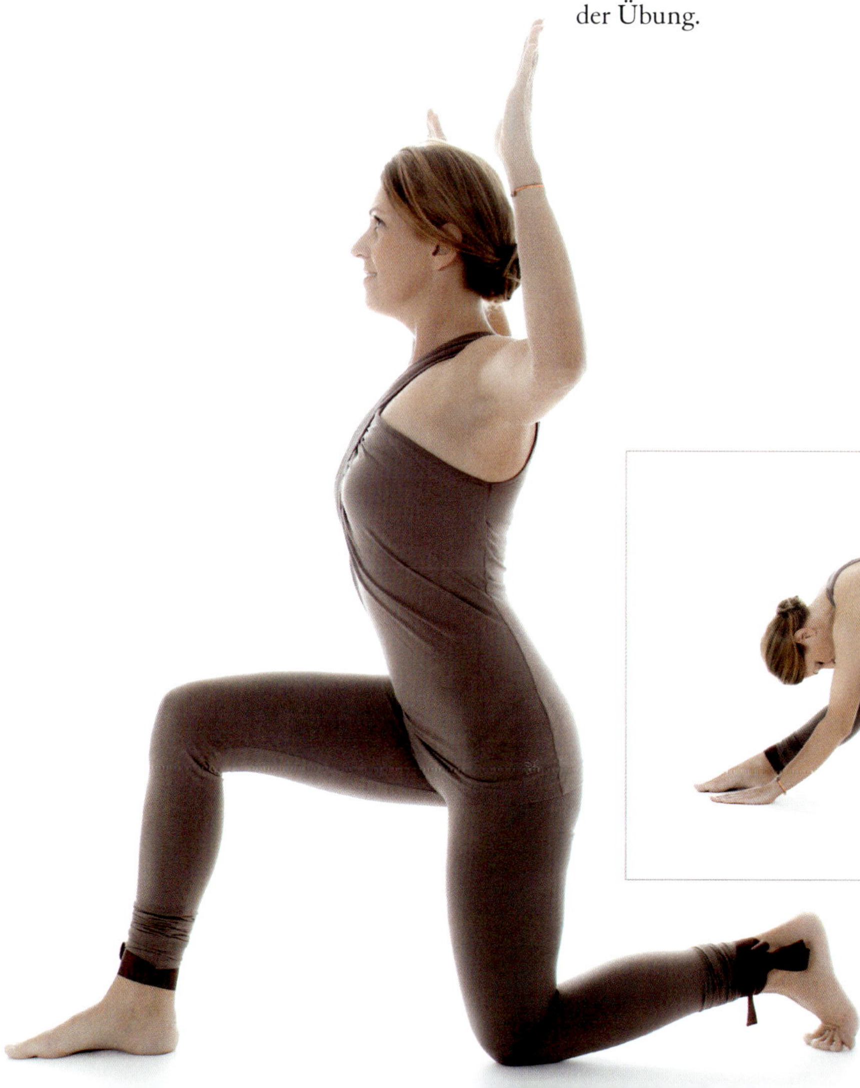

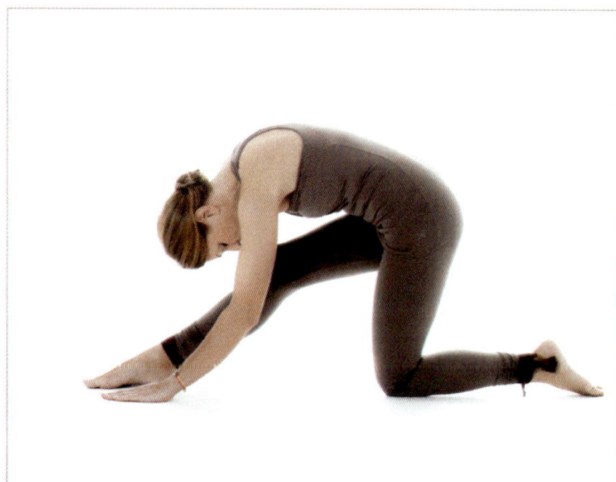

Übung 5

Ziel und Wirkung

Kräftigung der Arm- und Schultermuskulatur. Mobilisierung der Rippen und des Brustkorbs.

Durchführung

Strecken Sie aus dem Vierfüßlerstand die Beine nach hinten aus und bewegen Sie das Becken nach hinten. Strecken Sie die Arme. Sie sind nun im Hund.
EIN: Bringen Sie Ihr Gewicht auf den rechten Arm und öffnen Sie sich nach links oben. Sie legen den linken Fuß am rechten ab und strecken den rechten Arm durch. Bringen Sie nun den linken Arm gestreckt nach oben.
AUS: Kommen Sie wieder in die Hund-Position zurück und strecken Sie Arme und Beine aus.

Wiederholungen

6-mal jede Seite, in der Kräftigung dann 3 Atemzüge bleiben.

Tipp

Falls diese herausfordernde Übung zu intensiv für Sie ist, können Sie eine Anpassung durchführen, indem Sie den rechten Ellbogen am Boden ablegen.

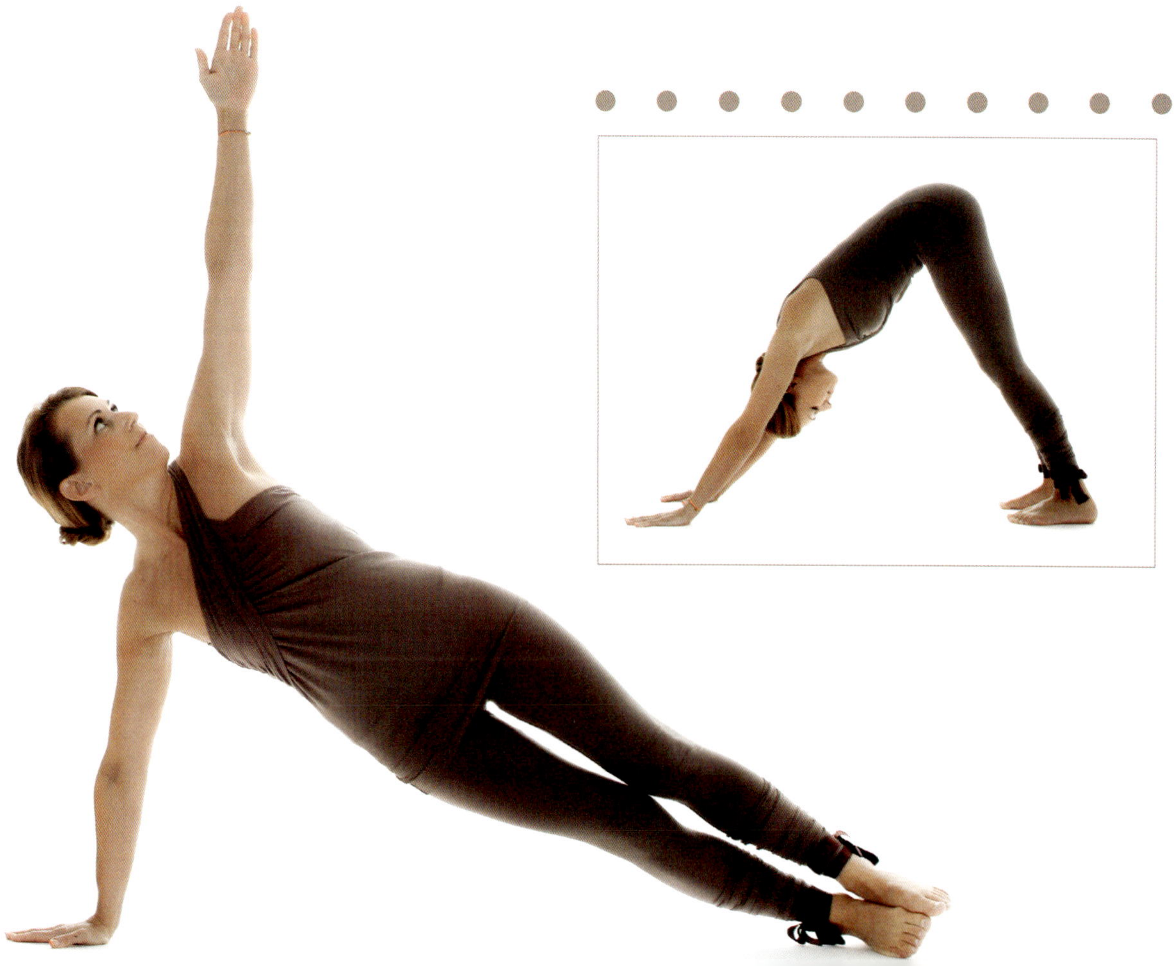

Übung 6

Ziel und Wirkung

Kräftigung der Oberschenkelmuskulatur. Dehnung der Beinrückseiten und der Rückenmuskulatur. Mobilisierung der Rippen und des Brustkorbs.

Durchführung

Kommen Sie zum Stehen und in die Krieger- oder Heldenhaltung. Sie machen einen großen Schritt nach vorne mit dem rechten Bein und beugen es. Die Hüfte öffnen Sie zur Seite und beide Arme sind parallel nach vorne und hinten ausgestreckt. Der Blick geht über den Arm nach vorne.

EIN: In dieser Kriegerhaltung richten Sie Ihren Oberkörper auf.

AUS: Sie strecken das vordere Bein und greifen mit der rechten Hand nach unten zum Fuß oder Schienbein. Gleichzeitig mobilisieren Sie Ihre Rippen und rotieren die Wirbelsäule. Der linke Arm zeigt nach oben und Sie blicken nach oben zur Hand.

EIN: Beugen Sie das vordere Bein und legen Sie den rechten Arm am Oberschenkel ab. Den linken Arm strecken Sie in einem 45-Grad-Winkel nach oben. Öffnen Sie die Hüfte.

AUS: Drehen Sie die Hüfte zur Mitte und strecken Sie das vordere Bein. Die Hände legen Sie am Boden ab.

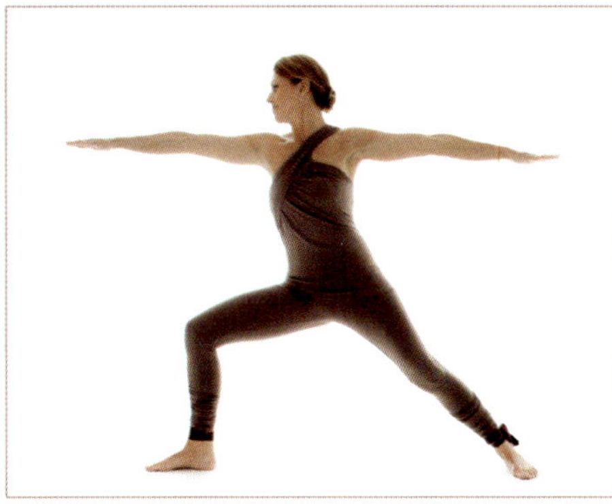

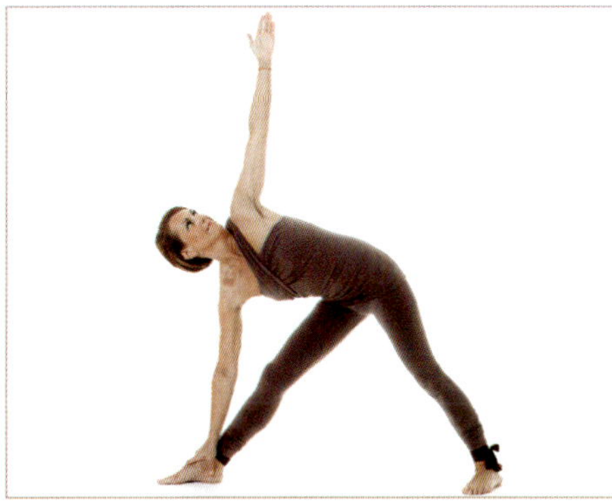

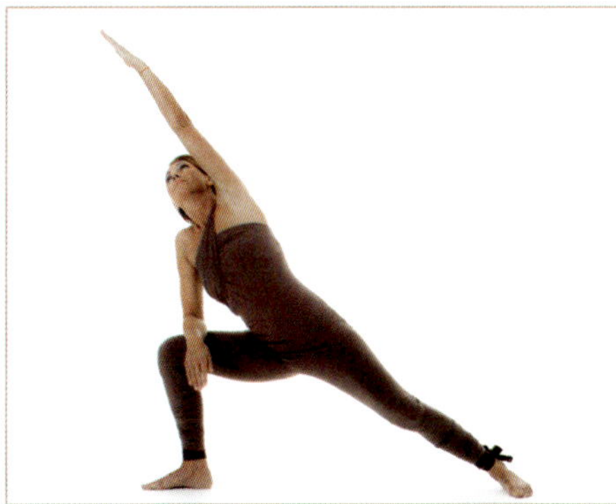

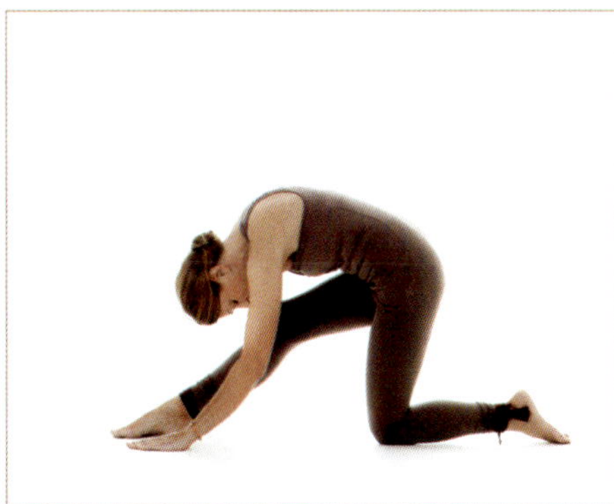

Wiederholungen

4-mal, am Ende 4 Atemzüge lang in der Vorwärtsbeuge bleiben.

Tipp

Atmen Sie tief und lange ein, um die Öffnung des Brustkorbs mit der Atmung zu unterstützen.

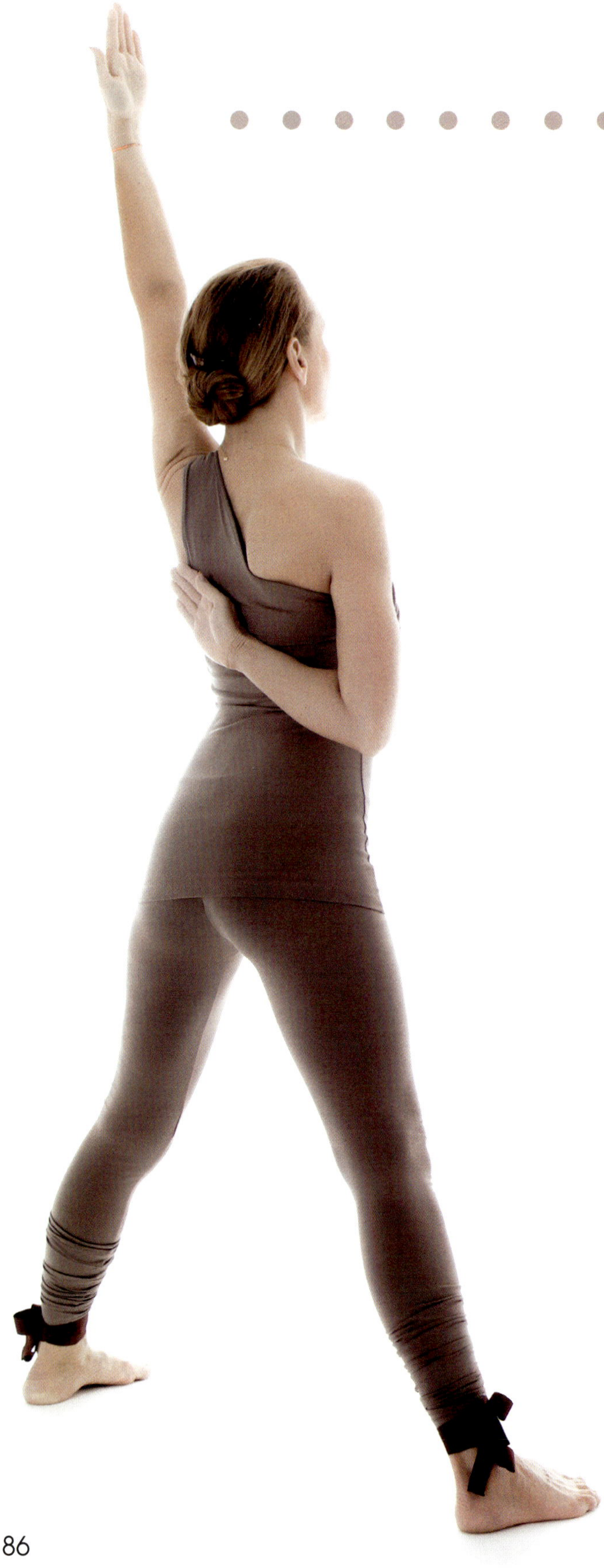

Übung 7

Ziel und Wirkung

Dehnung der Beinrück- und Beininnenseiten. Rotationsbewegungen in der Hals- und Brustwirbelsäule bringen Mobilisierung im oberen Rücken.

Durchführung

Kommen Sie in die Grätschhaltung und bringen Sie die Füße eine Beinlänge auseinander. Die rechte Hand greift zum linken Schulterblatt.
EIN: Heben Sie den linken Arm nach oben an.
AUS: Beugen Sie sich nach vorne und bringen Sie die linke Hand zum Boden. Gleichzeitig öffnen Sie die rechte Schulter nach hinten und oben. Den Blick richten Sie nach oben zur Decke.

Wiederholungen

8-mal jede Seite

Tipp

Heben Sie beim Strecken des Armes auch Ihr Brustbein an, um so mehr Länge in der Wirbelsäule zu erhalten und um die Öffnung des gesamten Brustkorbs zu unterstützen.

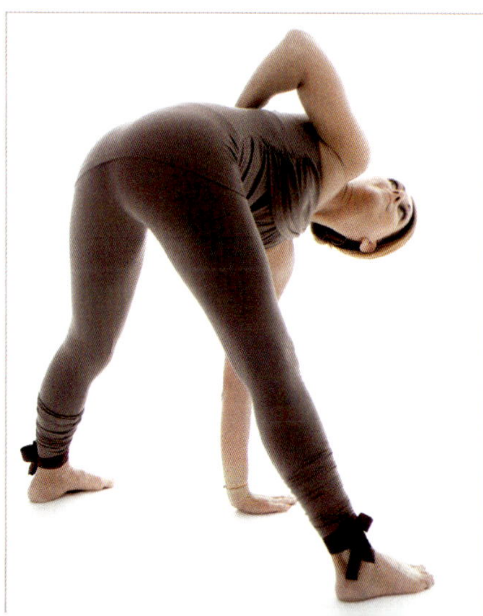

Übung 8

Ziel und Wirkung

Mobilisierung der Rippen und des Brustkorbs. Vertiefung der Atmung. Dehnung des gesamten Rückens und der Beinrückseiten.

Durchführung

Kommen Sie ins Sitzen. Strecken Sie das linke Bein aus. Die rechte Ferse legen Sie an die Innenseite des linken Oberschenkels.
EIN: Strecken Sie den rechten Arm seitlich rechts über den Kopf. Dabei drehen Sie die Rippen nach rechts oben auf. Die linke Hand greift nach unten zum Bein.
AUS: Drehen Sie sich zurück zur Mitte und lassen Sie sich mit dem Oberkörper nach vorne sinken. Die Hände greifen zu den Füßen. Nacken und Schultern lassen Sie locker.

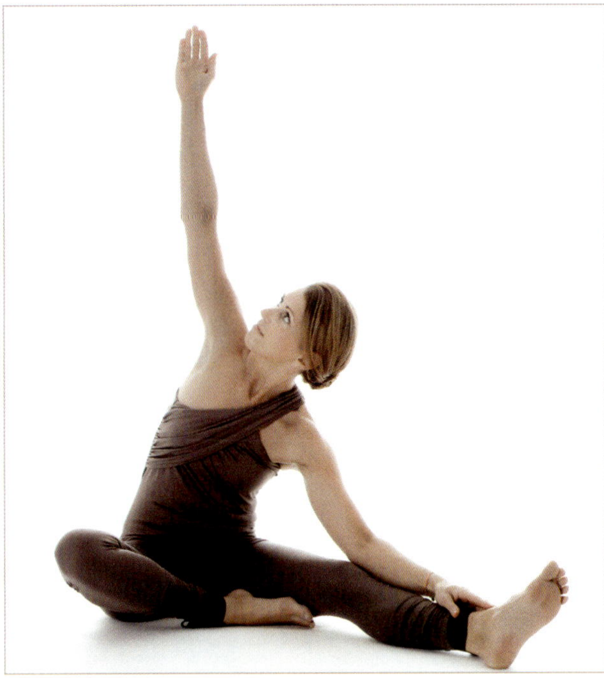

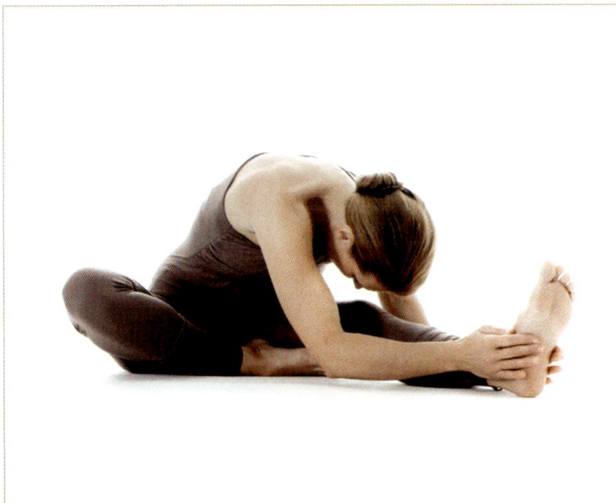

Wiederholungen

6-mal, am Ende in der Vorwärtsbeuge 6 Atemzüge bleiben.

Tipp

Falls Sie Schmerzen in der Schulter oder im Nacken verspüren, passen Sie die Übung an, indem Sie den Kopf beim Einatmen nicht nach oben drehen und Sie den Arm nicht so stark anheben.

Übung 9

Ziel und Wirkung

Streckung der Wirbelsäule und Beweglichkeit der Brustwirbelsäule. Kräftigung im oberen Rücken.

Durchführung

Kommen Sie in den Drehsitz. Das linke Knie ist gebeugt und nach außen geöffnet. Mit dem rechten Fuß steigen Sie über das linke Knie und legen ihn außerhalb ab. Die Hüfte ist zentriert und die rechte Hand greift hinter den Körper zum Boden.
EIN: Heben Sie den linken Arm und strecken Sie ihn über den Kopf.
AUS: Drehen Sie den Brustkorb auf die rechte Seite und legen Sie die linke Hand auf das rechte Knie. Blicken Sie über Ihre rechte Schulter.

Wiederholungen

8-mal, am Ende 4 Atemzüge lang in der Rotation bleiben.

Tipp

Falls Sie Nackenbeschwerden haben, drehen Sie den Kopf nicht zu weit nach hinten.

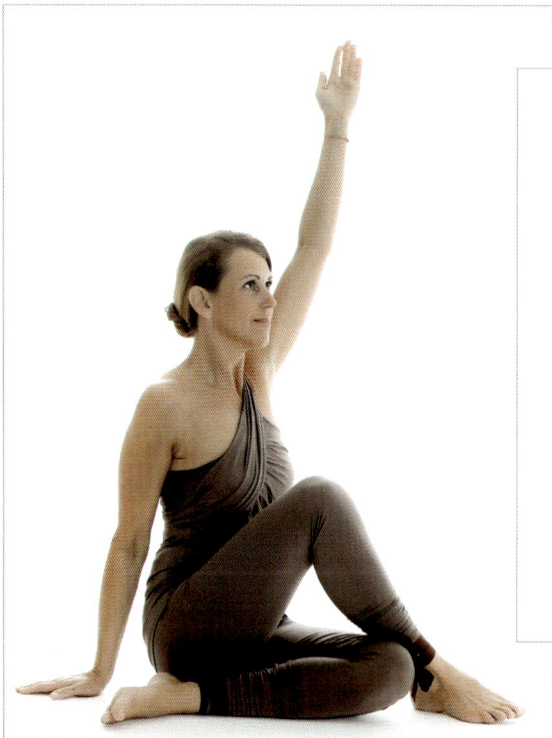

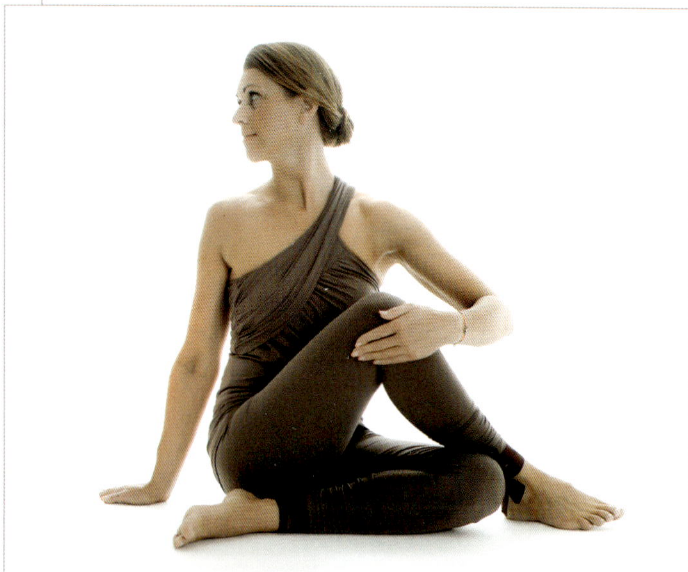

Übung 10

Ziel und Wirkung

Verlängerung der Einatmung und vermehrte Sauerstoffaufnahme und Energieaufbau.

Durchführung

Kommen Sie in den Meditationssitz. Sie können sich auf ein Sitzkissen setzen. Eine Ferse ist nahe beim Kissen. Die andere Ferse ist vor der ersten Ferse platziert. Beide Hüften sind nach außen rotiert. Sie können die Beinhaltung regelmäßig abwechseln, um muskuläre Dysbalancen zu vermeiden. Richten Sie den Oberkörper auf und dehnen Sie die Einatmung aus. Konzentrieren Sie sich darauf, dass Sie langsam und lange einatmen. Die Ausatmung ist frei. Die Einatmung ist länger.

Wiederholungen

2 bis 3 Minuten

Tipp

Beobachten Sie, wie sich der Brustkorb noch mehr öffnen kann, wenn Sie verlängert einatmen. Aber pressen Sie nicht mit der Atmung. Bleiben Sie entspannt.

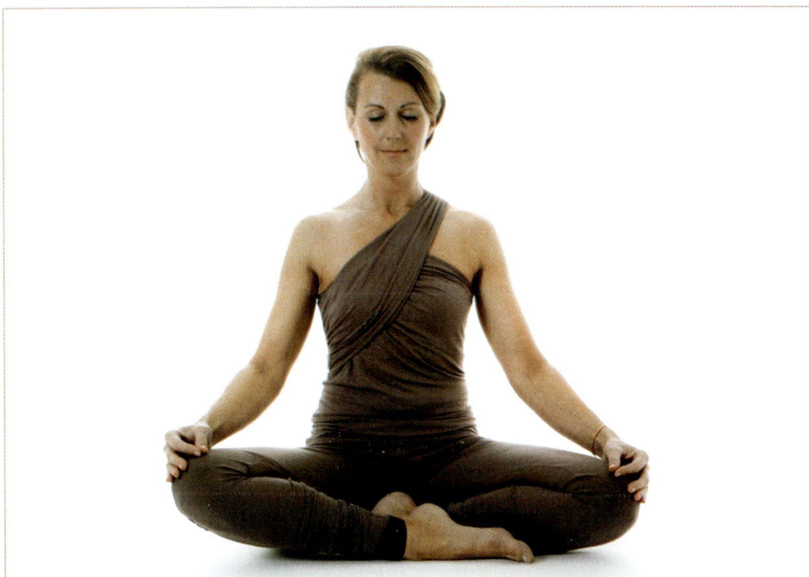

AUFRICHTUNG DER WIRBELSÄULE

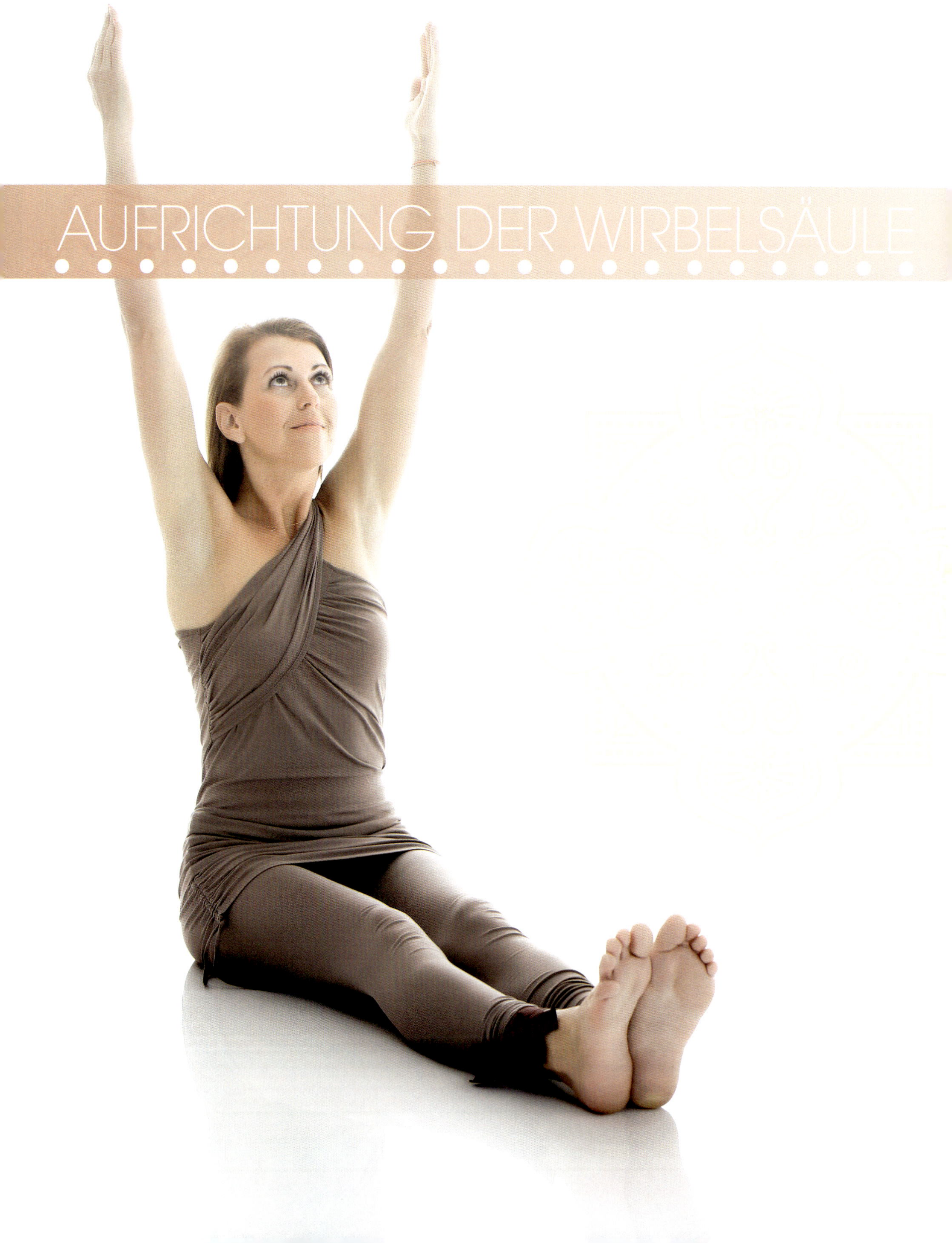

Fallbeispiel

Ich hatte schon einmal vor ein paar Jahren einen Bandscheibenvorfall im unteren Rücken. Nun machten sich dieselben Schmerzen wieder bemerkbar. Ich ahnte bereits nichts Gutes kommen. Die Diagnose war leider wieder die gleiche: Bandscheibenvorfall L4/L5, also im Übergang vom vierten zum fünften Lendenwirbel. Die Schmerzen begannen täglich schlimmer zu werden. Daraufhin klapperte ich zum wiederholten Male Orthopäden und Neurologen ab. Ich erhielt die klassische Therapie an Analgetika (Schmerzmittel) und, da sich deren Wirkerfolg nicht einstellte, sehr bald eine Reihe von Infiltrationen. Bei der Zahl 20 habe ich zu zählen aufgehört. Auch diese konnten mir mittlerweile nur sehr kurz, wenn überhaupt, helfen. Ich musste sogar einmal ambulant im Krankenhaus behandelt werden. Aufgrund der erschütternden Wirkungslosigkeit der Therapien stellte man mir eine OP in Aussicht, in meinem Alter doch sehr früh. Ich wollte auf keinen Fall operiert werden.

Als die Schmerzen immer stärker wurden und kein Mittel mehr half, setzte plötzlich auch eine Lähmungserscheinung im rechten Bein ein. Das übertraf noch alles bisher Dagewesene. Ich spürte meinen Fuß und meine Zehen nicht mehr. Daraufhin bekam ich Gott sei Dank sofort einen Termin beim Arzt und Yogatherapeuten Dr. Peter Poeckh.

Ich hatte große Mühe, die wenigen Stufen zu ihm hinaufzugehen, da ich einerseits unvorstellbare Schmerzen hatte, andererseits ein Bein kaum mehr spürte. Wie ich es schlussendlich schaffte, weiß ich heute nicht mehr. In der ersten Einheit machte er keine Übung mit mir, sondern löste bei mir mit Druckpunkten gewisse Verspannungen in Beinen, Rücken und Bauch. Das Ergebnis nach der ersten Stunde war, dass ich den Schmerz kaum mehr spürte und die Lähmungserscheinung im Bein sich zur Gänze zurückgebildet hatte. Ich war begeistert!

In der zweiten Einheit bekam ich dann meine ersten Übungen, die ich täglich machte. Meine Schmerzen gingen weiter zurück und ich bekam zwei weitere neue Übungen. Was für mich überraschend war, ist, dass ich eher Dehnungsübungen für den Bauch und eher Kräftigungsübungen für den Rücken erhielt. Ich merkte, wie meine Sitzhaltung aufrechter wurde, und ich auch länger auf der Matte sitzen konnte, ohne wieder gleich Schmerzen zu empfinden. All diese Erfolge motivierten mich unglaublich und ich machte begeistert meine Übungen. Nach der nächsten Einheit nahm ich eine Verbesserung in meiner Atmung wahr. Diese fühlte sich nun länger und leichter an. Die Schmerzen waren mittlerweile komplett verschwunden und ich nahm mir vor, den Stress in meiner Arbeit deutlich zu reduzieren und mehr Verantwortung für mein Leben zu übernehmen. Ich erhielt nun auch Übungen für die Hüfte und hatte in der Zwischenzeit ein schönes Übungsprogramm von neun Asanas. Noch einmal ging ich in die Yogatherapie. Es war das letzte Mal. Ich konnte über meine Erfolge erleichtert berichten. Wir vereinbarten, dass ich meine Praxis weiter fortführen, mir bewusst Zeit für mich nehmen sollte. Meine Ernährungsgewohnheiten wollte ich ebenso umstellen.

All das gelang mir und ich hätte mir vorher nicht gedacht, dass man mit Yoga auch Beschwerden behandeln kann. Es änderten sich meine Lebensumstände. Ich hatte nun deutlich weniger Stress, meine Ernährung gestaltete ich gesünder und in weiterer Folge verlor ich auch einiges von meinem Übergewicht.

Zwei Jahre später kann ich nun berichten, dass sich an meinem Wohlbefinden nichts mehr verschlechtert hat. Ich blieb konsequent dran an meinen Übungen und konnte meine allgemeinen Vorsätze beibehalten. Heute kann ich ohne Schmerzen aufrechter und selbstbewusster durchs Leben gehen und kann mit Alltagshindernissen viel besser umgehen.

Andreas, 31

Kommentar

Die Wirbelsäule ist im wahrsten Sinne des Wortes von zentraler Bedeutung in unserem Körper. Mit ihrer natürlich geschwungenen Doppel-S-Form übernimmt sie auf der einen Seite eine statische Stützfunktion, und auf der anderen Seite eine dynamische Funktion für Beweglichkeit und Federung. Im Bereich der HWS und der LWS ist die Wirbelsäule nach innen gewölbt (Lordose), im Bereich der BWS und des Kreuzbeins (Sacrum) nach außen geneigt (Kyphose). Die LWS besteht aus 5 Lendenwirbeln mit ihren dazugehörigen Bandscheiben. Die Wirbelkörper sind verhältnismäßig größer als in anderen Abschnitten der Wirbelsäule. Dieser Abschnitt der Wirbelsäule muss auch hohen Belastungen standhalten und das gesamte Gewicht des Körpers tragen.

Daher brauchen wir auch eine stabile und kräftige Muskulatur im Bereich des unteren Rückens. Diese besteht vor allem aus der Rücken- und aus der Bauchmuskulatur. Der tiefliegenden Muskulatur kommt große Bedeutung zu, da sie meistens sehr untrainiert und schwach ist. Im therapeutischen Yoga liegt ein großes Augenmerk auf der Kräftigung tiefliegender Bauch- und Rückenmuskeln, wie der querverlaufende Bauchmuskel (M. transversus abdominis) und die gefiederten Rückenmuskeln (Mm. multifidii). Sie sind hauptverantwortlich für die Stabilität der Wirbelsäule.

Für einen gesunden Rücken braucht es ein vernünftiges Gleichgewicht in der Be- und Entlastung der Beinmuskulatur. So kann eine verkürzte hintere Oberschenkelmuskulatur zu einer Entlordorsierung (Abflachung) der LWS führen. Bei den Bandscheiben kommt es zu einer erhöhten einseitigen Druckbelastung, und die hinteren Bänder werden überdehnt. Schmerzen und Instabilitäten sind die Folge.

Verkürzungen in der vorderen Oberschenkelmuskulatur bzw. der Leiste führen zu Beschwerden im unteren Rücken. Insbesondere der Psoas-Muskel (M. iliopsoas) sollte kräftig und gut gedehnt sein (mehr dazu im Kapitel „Bewegliche und schmerzfreie Hüften“).

Natürlich bedarf es auch eines gesunden Verhältnisses von Kraft und Flexibilität in der inneren und äußeren Oberschenkelmuskulatur (Ab- und Adduktoren), der Gesäßmuskeln und der Beckenbodenmuskulatur.

Die Wirbelsäule ist umgeben von einem straffen Bandapparat, der die Stabilität unterstützt. Es lassen sich Beuge- und Streckbewegungen sowie Seitbeugen und Rotationen in der Wirbelsäule ausführen.

Zwischen den Wirbelkörpern befinden sich die Bandscheiben. Sie bestehen aus einem gallertartigen, wasserreichen Kern (Nucleus pulposus) und einem straffen Faserring (Anulus fibrosus). Die Bandscheiben stellen eine elastische Verbindung zwischen den einzelnen Wirbelkörpern dar. Ihre Funktion ist in erster Linie die eines Stoßdämpfers, der Belastungen abfedern kann. Sie erhöhen die Beweglichkeit der Wirbelsäule. Kommt es jedoch zu permanenter Über-

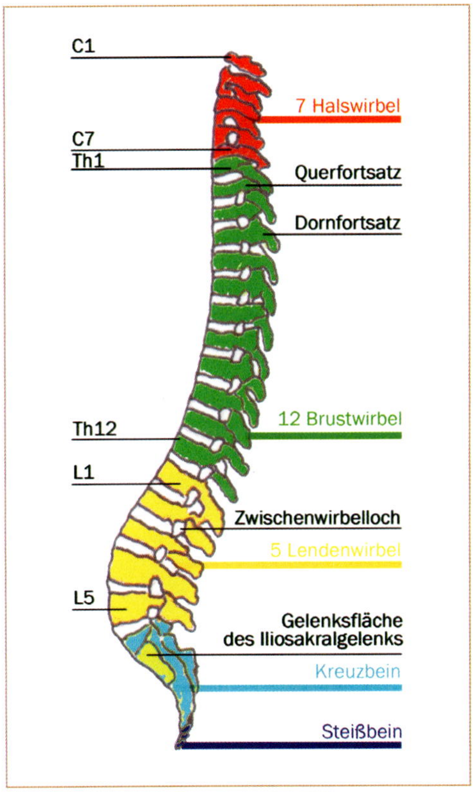

oder Fehlbelastung kann es zur Bandscheibenvorwölbung (Diskusprotrusion) oder in weiterer Folge zum Bandscheibenvorfall (Diskusprolaps) mit all seinen Konsequenzen kommen.

Die häufigsten Ursachen von Rückenschmerzen sind:

- Falsche Haltungs- und Bewegungsmuster
- Verspannungen von Muskelketten auf der Körpervorder- und Körperrückseite
- Schwache Muskulatur in Rücken, Beinen und Bauch
- Bandscheibenvorwölbung/-vorfall
- „Ischias“
- Osteoporose
- Seitliche Verschiebung der Wirbelsäule (Skoliose)
- Beckenschiefstand und Beinlängendifferenz
- Falsche Atmung
- Stress
- Ängste
- Die äußere Haltung reflektiert die innere Geisteshaltung
- Nicht „aufrichtig“ durch das Leben gehen

Ziele der Übungen:

- Aufrechte Haltung im gesamten Oberkörper
- Bewusstmachung von Fehlhaltungen, die zu Beschwerden führen können
- Erlernen von neuen gesunden Haltungs- und Bewegungsmuster
- Kräftigung der Rückenstrecker und der tiefen Rückenmuskulatur
- Dehnung der Hüftbeugermuskulatur
- Dehnung der Brustmuskeln unterstützt die Länge in der Wirbelsäule
- Dehnung und Entspannung in Bauch- und Rückenmuskeln
- Kraftvolle und gut gedehnte hintere Beinmuskulatur
- Entspannte Leisten und Hüftmuskeln

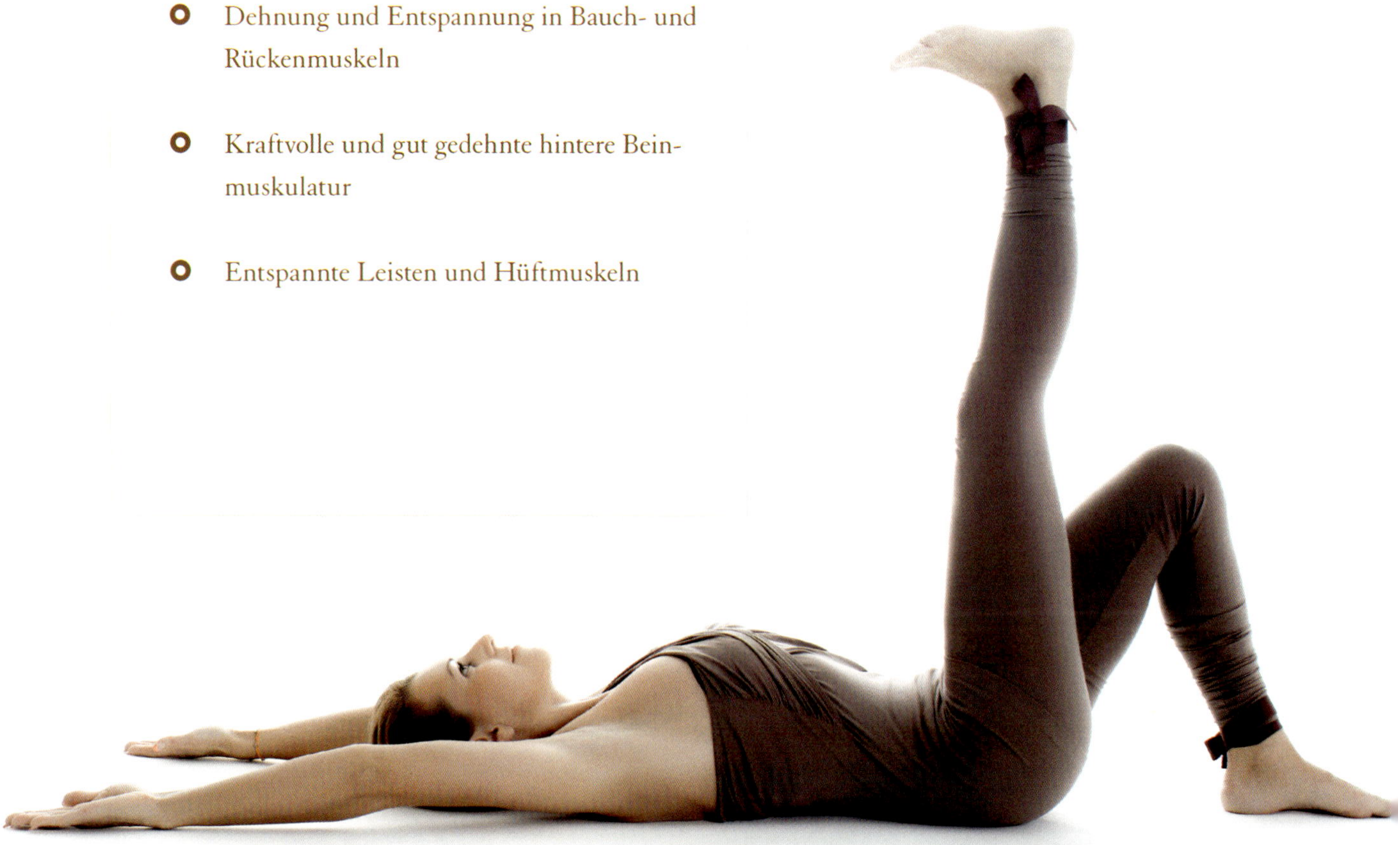

Übung 1

Ziel und Wirkung

Dehnung der Rückseite der Oberschenkel und des unteren Rückens. Lockert versteifte Rückenmuskeln auf.

Durchführung

Kommen Sie in die Rückenlage und stellen Sie die Beine auf.
EIN: Heben Sie beide Arme hinter den Kopf und strecken gleichzeitig das rechte Bein nach oben.
AUS: Greifen Sie das rechte Knie und ziehen Sie es Richtung Brustkorb heran.

Wiederholungen

8-mal jede Seite

Tipp

Wenn möglich, strecken Sie Ihr Bein ganz nach oben aus und nehmen Sie die Kräftigung in Ihrer Beinmuskulatur bei der Streckung wahr. Beim Ausatmen spüren Sie die Dehnung in Ihrem unteren Rücken.

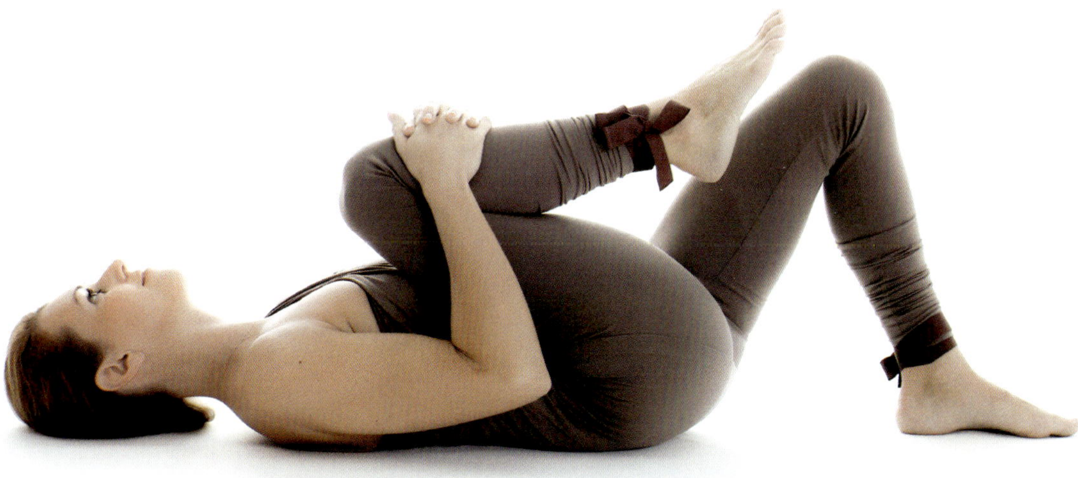

Übung 2

Ziel und Wirkung

Dehnung der Leisten. Entspannung der Hüftmuskulatur und Kräftigung des Beckenbodens.

Durchführung

Bringen Sie die Fersen aneinander, so dass Ihre Knie entspannt nach außen fallen können.
EIN: Strecken Sie die Arme nach hinten und erzeugen Sie einen Gegendruck in Ihren Fersen. Gleichzeitig aktivieren Sie den Beckenboden.
AUS: Bringen Sie die Arme nach vorne und lösen Sie den Druck in Füßen und Beckenboden.

Wiederholungen

10-mal

Tipp

Üben Sie den Kontrast Spannung und Entspannung. Integrieren Sie beide Qualitäten in diese Übung.

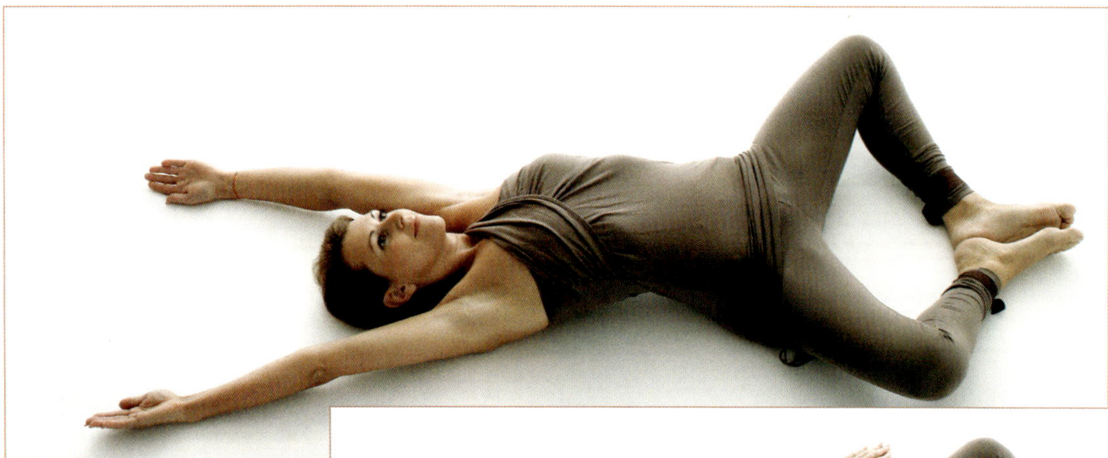

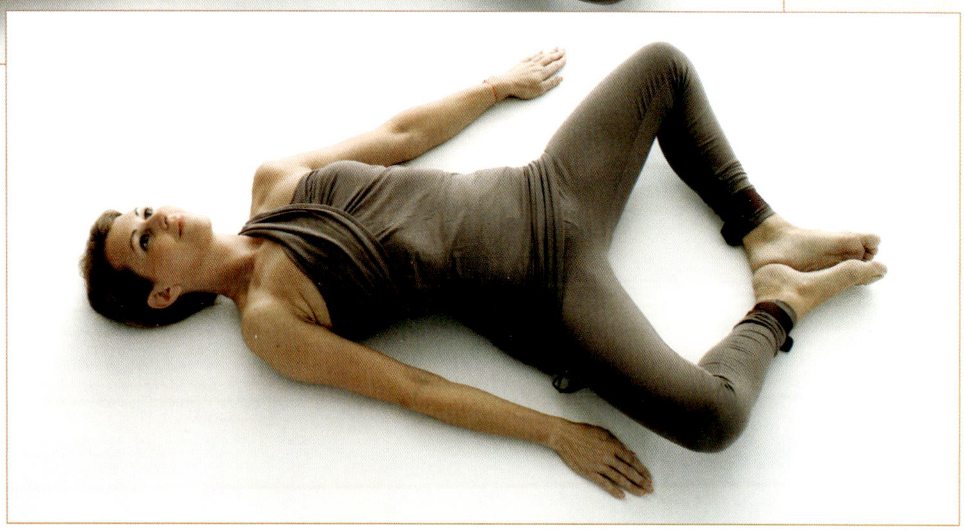

Übung 3

Ziel und Wirkung

Verlängerung der Wirbelsäule und Dehnung der Rückenmuskulatur.

Durchführung

Kommen Sie in den Kniestand und stellen Sie den rechten Fuß nach vorne auf. Das hintere Knie legen Sie auf der Matte ab. Die hintere Ferse ist aufgestellt.
EIN: Heben Sie die Arme nach oben.
AUS: Beugen Sie die Arme zur Seite und öffnen Sie noch etwas mehr Ihren gesamten Brustraum.
EIN: Strecken Sie nun Ihre Arme nach hinten.
AUS: Beugen Sie sich nach vorne und strecken Sie das vorderes Bein. Sie können die Hände am Boden oder auf dem Schienbein ablegen.

Wiederholungen

4- bis 6-mal, am Ende bleiben Sie 4 Atemzüge lang in der letzten Haltung.

Tipp

Bei Schmerzen können Sei sich eine weiche Decke unter Ihr hinteres Knie legen.

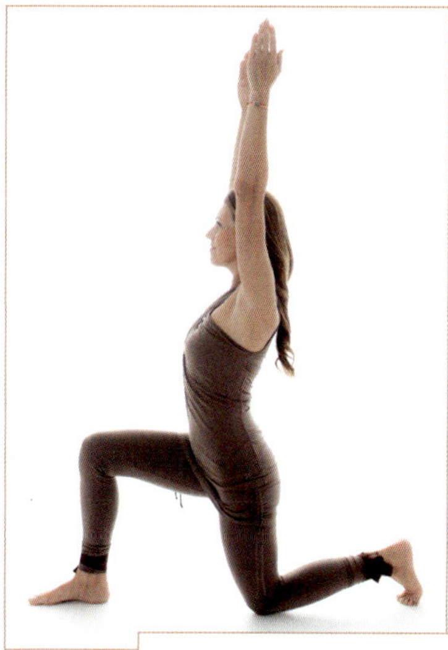

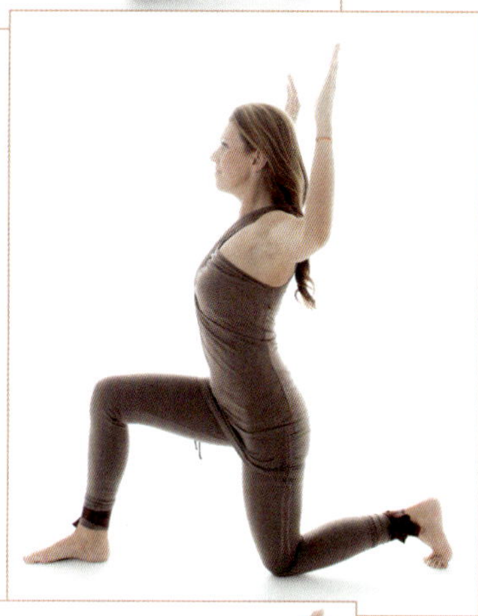

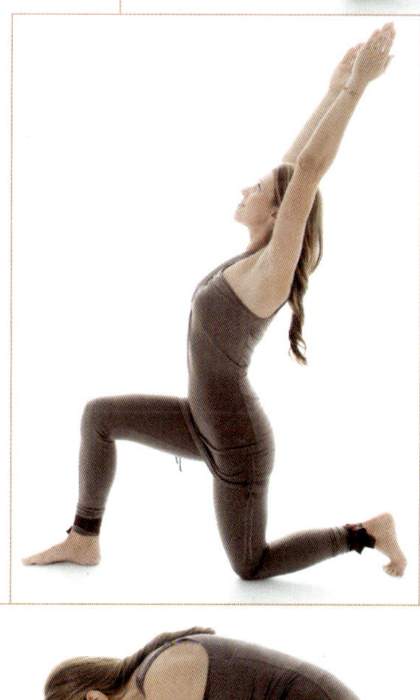

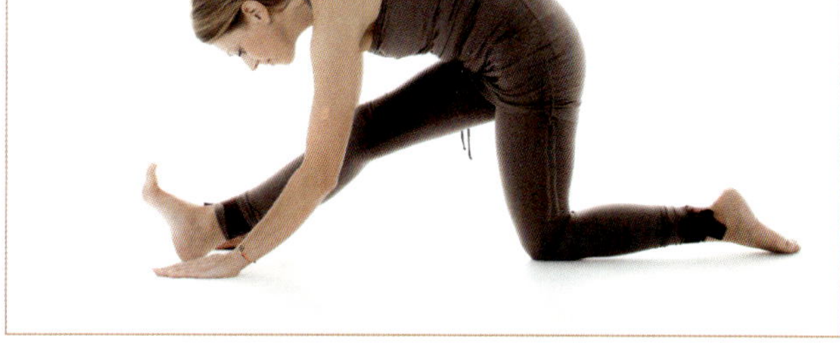

Übung 4

Ziel und Wirkung

Stabilität und innere Aufrichtung der Wirbelsäule. Die Öffnung des Brustkorbs unterstützt die Länge im Oberkörper.

Durchführung

Kommen Sie ins Stehen und öffnen Sie die Füße hüftbreit.
EIN: Bringen Sie die Finger ineinander und strecken Sie die Arme nach oben. Gleichzeitig heben Sie die Fersen, soweit es Ihnen möglich ist, vom Boden ab. Achten Sie auf das Gleichgewicht.
AUS: Setzen Sie die Fersen wieder ab und bringen Sie nun die Finger hinter Ihrem Rücken ineinander.
EIN: Heben Sie die Fersen wieder an und strecken Sie die Arme nach hinten. Der Brustkorb ist geöffnet, sodass Sie eine leichte Rückbeuge ausführen können.
AUS: Beugen Sie sich nun nach vorne über. Die Hände bleiben zusammen.

Wiederholungen

4- bis 6-mal, am Ende bleiben Sie in der Vorbeuge 4 Atemzüge lang.

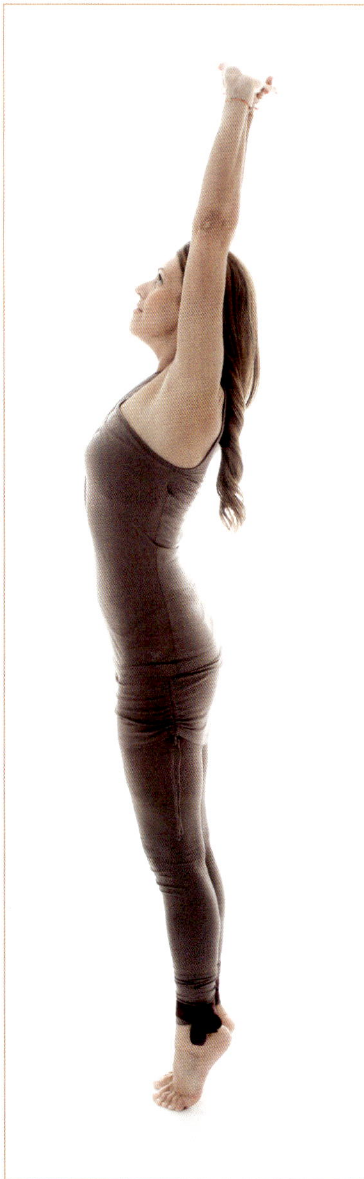

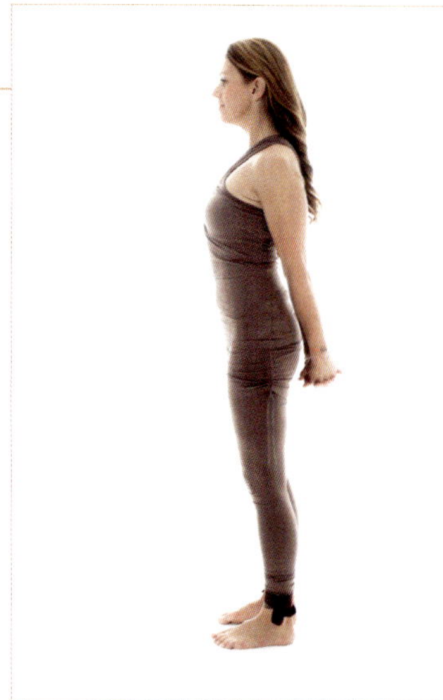

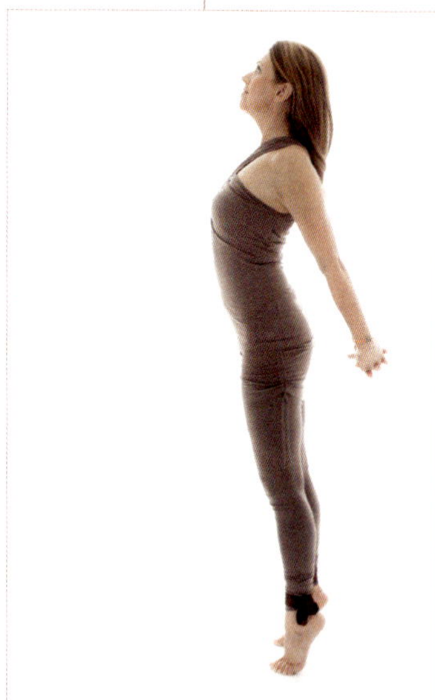

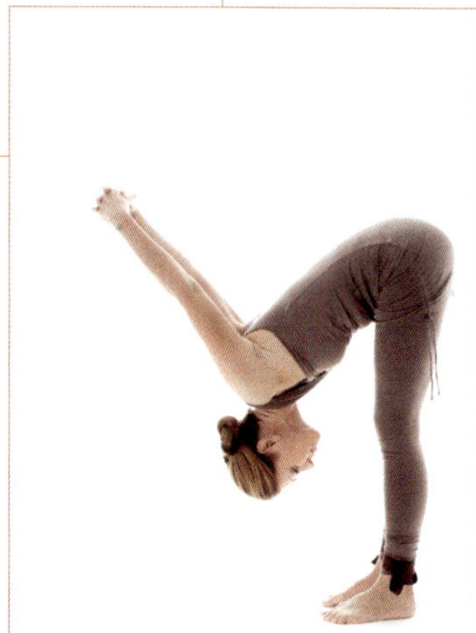

Tipp

Falls Sie die Hände hinter Ihrem Rücken nicht zusammenbringen können, strecken Sie die Arme parallel nach hinten aus.

Übung 5

Ziel und Wirkung

Dehnung der Rückseiten der Oberschenkelmuskulatur. Beweglichkeit im Becken und im unteren Rücken.

Durchführung

Kommen Sie in die Grätschhaltung und bringen Sie die Füße etwa eine Beinlänge auseinander.
EIN: Heben Sie die Arme über den Kopf und verlängern Sie die Wirbelsäule.
AUS: Beugen Sie sich nach vorne und legen Sie Ihre Fingerspitzen oder Hände am Boden ab.

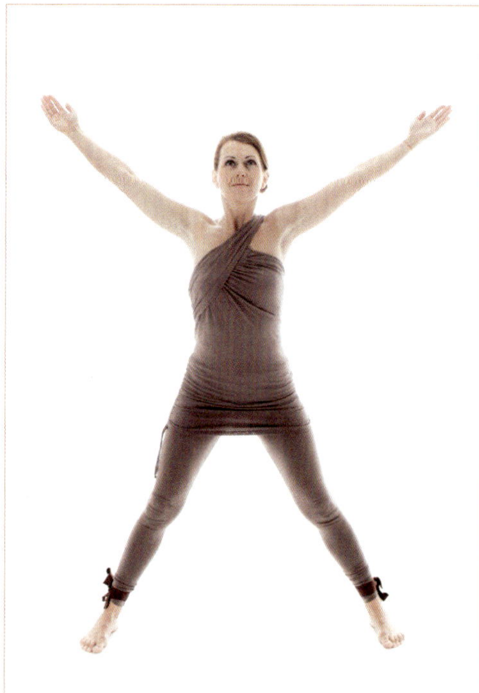

Wiederholungen

8-mal, am Ende 4 Atemzüge lang in der Vorbeuge bleiben.

Tipp

Sie können natürlich die Beine als Anpassung wieder leicht beugen.

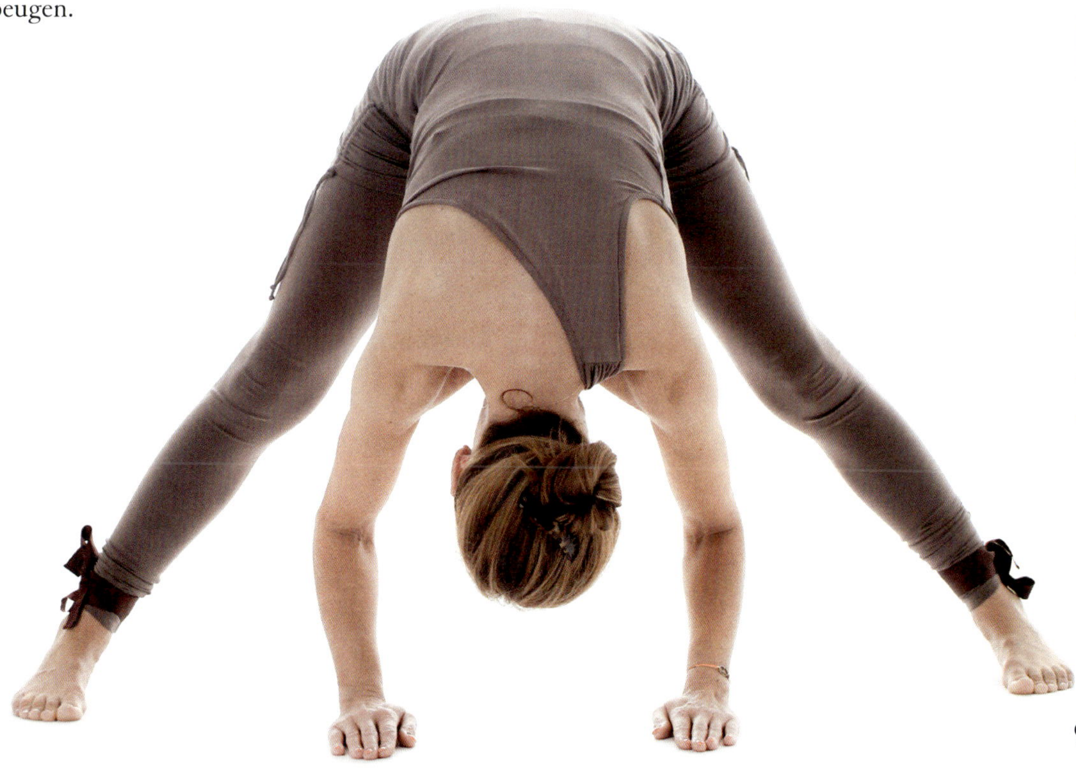

Übung 6

Ziel und Wirkung

Kräftigung in Oberschenkel, Unterschenkel und Fuß sowie im unteren Rücken. Konzentration und Stabilität werden geübt.

Durchführung

Legen Sie den rechten Fuß an die Innenseite Ihres linken Oberschenkels.
EIN: Heben Sie die Arme und bleiben Sie möglichst stabil. Sie können einen leichten Druck mit dem Fuß gegen den Oberschenkel erzeugen. Das erleichtert es zusätzlich, das Gleichgewicht zu halten.
AUS: Bringen Sie die Hände vor der Brust zueinander und drehen Sie den Kopf nach links.

Wiederholungen

6- bis 8-mal

Tipp

Konzentrieren Sie sich, dass Ihr Standfuß fest im Boden verankert ist. Je langsamer Sie die Bewegung ausführen, desto leichter wird es Ihnen fallen, das Gleichgewicht zu halten.

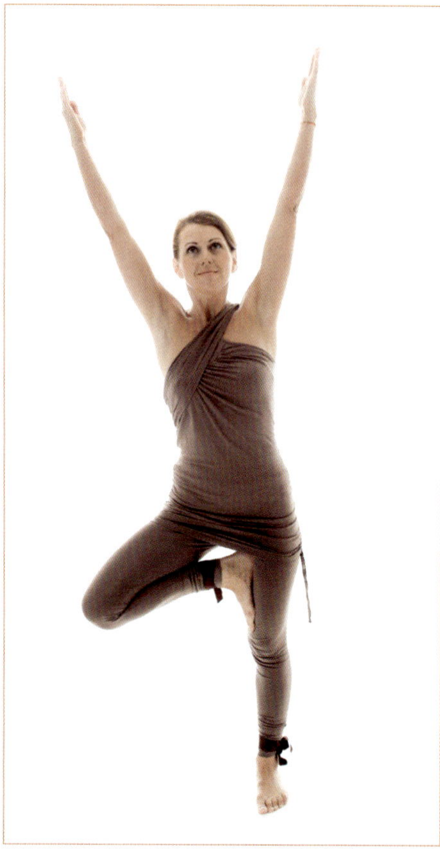

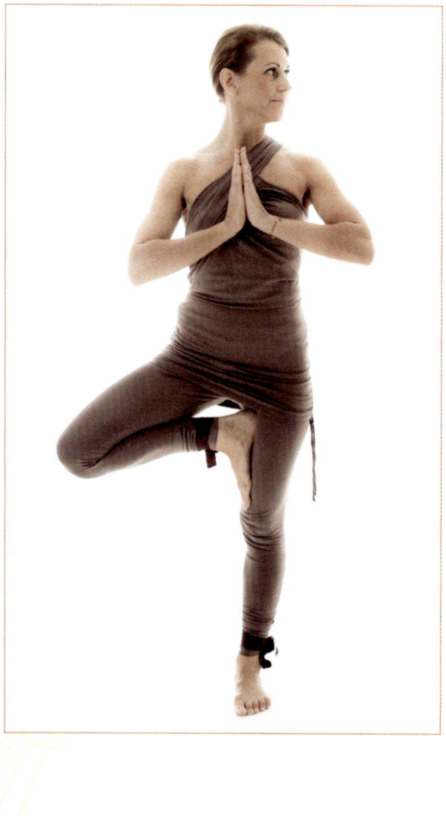

Übung 7

Ziel und Wirkung

Mobilisierung des oberen und unteren Rückens.

Durchführung

Kommen Sie in den Vierfüßlerstand.
EIN: Strecken Sie das rechte Bein gerade nach hinten und öffnen Sie den Brustkorb.
AUS: Indem Sie einen runden Rücken machen, bringen Sie das rechte Knie Richtung Nasenspitze nach vorne.

Wiederholungen

10-mal jede Seite

Tipp

Ihr Ziel soll es nicht sein, die Nasenspitze zu berühren, sondern zu beobachten, wie sich die Wirbelsäule in dieser Bewegung mobilisiert.

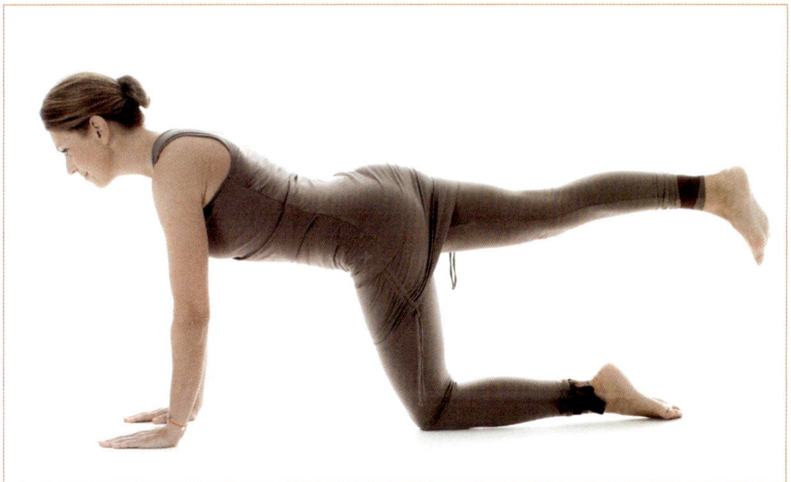

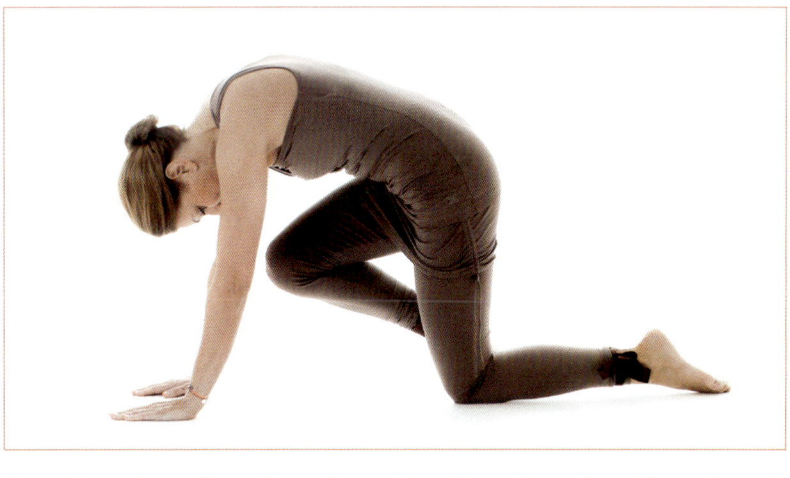

Übung 8

Ziel und Wirkung

Sanfte Dehnung im unteren Rücken.

Durchführung

Sie kommen in die Sitzhaltung und strecken die Beine aus.
EIN: Strecken Sie die Arme nach oben.
AUS: Beugen Sie sich mit langem Rücken nach vorne und greifen Sie zu Ihren Füßen oder Schienbeinen.

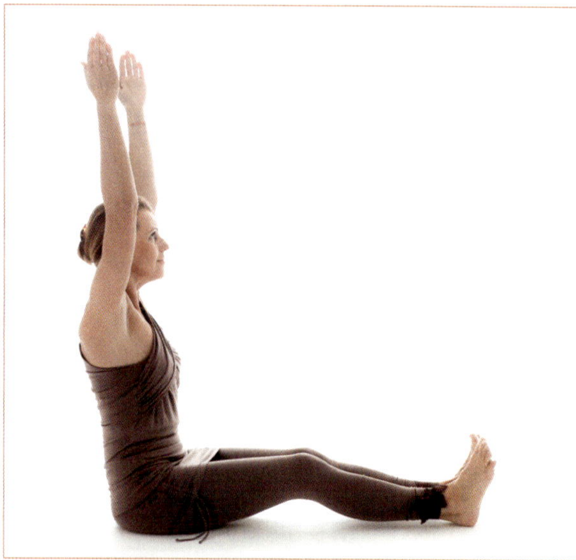

Wiederholungen

8-mal, am Ende in der Vorbeuge 6 Atemzüge lang verweilen.

Tipp

Als Anpassung, wenn Sie nicht so beweglich sind, können Sie die Knie etwas beugen. Sie können auch ein Kissen unter Ihr Gesäß legen, falls es Ihnen schwerfällt, das Becken und die Wirbelsäule aufzurichten.

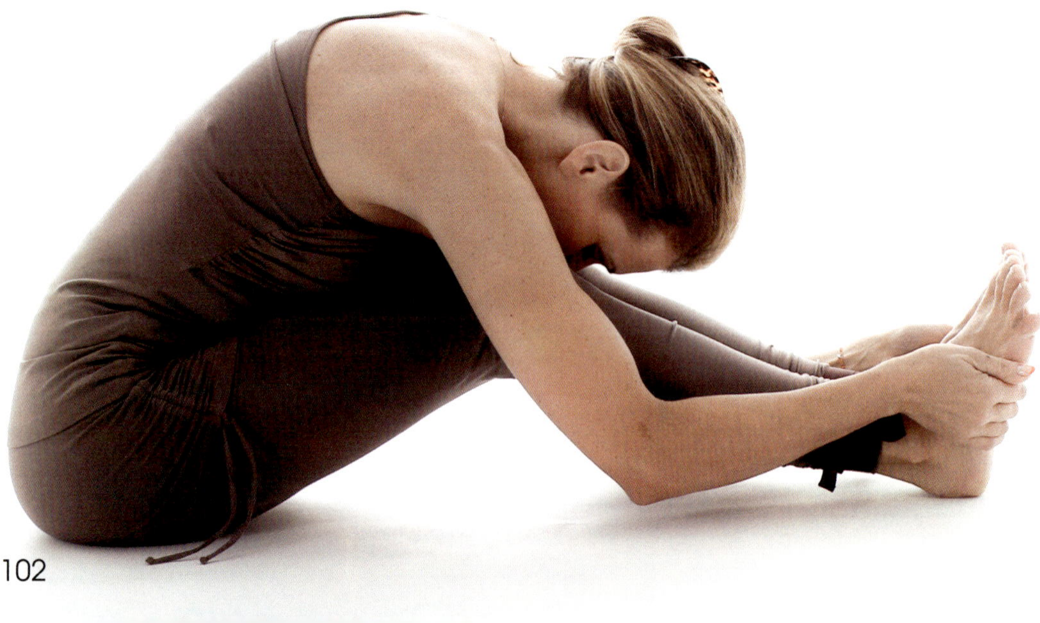

Übung 9

Ziel und Wirkung

Dehnung des unteren Rückens und Gesäßes.

Durchführung

In der Rückenlage fassen Sie die Knie mit beiden Händen.
EIN: Strecken Sie die Arme und die Knie weg von der Brust.
AUS: Ziehen Sie beide Knie langsam zum Brustkorb heran.

Wiederholungen

10-mal

Tipp

Führen Sie die Übung langsam aus und entspannen Sie auch Ihren Bauch dabei.

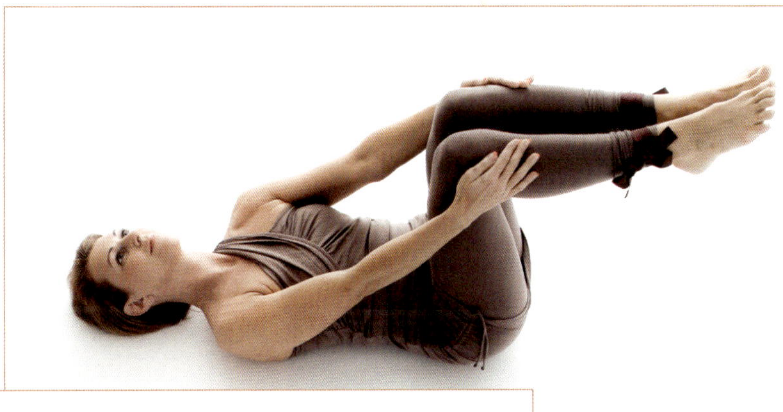

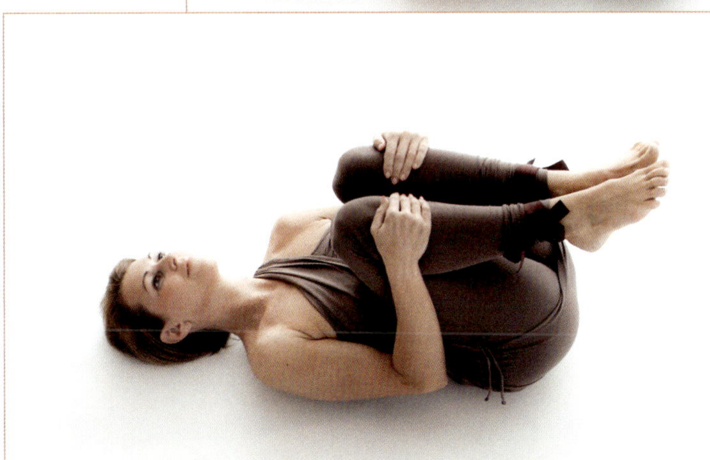

Übung 10

Ziel und Wirkung

Ruhe und Entspannung, speziell im unteren Rücken und Bauchbereich. Beruhigung des Nervensystems. Bewusste Atmung schafft Achtsamkeit.

Durchführung

Sie kommen in die Rückenlage und legen die Arme neben den Körper. Gönnen Sie sich ein paar Minuten Ruhe und Entspannung. Beobachten Sie bewusst die Bewegungen Ihrer Atmung im Bauchbereich.

Tipp

Falls Sie Beschwerden im unteren Rücken haben, stellen Sie die Beine auf.

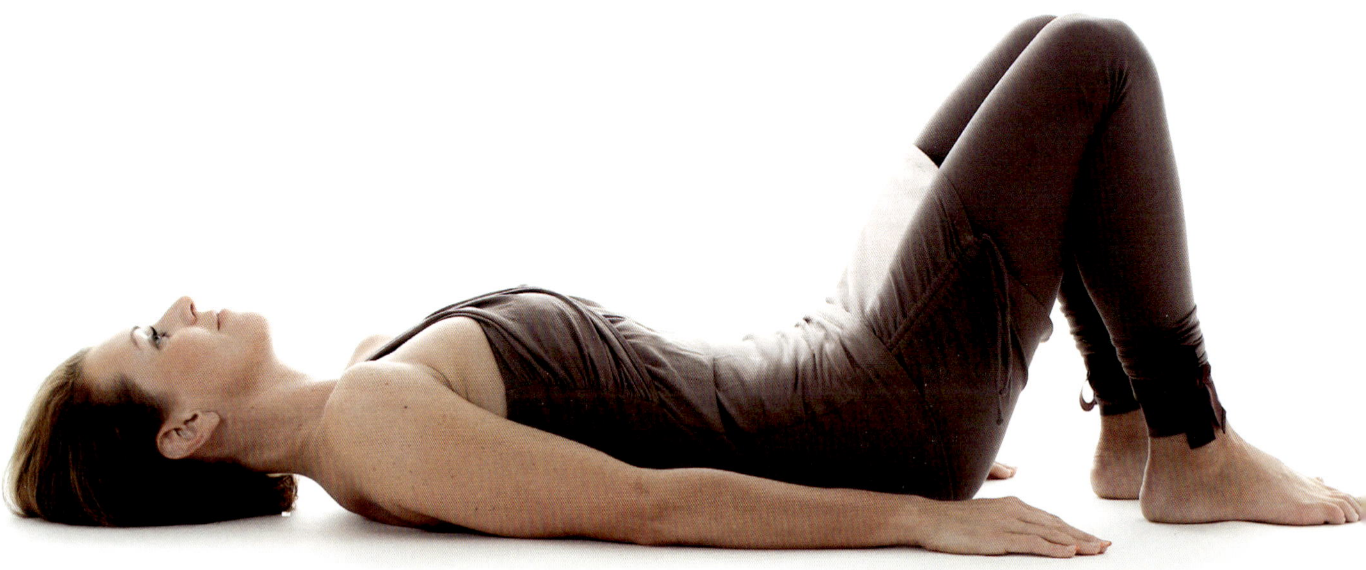

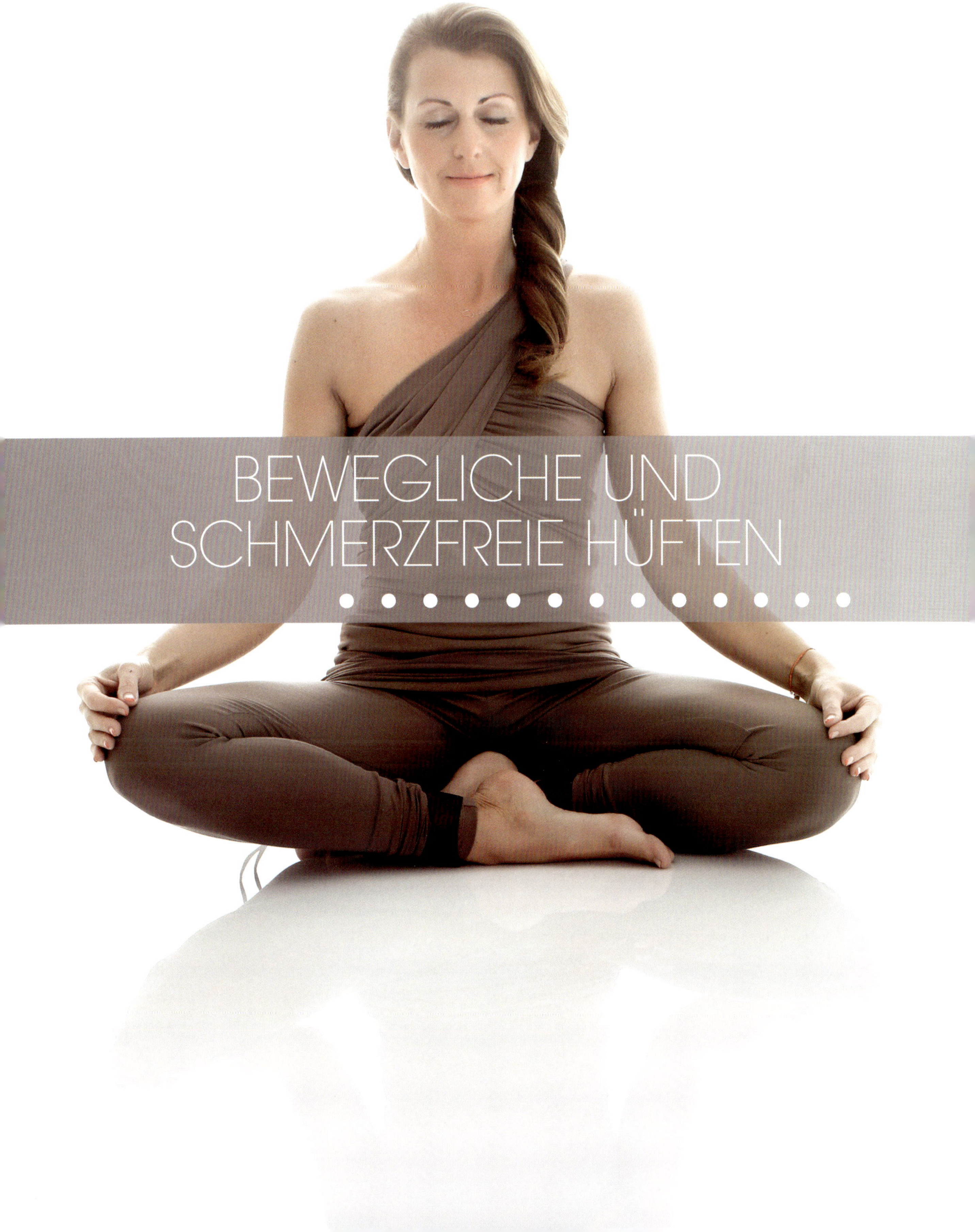

BEWEGLICHE UND SCHMERZFREIE HÜFTEN

Fallbeispiel

In der Jugend war ich Leichtathletin und sehr sportbegeistert. Mit 25 Jahren habe ich mir durch einen scheinbar lächerlichen Sturz beim Schifahren einen Bandscheibenvorfall im Lendenwirbelbereich zugezogen. Die Schmerzen wurden immer schlimmer, sodass ich schon täglich in der Mittagspause vom Büro zum Orthopäden ging und Infusionen bekam. Nach der ungefähr 50. (!) Infusion erkundigte ich mich beim Arzt, wie lange ich das denn noch durchhalten müsste, denn meine Schmerzen wurden nicht besser. Sie zogen sich vom unteren Rücken rechts über die Hüfte nach unten bis zu den Zehen und dann kamen noch diese unerträglichen Magenschmerzen wegen der starken Medikation dazu. Er meinte, wenn ich mich nicht operieren lassen würde, dann könnte er mir nicht helfen. Das hatte er vorher nie erwähnt, denn zu einem Gespräch kam es während der Infusionszeit nie, da er da nur ohne Worte die Infusionen anschloss und sich nie nach dem Befinden seiner Patienten erkundigte. Nun gut, eine Operation kam für mich nicht in Frage. Ich versuchte während der nächsten vier Jahre alles nur denkbar Mögliche: Akupunktur, physikalische Therapien, Physiotherapie, einen anderen Orthopäden - bis ich mit knapp 29 Jahren beschloss, diesen Schmerzen ein Ende zu bereiten und mich operieren zu lassen, das Ende einer langen Odyssee. Endlich schmerzfrei und überglücklich habe ich das Krankenhaus nach einer knappen Woche verlassen. Der Chirurg hatte mir versprochen, dass ich, wenn ich gut auf mich aufpasse, keine Probleme mehr bekommen würde. So war es auch lange Zeit. Bis ich viele Jahre danach einen fatalen Fehler beging und nicht auf meinen Körper und mein Bauchgefühl hörte. Ich begann mit Triathlon, habe wöchentlich fast 20 Stunden trainiert und zum Ausgleich Power-Yoga praktiziert.

Zuerst hatte ich nur nach dem Laufen Rückenschmerzen, dann begannen die Schmerzen auch schon während des Trainings. Dann kamen Schmerzen in der Hüfte und in den Beinen dazu. Und nach einer Zeit des Ignorierens gingen die Beschwerden nicht mehr weg. Nach drei Jahren hielt ich die Schmerzen nicht mehr aus und eilte von einem Arzt und Wunderheiler zum nächsten. Ich hörte viele Ratschläge. Ich sollte mit dem Extrem-Sport aufhören und Yoga sei nicht gut für mich. Ich bekam viele Medikamente verschrieben, die mir die Schmerzen nicht genommen, aber dafür meinen Magen ruiniert hatten. Infiltrationen, chiropraktische Behandlungen, Osteopathie, TCM, Ayurveda - viele teure Behandlungen ohne Erfolg. Alles nur, weil ich das Wesentlichste nicht beachtet habe. Denn vom Ehrgeiz von einem Wettkampf zum anderen getrieben, habe ich alles ignoriert, was man mir geraten hatte, und ich habe zusätzlich beim Yoga meinen Körper zu etwas zwingen wollen, wozu er nicht gebaut ist. Aufgrund meiner Vorgeschichte war das für meinen unteren Rücken absolut schädlich. Meine Schmerzen wurden immer schlimmer. Ich konnte kaum mehr gehen, stehen oder sitzen. Auch beim Liegen hatte ich Schmerzen. Also eigentlich immer! Beim Sitzen im Büro hatte ich oft solche Schmerzen, dass ich kaum mehr atmen konnte, und meine Konzentrationsfähigkeit ließ stark nach. Ich war ständig auf der Suche nach schmerzlindernden Mitteln und Wegen. Dann kam ein Burnout. Von einem Tag auf den anderen ging gar nichts mehr.

Mein körperlicher und geistiger Zusammenbruch gab mir die Chance zur Reflektion. Dadurch dass ich zu nichts mehr fähig war, konnte ich endlich meine Gedanken ordnen und wurde einsichtig. Ich spürte und wusste endlich, dass ich vieles falsch gemacht habe, und beschloss, das, was mir geschadet hatte, zu eliminieren beziehungsweise zu ändern. Triathlon und Laufen habe ich gestrichen. Es fehlte mir nicht. Von Yoga war ich überzeugt, dass es das Richtige sei, aber nicht in der für mich bekannten Power-Yoga-Form. Deshalb bin ich bei Yoga geblieben, jedoch in einer verbesserten und wirklich gesunden Form! Ich habe mich der Yogatherapie anvertraut. Der Yogatherapeut hat mir viele wichtige Hinweise und Tipps gegeben. Seine Behandlungen und Übungen haben nach kürzester Zeit ihre Wirkung gezeigt. Mit viel Geduld und Einfühlungsvermögen hat er mir auf körperlicher, aber auch auf seelischer Ebene den richtigen Weg gewiesen. Ich habe Trigger-Punkte an Oberschenkel, Hüften und im unteren Rücken sowie dem Iliosakralgelenk erhalten. Ebenso waren speziell auf mich abgestimmte Pranayama-Übungen sehr hilfreich. In der Asana-Praxis bekam ich Übungen, um meinen Beckenschiefstand zu korrigieren, die Wirbelsäule zu strecken und um die Bauchmuskulatur zu kräftigen. Die insgesamt drei Programme, jeweils im 8+12 Wochenrhythmus, waren Variationen des ersten Programms, jedoch mit Steigerungen - mit immer mehr Krafterfordernis und zusätzlichen Übungen, wie zum Beispiel Fokus auf das Dehnen der Leisten.

Ich habe während der Therapie gemerkt, dass sich die Schmerzen und die Verspannungen im Beckenbereich zusehends mehr und mehr lösten. Besonders die Übungen am Rücken liegend, wie zum Beispiel eine tolle dynamische Variante der Schulterbrücke, haben mir besonders gut getan. Genossen habe ich auch, dass ich keinen Leistungsdruck hatte. Denn bei den Übungen wird großer Wert auf Genauigkeit gelegt und sie werden daher langsam ausgeführt. Die Übungen werden nur so weit gemacht, wie sie einem guttun. Das alles hatte einen großen Entspannungseffekt für mich. Jeden Tag habe ich kleine Fortschritte bemerkt, und wenn ich heute die Übungen mache, kann ich mir gar nicht vorstellen, dass ich einmal Schwierigkeiten hatte, sie auszuführen.

Ich bin nun schmerzfrei. Mein Leben hat sich dadurch vollkommen verändert, endlich kann ich mich auch anderen Dingen widmen als nur der Schmerzbekämpfung! Das Yoga-Konzept wirkt ganzheitlich. Ich bin davon so überzeugt, dass ich nun selbst diplomierte Yogalehrerin und Yogatherapeutin in Ausbildung bin. Ich bin so dankbar, schmerzfrei und in vielerlei Hinsicht „geheilt". Ich möchte auch anderen Menschen den Weg zum Yoga zeigen. Namasté.

Monika, 50

Kommentar

In dem Fallbeispiel wird sichtbar, dass Beschwerden in der Hüfte, wenn sie nicht traumatisch bedingt sind, ihre eigentliche Ursache oft in anderen Regionen des Körpers haben. Vor allem Rückenbeschwerden, insbesondere bei der Bandscheibenvorwölbung (Diskusprotrusion) und noch viel mehr beim Bandscheibenvorfall (Diskusprolaps), können sich sehr schmerzhaft in die Hüfte fortsetzen.

Das Hüftgelenk ist ein sehr stabiles Gelenk mit kräftiger Muskulatur und einer guten knöchernen Führung. Um einen festen Stand und Gang aufrechtzuhalten, müssen wir ständig die Balance finden. Dies gelingt nur mit intakter Kraft und Sensibilität der beteiligten Muskeln, Sehnen und Gelenke. Einer der wichtigsten Muskeln im Körper ist der Musculus iliopsoas. Er setzt sich aus dem M. psoas major und dem M. iliacus zusammen. Wie in der Grafik ersichtlich, entspringt der eine Muskel an der Lendenwirbelsäule und am letzten Brustwirbelkörper (Th12 – L4) mit ihren dazwischenliegenden Bandscheiben. Der zweite Muskel entspringt am Darmbein (Os ilium). Zusammen setzen sie am Oberschenkelknochen (Femur) an. Anhand der Anatomie erkennen wir die große Bedeutung dieses Mus-

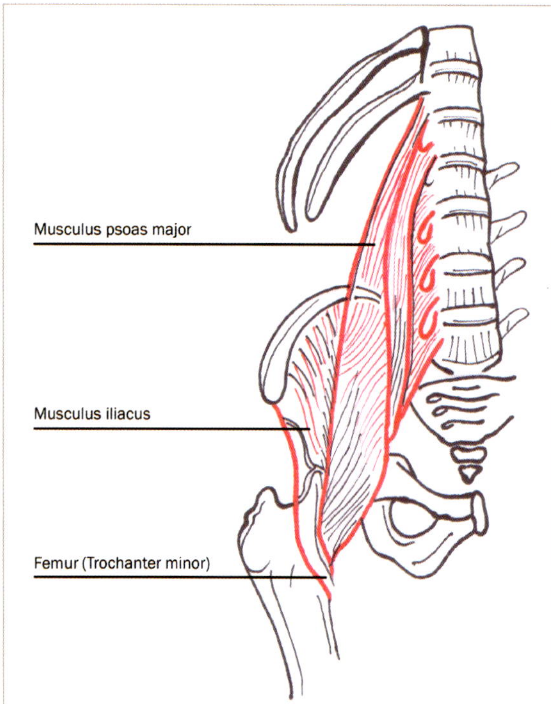

kels, denn er verbindet die Bandscheiben der Brustwirbelsäule und Lendenwirbelsäule, das Becken und den Oberschenkelknochen miteinander. Ist dieser Muskel verkürzt oder schmerzhaft, können sich gravierende Probleme daraus ergeben.

Da die meisten Menschen den Großteil ihres Lebens und ihrer Arbeit sitzend verbringen, verkümmert dieser Muskel und wird zu wenig beansprucht. Kräftigung und Dehnung gehen verloren und Schmerzen und Verspannungen sind die Folge. Diese können sich sogar im Bandscheiben-, Hüft- und Beinbereich bemerkbar machen. Meistens resultieren daraus sehr starke Schmerzen.

In meinen Übungsprogrammen finden sich bei fast jedem Schüler Übungen, die die Kraft und Dehnung im Psoas-Muskel fördern. Dies wirkt sich sehr positiv auf die Aufrichtung in der Wirbelsäule, die Beweglichkeit in der Hüfte und auffällige Beschwerden aus.

Eine weitere wichtige Muskelgruppe im Hüftbereich sind die Abduktoren. Ihre Aufgabe ist das Abspreizen des Beines nach außen. Vor allem der kleine und mittlere Gesäßmuskel (M. gluteus medius und M. gluteus minimus) sind dafür verantwortlich.

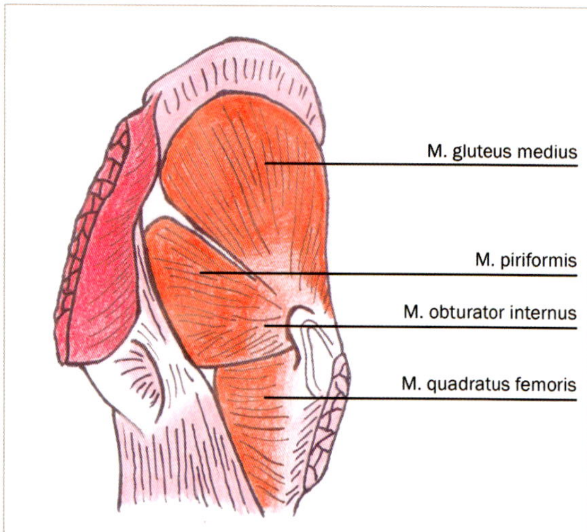

Auch für das Heranziehen des Beines (Adduktion) sowie für die Innen- und Außenrotation im Hüftgelenk sorgen bestimmte Muskelgruppen. Es bedarf eines ausgewogenen Gleichgewichts in diesen Bewegungsachsen. Flexibilität und Kraft müssen in einem gesunden Verhältnis zueinander stehen, so dass auch eine optimale Fuß- und Kniestatik garantiert werden kann. Je unbeweglicher die Hüften sind, desto steifer werden auch der Rücken und die Knie. Arthrosen, Bandscheibenprobleme, Instabilitäten der Bänder und Fußfehlstellungen sind oft therapieresistente Folgen.

Aus medizinischer und therapeutischer Sicht brauchen wir im Yoga abwechslungsreiche Bewegungen für unsere Hüfte. Oft wird nur Beugung und Streckung geübt. Als Kugelgelenk hat die Hüfte aber einen großen Spielraum. Ab- und Adduktionen sowie Rotationen mit variantenreichen Übungen führen zu Flexibilität und Spannungsfreiheit in der Hüfte.

Ziele der Übungen:

- Mobilisierung der Hüftgelenke
- Kraftvolle und flexible Muskulatur im Gesäß-, Rücken- und Oberschenkelbereich
- Gesund ausgerichtete Beinachse (Hüftgelenk, Knie, Sprunggelenk)
- Lösen und Dehnen verspannter Hüft-, Rücken- und Beinmuskulatur
- Erweiterung des Bewegungsradius in der Hüfte in alle Richtungen
- Gesundes Verhältnis von Flexibilität und Stabilität im Iliosakralgelenk

Übung 1

Ziel und Wirkung

Beweglichkeit und Mobilisation im Hüftgelenk.

Durchführung

In der Rückenlage stellen Sie die Beine auf.
EIN: Strecken Sie das rechte Bein nach vorne aus.
AUS: Ziehen Sie das rechte Knie gebeugt in Richtung Brustkorb heran.

Wiederholung

8- mal jede Seite

Tipp

Beobachten Sie das Gegenspiel Kraft und Entspannung in Ihren Hüften.

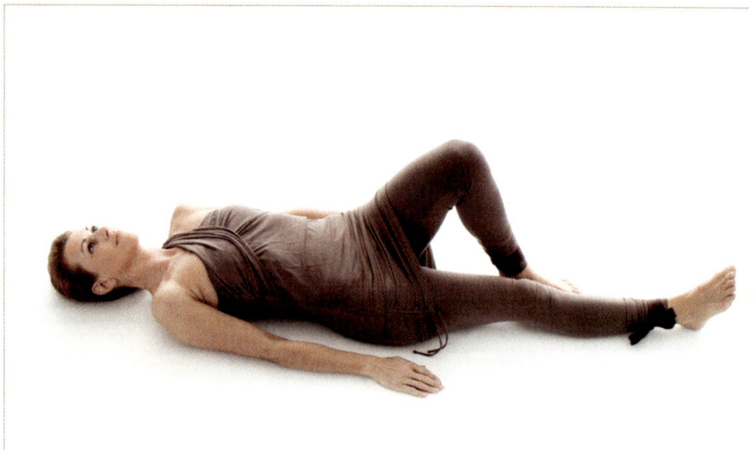

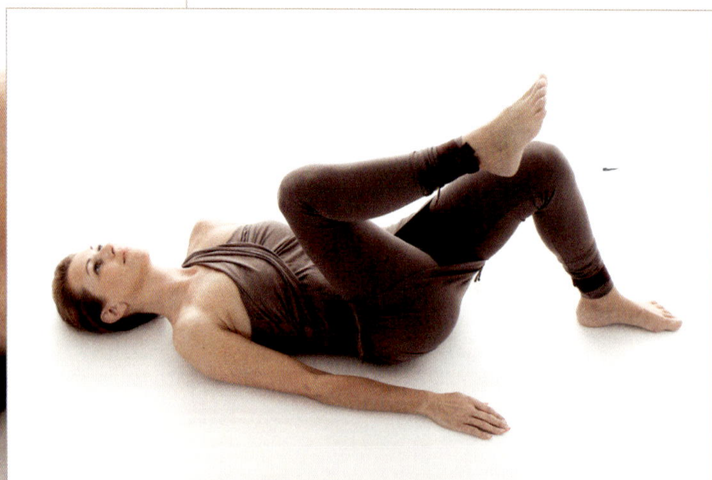

Übung 2

Ziel und Wirkung

Mobilisierung der Hüften und Knie. Dehnung im unteren Rücken.

Durchführung

Sie strecken in der Rückenlage beide Beine aus.
EIN: Sie strecken das rechte Bein gerade nach oben. Beide Arme kommen nach hinten.
AUS: Sie ziehen das rechte Knie zur Brust heran.

Wiederholung

8- mal jede Seite

Tipp

Geben Sie beim Einatmen einen Druck mit der oberen Ferse in Richtung Decke. Das führt Sie noch mehr in die Kräftigung.

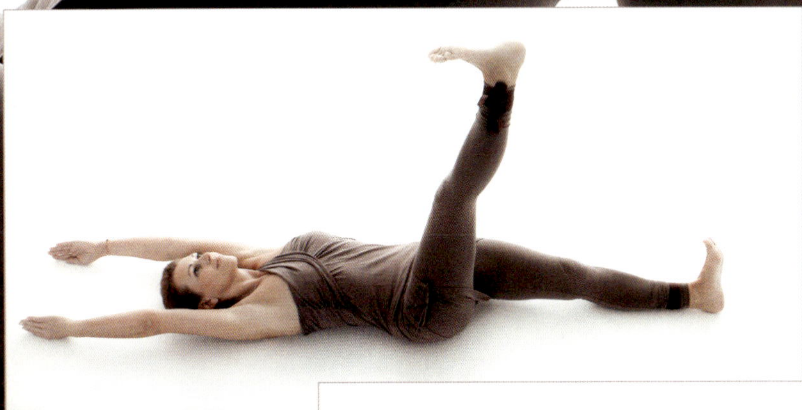

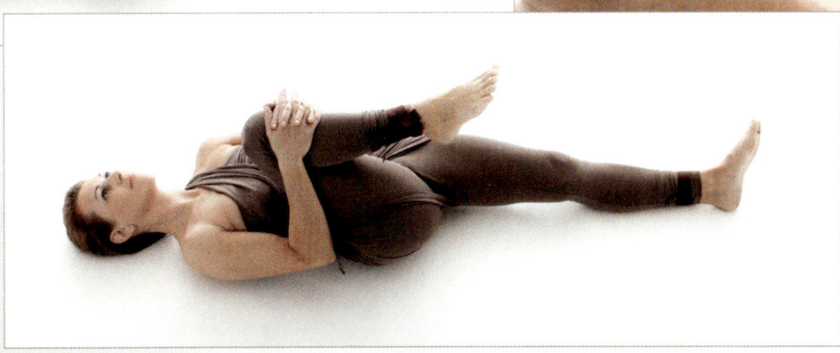

Übung 3

Ziel und Wirkung

Streckung der Wirbelsäule und Kräftigung der Muskelkette: hintere Oberschenkel-, Gesäß-, Rückenmuskulatur. Mobilisation der Wirbelsäule.

Durchführung

Kommen Sie in den Vierfüßlerstand. Hüften und Knie sowie Hände und Schultern bilden eine senkrechte Linie.

EIN: Strecken Sie das rechte Bein gerade in der Verlängerung des Oberkörpers nach hinten aus.

AUS: Runden Sie den unteren Rücken und bringen Sie das rechte Knie Richtung Nase. Die Bauchmuskeln werden dabei aktiviert.

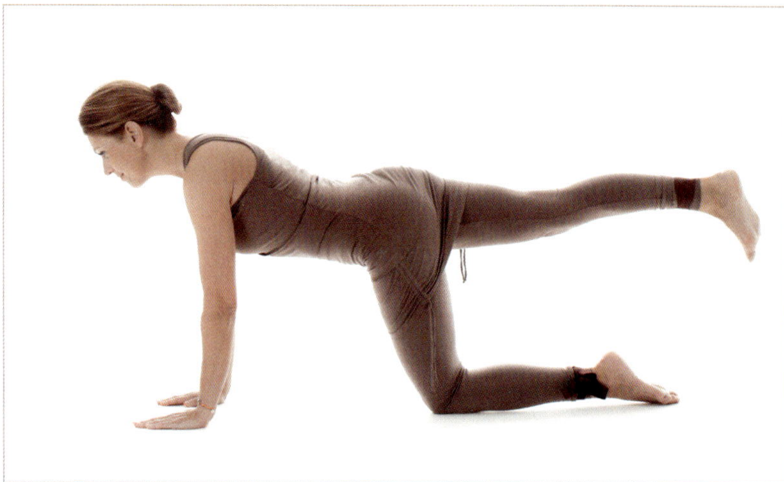

Wiederholung

8- bis 10- mal jedes Bein

Tipp

Achten Sie darauf, dass Sie das Bein nicht höher als den Oberkörper strecken, da Sie sonst in ein zu starkes Hohlkreuz (Hyperlordose) geraten.

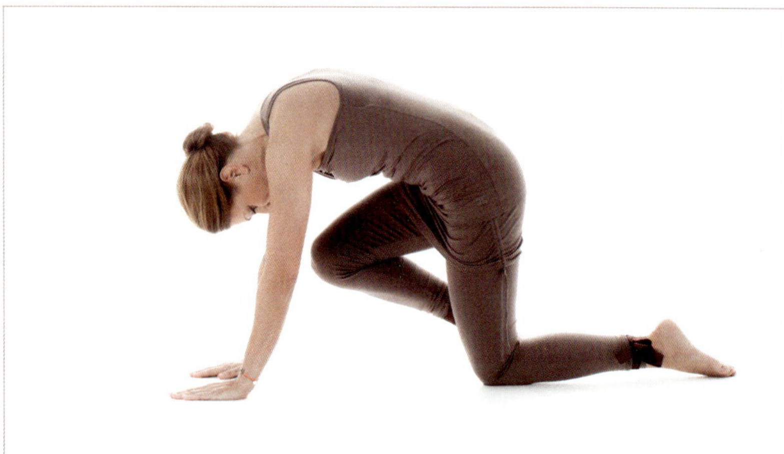

Übung 4

Ziel und Wirkung

Dehnung der Hüftbeuger und der Oberschenkelmuskel. Streckung der Wirbelsäule.

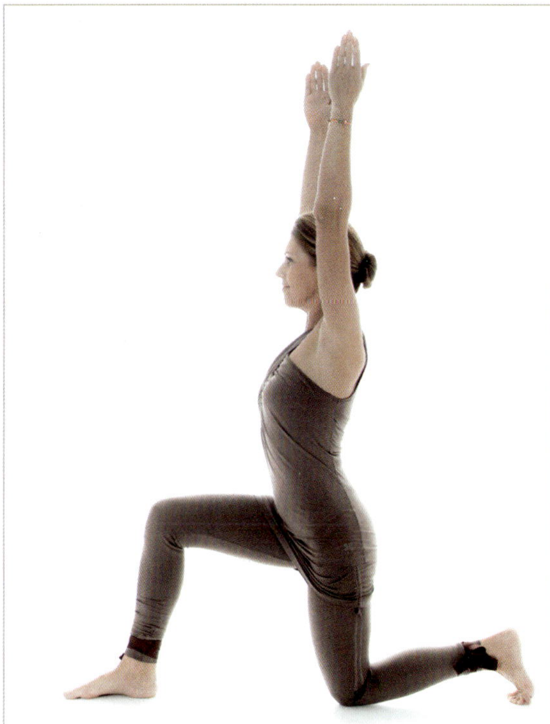

Durchführung

Kommen Sie in den Kniestand und stellen Sie das rechte Bein auf, wobei Knie und Ferse eine Linie bilden.
EIN: Strecken Sie beide Arme nach oben und verlängern Sie die Wirbelsäule. Dabei werden die Leiste und die vordere Oberschenkelmuskulatur gedehnt. Lassen Sie den unteren Rücken lang, indem Sie das Schambein etwas anheben.
AUS: Bringen Sie die Hände auf den Oberschenkel und verlagern Sie den Schwerpunkt auf das vordere Bein. Dabei wird die Dehnung im Oberschenkel verstärkt. Sinken Sie dabei nicht mit dem Oberkörper ein, sondern behalten Sie die aufrechte Position.

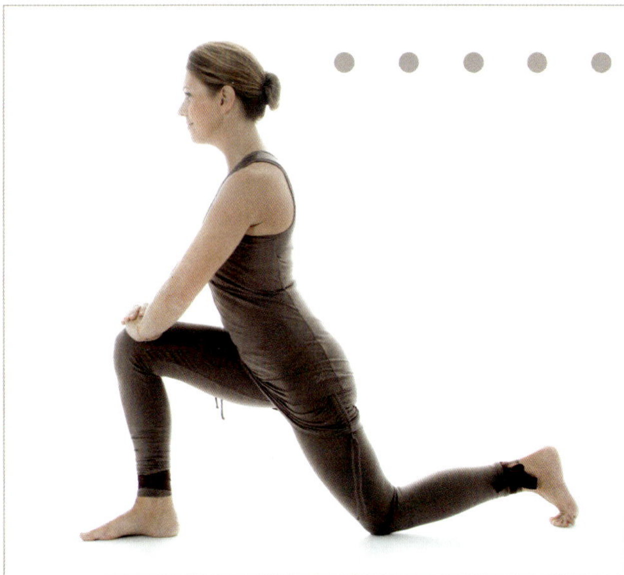

Wiederholung

8- mal jede Seite

Tipp

Spüren Sie die Dehnung im Psoas-Muskel (dem Hüftbeuger an der Vorderseite), einem der wichtigsten Muskeln im Körper.

Übung 5

Ziel und Wirkung

Außenrotation der Hüftmuskulatur. Dehnung der Hüftbeuger, der Adduktoren und der tiefliegenden Gesäßmuskulatur.

Durchführung

Aus dem Vierfüßlerstand kommen Sie in den Hund.
EIN: Legen Sie das rechte Knie zwischen Ihren Händen ab und öffnen Sie dabei die Hüfte nach außen. Der Oberkörper ist aufgerichtet.
AUS: Legen Sie sich nach vorne ab und strecken Sie die Arme nach vorne aus. Danach kommen Sie wieder in die vorige Haltung zurück. Anschließend kehren Sie wieder in den abschauenden Hund zurück, um die Übung zu wiederholen.

Wiederholung

6- mal jede Seite, am Ende dann 4 Atemzüge lang in der letzten Bewegung bleiben.

Tipp

Wenn Sie ganz nach vorne gehen, schauen Sie, dass Sie mit dem Gleichgewicht zentral bleiben und nicht mit der Hüfte zu einer Seite abweichen.

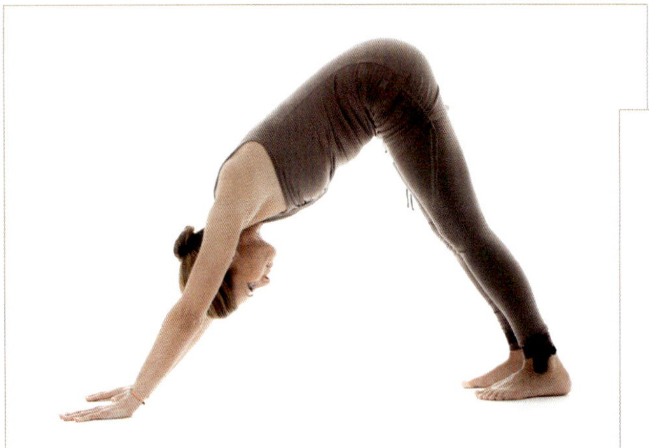

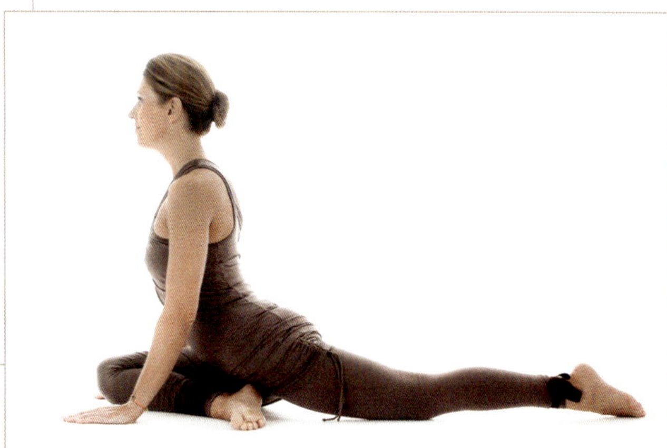

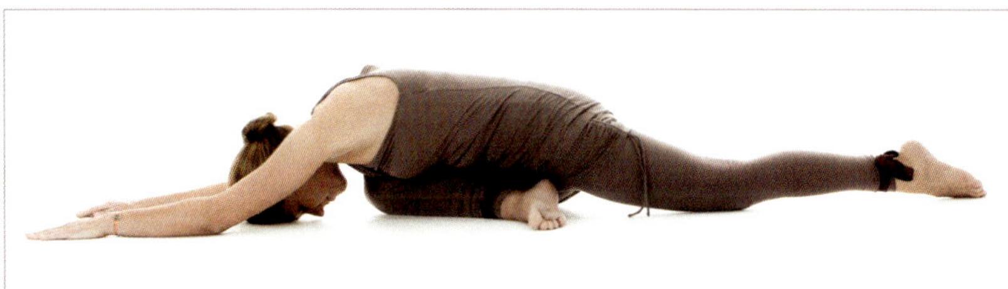

Übung 6

Ziel und Wirkung

Kräftigung der Gesäß-, Oberschenkel- und Rückenstreckermuskulatur

Durchführung

Kommen Sie in die Standhaltung und öffnen Sie die Füße hüftbreit.
EIN: Heben Sie die gestreckten Arme nach oben.
AUS: Beugen Sie beide Beine und bringen Sie das Gesäß nach hinten. Legen Sie die Hände dabei auf den Knien ab und nehmen Sie eine stabile und kräftige Haltung ein.
EIN: Strecken Sie die Arme gerade nach oben. Die Beine bleiben gebeugt. Sie können bei Rückenbeschwerden die Haltung auch anpassen, indem Sie die Knie noch mehr beugen.
AUS: Beugen Sie sich langsam nach vorne runter. Auch hier können Sie mit leicht gebeugten Knien die Position anpassen.

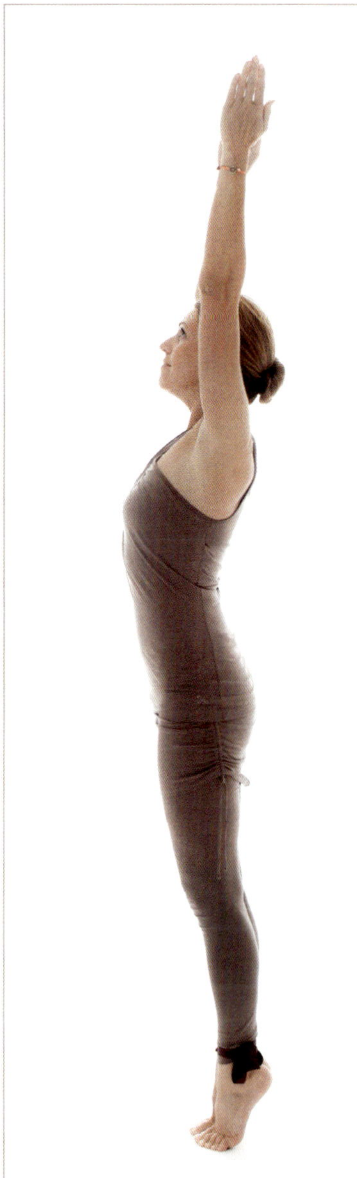

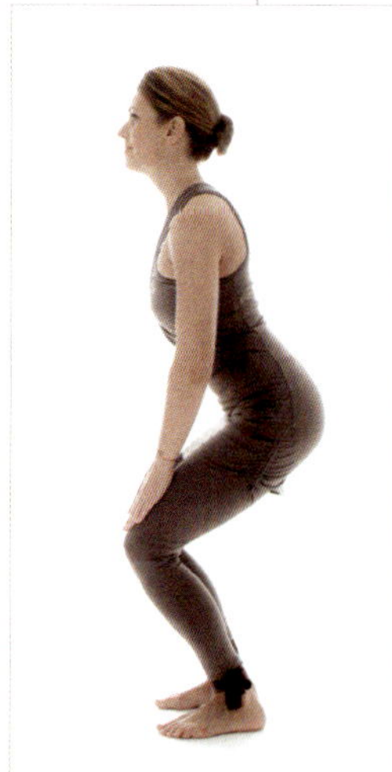

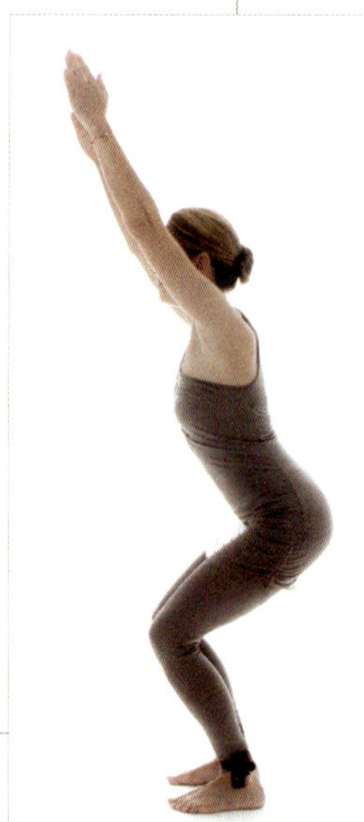

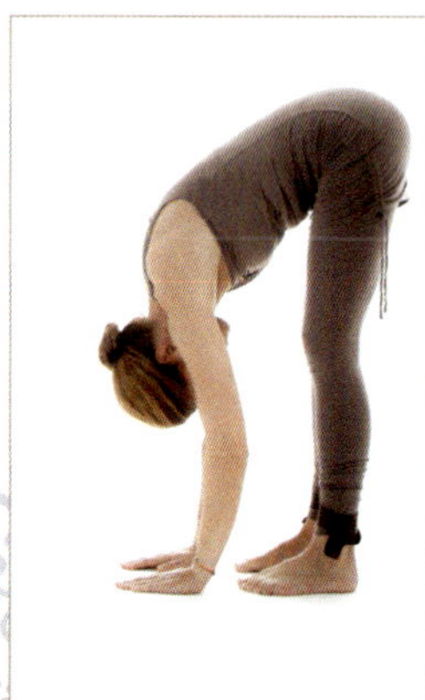

Wiederholung

6- mal, danach 4 Atemzüge lang in der Vorbeuge bleiben.

Tipp

Achten Sie auch auf die Stellung Ihrer Füße. Ein gleichmäßig verteilter Druck auf Innen- und Außenseiten führt zu mehr Stabilität.

Übung 7

Ziel und Wirkung

Dehnung der Beinrückseiten und des unteren Rückens. Mobilisation des Beckens und der Wirbelsäule.

Durchführung

Sie kommen zurück in den Vierfüßlerstand.
EIN: Verlängern Sie die Wirbelsäule und öffnen Sie den Brustkorb.
AUS: Bewegen Sie Ihr Becken nach hinten und kommen Sie in den Hund.

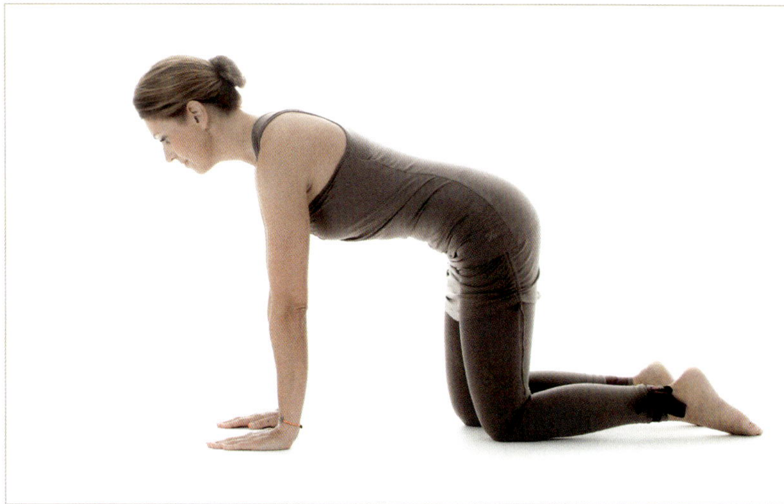

Wiederholung

8- mal, am Ende 4 Atemzüge lang im Hund bleiben.

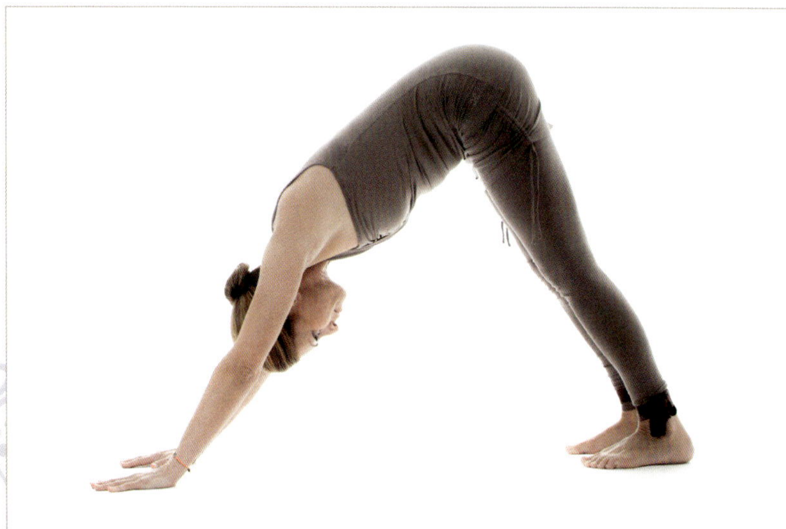

Tipp

Atmen Sie sehr langsam aus. So intensivieren Sie die Bewegung in Ihrer Hüfte und die Dehnung an den Beinrückseiten und am Rücken.

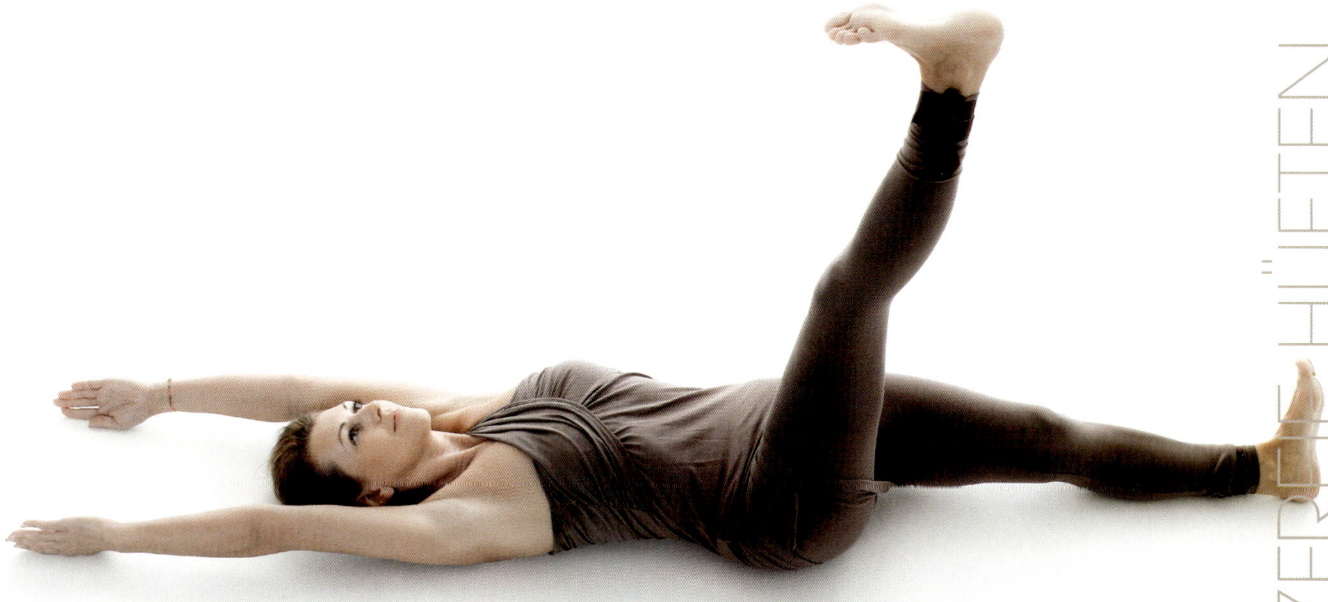

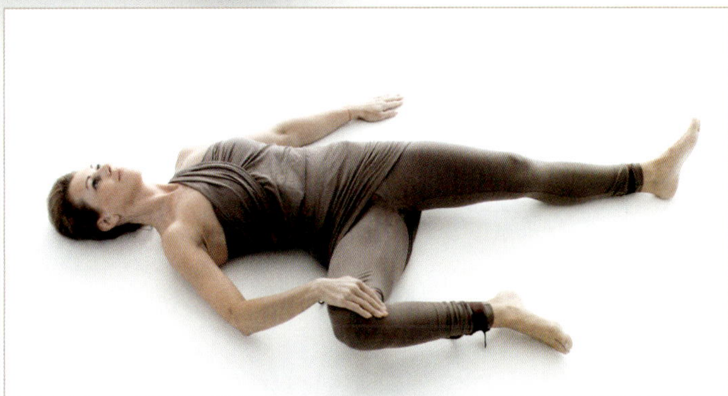

Übung 8

Ziel und Wirkung

Sanfte Außenrotation bei Kräftigung der Hüftmuskulatur.

Durchführung

Sie kommen in die Rückenlage.
EIN: Sie strecken das rechte Bein gerade nach oben. Beide Arme kommen nach hinten.
AUS: Öffnen Sie die rechte Hüfte nach außen und lassen Sie das rechte Knie seitlich absinken. Dabei bleibt das Becken stabil am Boden. Sie greifen mit Ihrer rechten Hand zum rechten Knie.

Wiederholung

8- mal jede Seite

Tipp

Sollten Sie einseitige Hüftbeschwerden haben oder einen Seitenunterschied in der Beweglichkeit Ihrer Hüften feststellen, können Sie die weniger gute Seite öfters wiederholen.

Übung 9

Ziel und Wirkung

Ausgleich und Dehnung für den unteren Rücken und die Hüftmuskulatur.

Durchführung

Kommen Sie ins Sitzen und strecken Sie das linke Bein nach vorne aus. Das rechte Bein winkeln Sie an den linken Oberschenkel an.
EIN: Heben Sie beide Arme und verlängern Sie die Wirbelsäule.
AUS: Beugen Sie sich nach vorne und greifen Sie zum Fuß oder alternativ zum Schienbein.

Wiederholung

8- mal jede Seite, am Ende 4 Atemzüge lang in der Vorbeuge bleiben.

Tipp

Sie können das linke Knie wieder etwas beugen, wenn Sie die Position anpassen möchten.

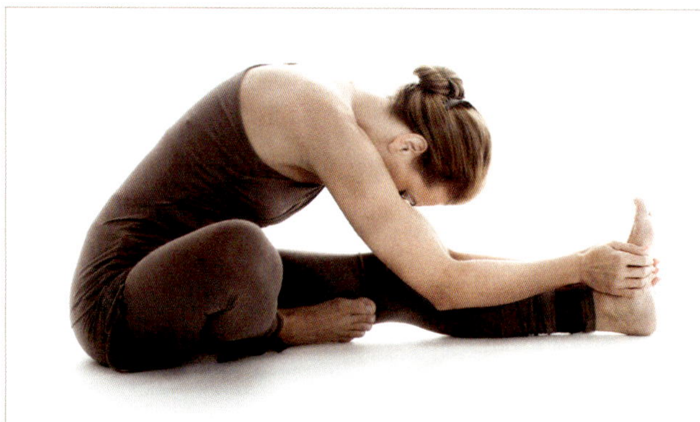

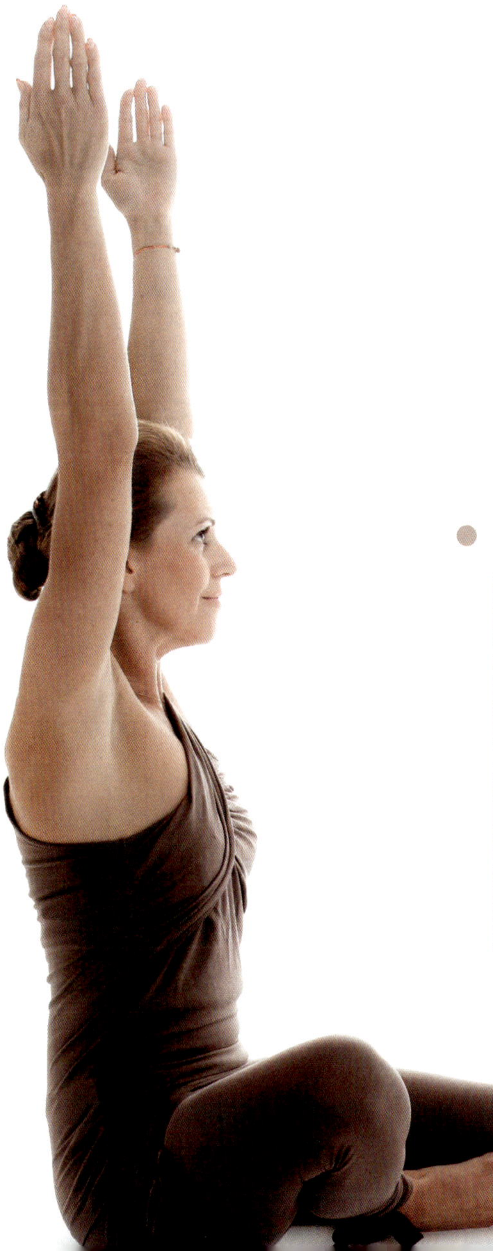

Übung 10

Ziel und Wirkung

Entspannung der Hüften. Wahrnehmung der Atmung und der Wirkung der Praxis auf die Hüften und den Geist.

Durchführung

Kommen Sie in den Meditationssitz. Ein Fuß ist nahe beim Körper. Der andere Fuß ist davor, sodass sich die Beine nicht direkt überkreuzen. Der Oberkörper und das Becken sind aufgerichtet.

Wiederholung

Bleiben Sie 2 bis 3 Minuten in dieser Haltung.

Tipp

Sie können sich auf ein Kissen setzen, um Ihre Hüften noch besser zu entspannen.

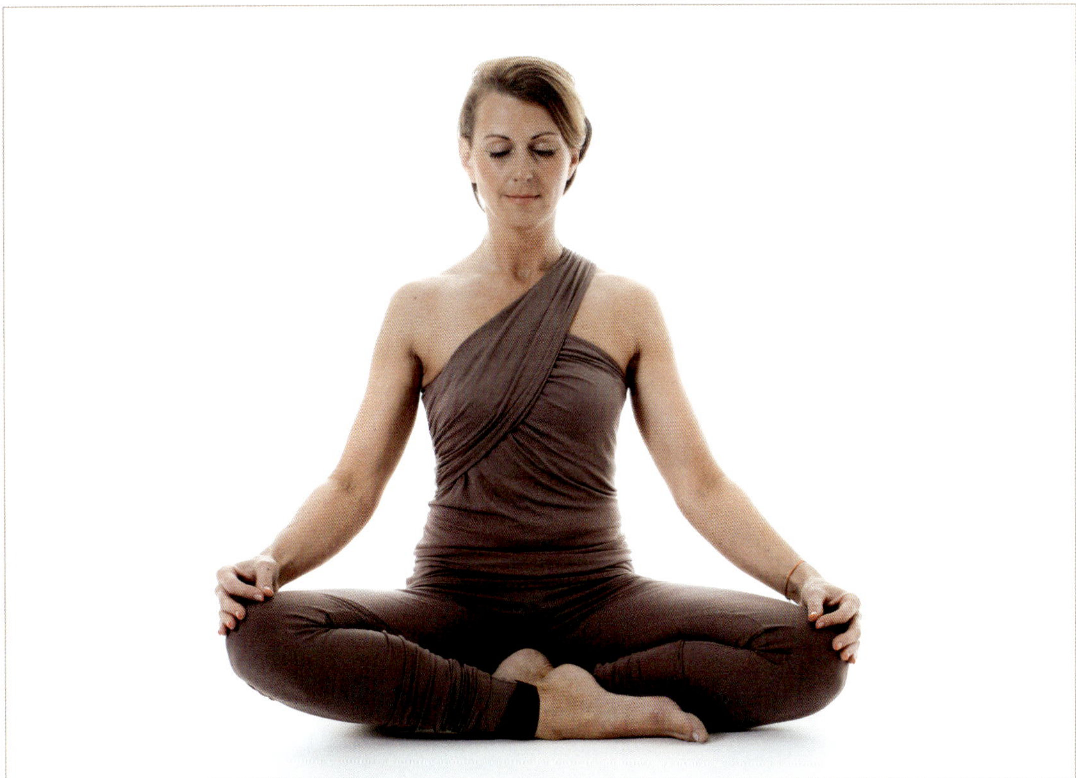

GESUNDE UND VITALE KNIE

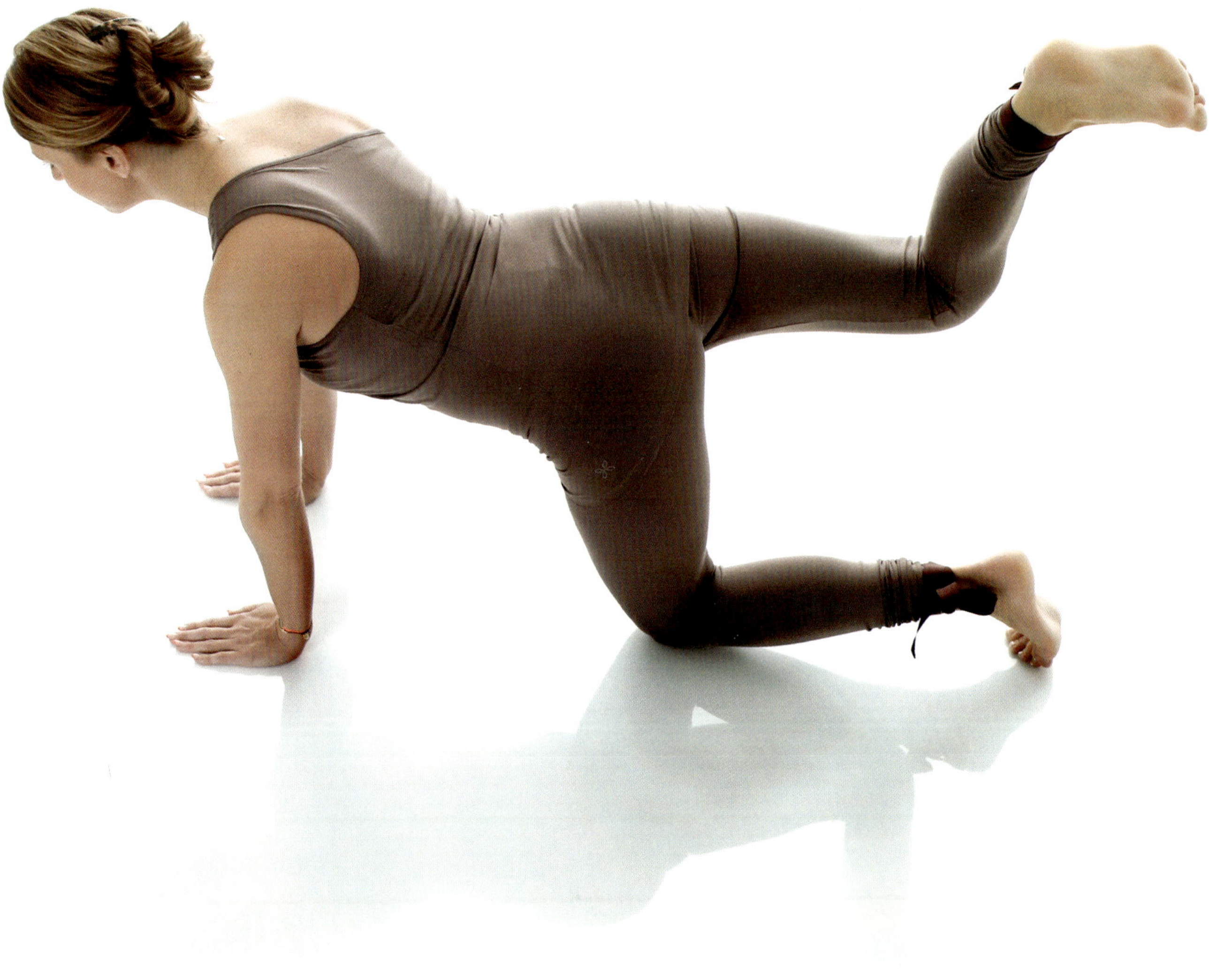

Fallbeispiel

Die Schmerzen im rechten Knie begannen vor 15 Jahren. Ich vermute, es war die Folge aus einer Mischung von Bewegungsmangel und Unachtsamkeit im Sinne von Übermut.

Ich bin öfter einmal ziemlich untrainiert Skifahren gegangen und ging meiner Vorliebe für Buckelpisten und Tiefschneefahren nach. Dies hat dann wohl sein Übriges dazu beigetragen.

Das Skifahren habe ich mittlerweile aufgegeben. Zu der damaligen Zeit verspürte ich währenddessen keine Schmerzen. Diese entstanden erst ein bis zwei Tage später und vergingen aber auch genauso schnell wieder.

Beim Wandern meldete sich das Knie ebenfalls. Oft reichte schon ein etwas falscher Schritt beim Bergabsteigen aus. Ich bemerkte, dass es beim Abbiegen des Knies immer nur an einer gewissen Stelle schmerzte, und zwar, wenn es schon sehr weit abgebogen war. Es war eigentlich immer derselbe Schmerz: ein ziehender, der sich auch nach oben zur Hüfte und nach unten in den Fuß ausbreitete.

Ich fing mit regelmäßiger Physiotherapie an, wobei das Augenmerk sehr auf Muskelaufbau gelegt wurde. Das half für eine gewisse Zeit gut. Ich machte länger keinen aktiven Sport und auch kein Yoga. So verspürte ich auch keine großen Beschwerden im Knie.

Als ich dann vor ca. 6 Jahren mit dynamischem Yoga begann, spürte ich wieder mein altes Leiden. Auf der psychosomatischen Ebene spüre ich durch das Knie in gewisser Form die ungelösten Probleme mit meinem Vater. Ich spürte auch ein gewisses Festhalten, so, als würde etwas regelrecht im Knie drinnen stecken. Ich glaube auch, dass es etwas mit Demut zu tun hat. Die Angst kam hinzu. Jedes Mal, wenn ich mich bewege, ist meine Aufmerksamkeit im Knie verhaftet. Die Angst, dass wieder der Schmerz kommt, steigt. Zusehends fehlte mir wohl auch das Vertrauen in mein Knie.

Mittlerweile habe ich nur bei einigen wenigen fortgeschrittenen Yogahaltungen Schmerzen im Knie. All das lehrt mich insgesamt, geduldiger zu sein. Früher wollte ich noch unbedingt im Lotussitz verweilen können und andere schwierige Bewegungen ausführen. Ich merkte aber sofort, dass diese Haltungen meinem Knie à la longue nicht guttaten.

Heute erkenne ich meine Beschwerden aber als Chance, gewisse Dinge im Leben anzunehmen, wie sie sind. Seit ich die erstaunlich simplen Yogatherapie-Übungen mache, ist sehr vieles besser geworden. Ich hatte schon wenige Tage nach der ersten Übungseinheit mehr Vertrauen und plötzlich vergingen auch die Schmerzen sukzessive. Die Übungen sind jetzt schon Bestandteil meiner Praxis. Ich habe viel erkannt. Ich weiß, dass mir mit Sicherheit Kraft und Stabilität gefehlt haben. Nicht nur im Knie, sondern im gesamten Leben. Jetzt spüre ich wieder meine innere Kraft und die Möglichkeit, dass alles veränderbar ist.
Das Schönste ist, dass das Vertrauen in meinen Körper zurückgekehrt ist.

Jürgen, 41

Kommentar

Das Knie ist das größte Gelenk in unserem Körper. Es setzt sich aus drei Gelenkspartnern zusammen: der Kniescheibe (Patella), dem Oberschenkelknochen (Femur) und dem Unterschenkelknochen (Tibia). Die Menisken eignen sich als Stoßdämpfer und gleichen Belastungen aus. Für die Stabilität sorgen auf der einen Seite die umgebenden Muskeln, also die Ober- und Unterschenkelmuskulatur, und andererseits der wichtige Bandapparat mit den beiden Kreuzbändern, den Innen- und Außenbändern.

Daher ist es wichtig, ein Gleichgewicht in der gesamten umgebenden Muskulatur zu schaffen, indem man eine Ausgewogenheit zwischen Kräftigung und Flexibilität erzeugt. Nur wenn das gelingt, schaffen Sie die besten Voraussetzungen für eine hohe Stabilität in Ihren Knien und einen schmerzfreien Zustand, auch unter Belastung.

Fehlstellungen können schnell zu Beschwerden führen. Diese treten dann auf, wenn die Knie über einen längeren Zeitraum ungleichmäßig belastet werden. Sogenannte X-Beine bezeichnen Fehlstellungen im Knie, bei der die wichtige Beinachse Hüfte-Knie-Ferse nach innen geneigt ist. Die Innenseiten der Knie bewegen sich zueinander. Dies führt häufig zu Überlastungen der Innenbänder, des äußeren Meniskus und der äußeren Gelenkflächen von Ober- und Unterschenkel. Bei O-Beinen neigt sich die Achse nach außen und die Knie driften auseinander. Somit werden eher die Außenbänder, der innere Meniskus und die inneren Gelenkflächen in Mitleidenschaft gezogen.

Der Meniskus im Kniegelenk ist eine Region, die bei vielen Menschen Schmerzen verursachen kann. Die Gründe liegen oft in der Fehl- oder Überbelastung der Knie. Der Meniskus ist ein mondförmiger Knorpel, der in jedem Kniegelenk innen und außen existiert. Da die Menisken zu circa 90 % aus Kollagenfasern bestehen, können sie die enormen Zugkräfte gut aufnehmen, die zwischen Oberschenkelknochen und Schienbein entstehen.

Die häufigste Ursache für Schmerzen ist die Kniegelenksarthrose (Gonarthrose). Dabei ist die Knorpelschicht im Knie bereits so weit abgenutzt, dass Schmerzen, Entzündungen und Bewegungseinschränkungen die Folge sind. Bei Menschen mit operativ entferntem Meniskus steigt die Wahrscheinlichkeit für eine Arthrose im Knie an.

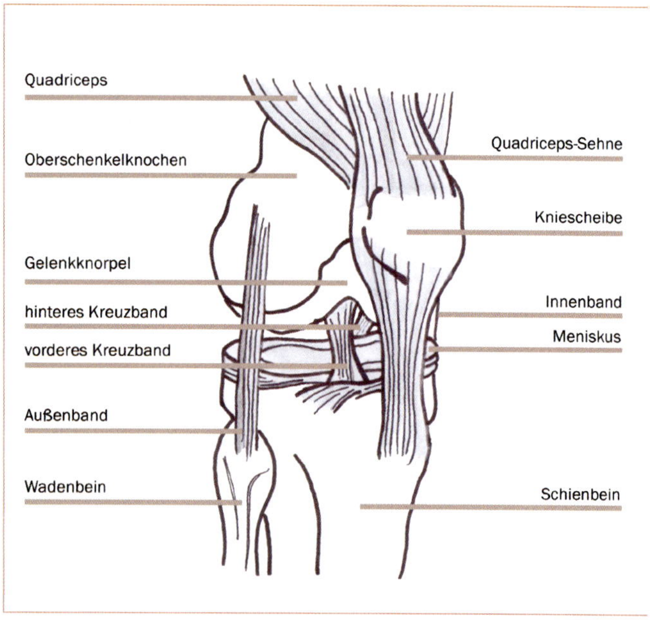

Daher ist es im therapeutischen Yoga wichtig, an einer gesunden Beinachse zu arbeiten und die Muskulatur um das Knie herum gleichmäßig zu kräftigen sowie sie zu entlasten und zu dehnen. Eine andere Variante, die ich immer häufiger auch bei bereits Yoga-Fortgeschrittenen beobachte, ist das überstreckte Knie. Hier muss man bei der Abstimmung der Übungen vor allem auf Stabilität und Kräftigung im Knie achten.

Ziele der Übungen:

- Gesundes Verhältnis von Flexibilität und Kräftigung in der umliegenden Muskulatur
- Stabile Knie in verschiedenen Positionen, auch bei Belastungen
- Optimale Ausrichtung der Knieachse (Hüftgelenk, Kniegelenk und Ferse)
- Reduzierung von Fehlhaltungen wie X- oder O-Beine
- Entspannte und gut gedehnte Hüftbeuger
- Gute Hüftinnenrotation
- Kräftige Rückenmuskulatur
- Richtige Belastung der Füße
- Abwechslungsreiche Bewegungen für die Knie

Übung 1

Ziel und Wirkung

Dehnung der Rückseite der Oberschenkel und des unteren Rückens. Lockert versteifte Rückenmuskeln auf.

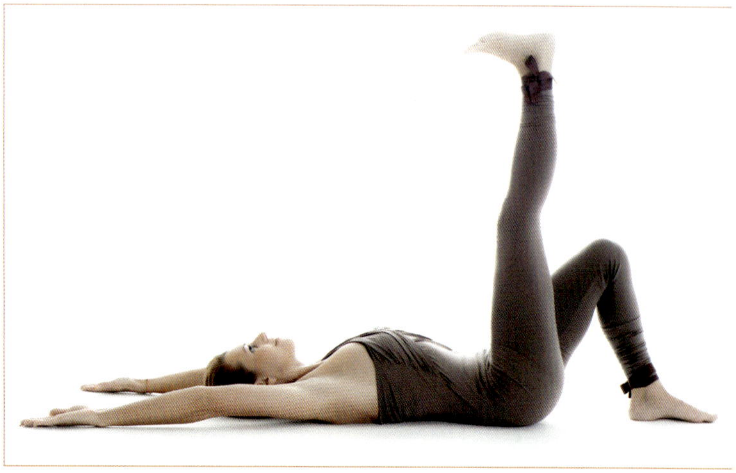

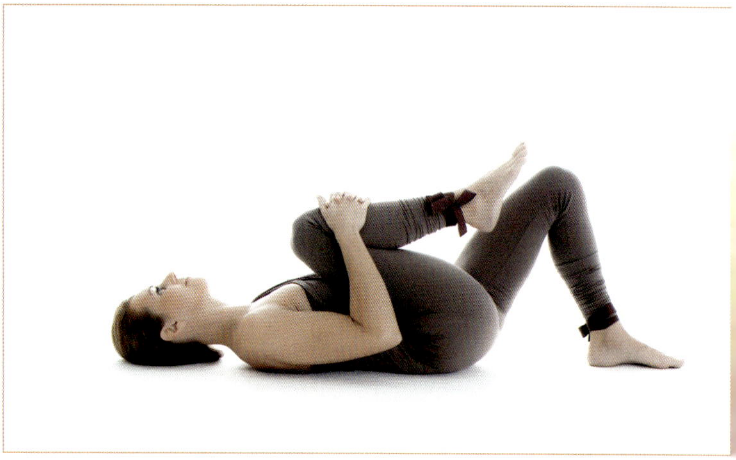

Durchführung

Kommen Sie in die Rückenlage und stellen Sie die Beine auf.
EIN: Heben Sie beide Arme hinter den Kopf und strecken Sie gleichzeitig das rechte Bein nach oben.
AUS: Greifen Sie das rechte Knie und ziehen Sie es Richtung Brustkorb heran.

Wiederholung

8- mal jede Seite

Tipp

Legen Sie die Aufmerksamkeit bewusst auf die Bewegung in den Kniegelenken. Spüren Sie, wie Muskeln, Sehnen, Bänder und das gesamte Gelenk zusammenspielen.

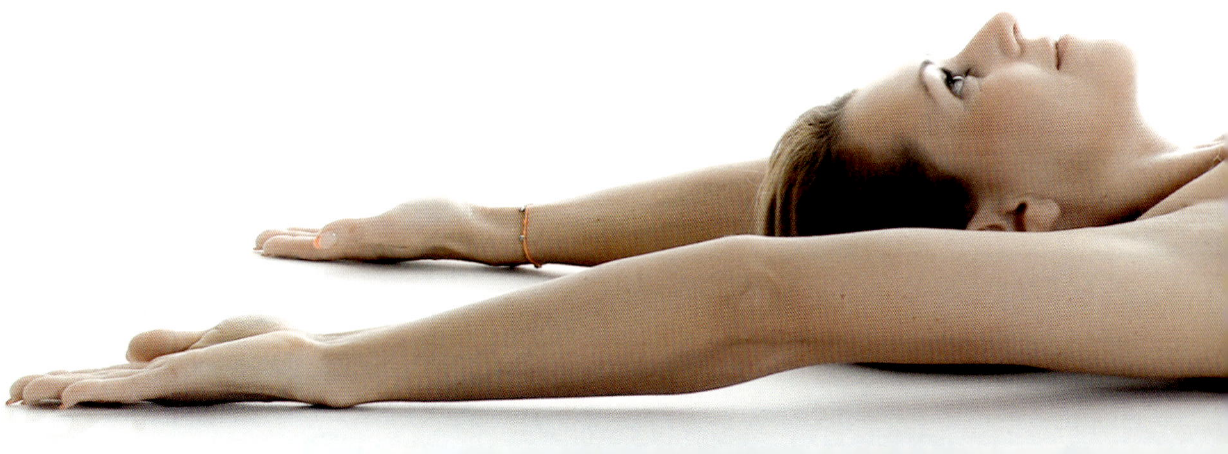

Übung 2

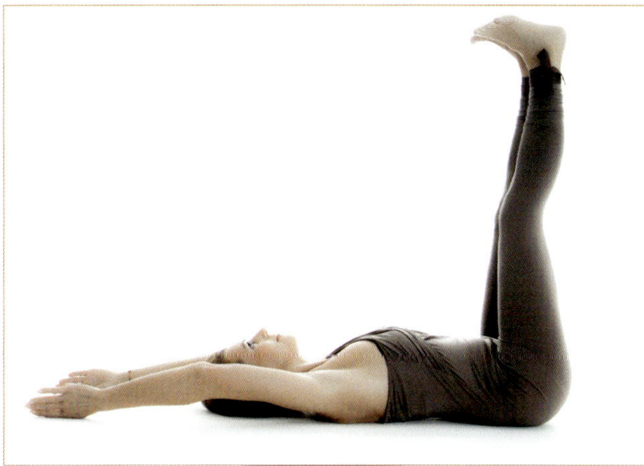

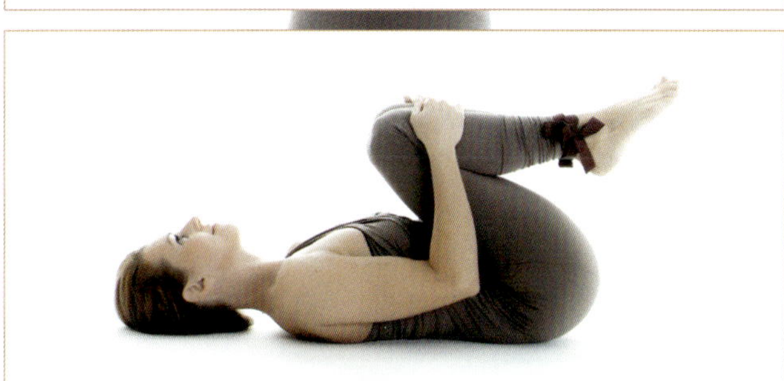

Ziel und Wirkung

Dehnung des Rückens und der hinteren Oberschenkelmuskulatur.

Durchführung

In der Rückenlage stellen Sie die Beine auf.
EIN: Strecken Sie beide Arme hinter den Kopf und strecken Sie beide Beine senkrecht nach oben. Die Wirbelsäule wird verlängert.
AUS: Ziehen Sie beide Knie mit den Händen in Richtung Brust heran.

Wiederholung

8- bis 10- mal

Tipp

Wenn es für Sie möglich ist, strecken Sie beide Beine aus, beugen Sie die Zehen und erzeugen Sie einen Druck mit den Fersen nach oben. Damit intensivieren Sie die Dehnung auf der Beinrückseite.

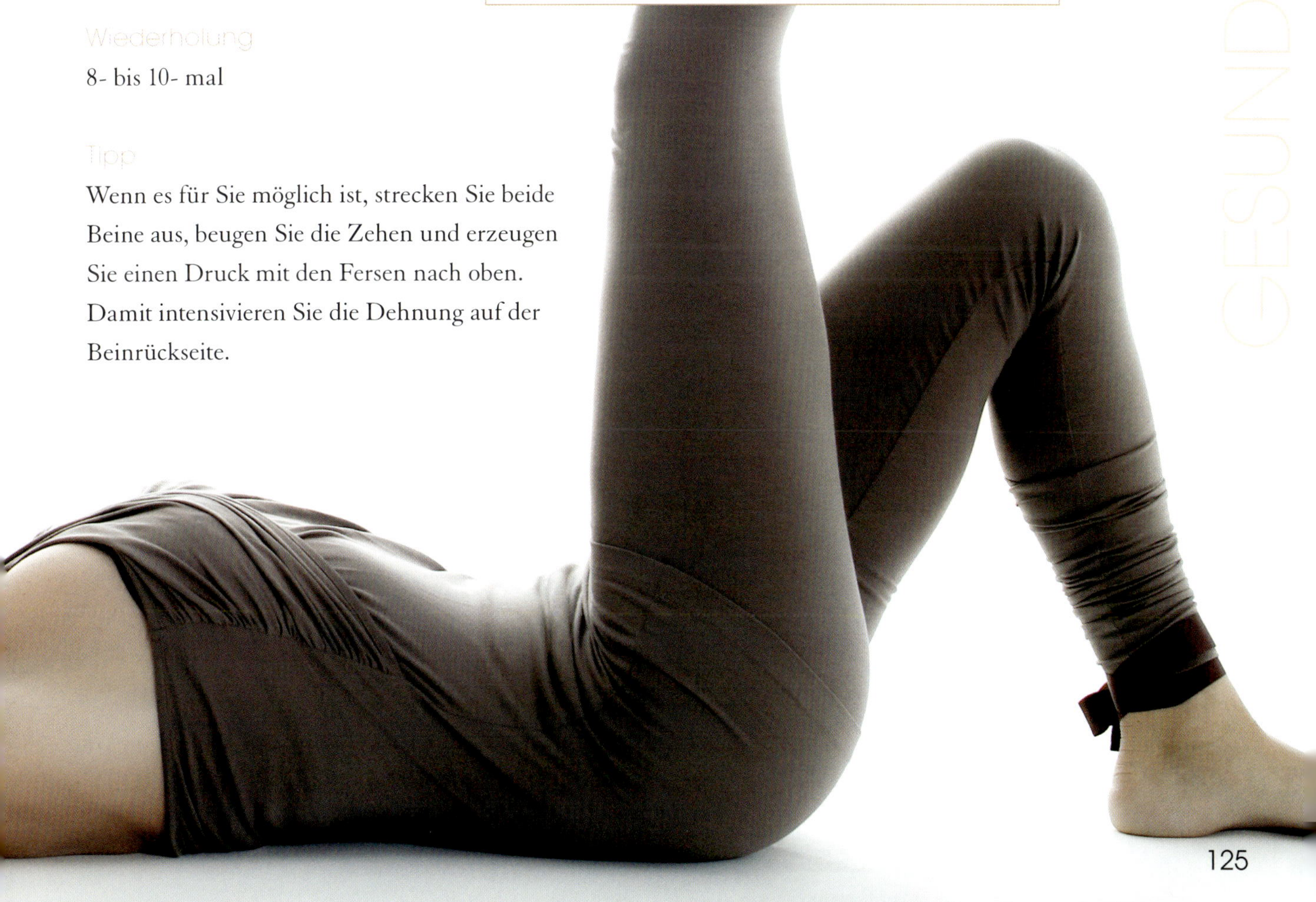

Übung 3

Ziel und Wirkung

Kräftigung der Oberschenkelmuskulatur.
Mobilisierung des Kniegelenks.

Durchführung

Sie bleiben in der Rückenlage und heben beide Beine gebeugt vom Boden ab.
EIN: Strecken Sie den rechten Arm nach hinten und das linke Bein nach oben aus.
AUS: Kommen Sie zurück in die Ausgangsposition und bringen Sie den rechten Arm wieder nach vorne und das linke Knie in die Beugehaltung.

Wiederholung

8- mal jede Seite

Tipp

Flexen Sie den Fuß beim Strecken des Beines, um die Kräftigung zu betonen.

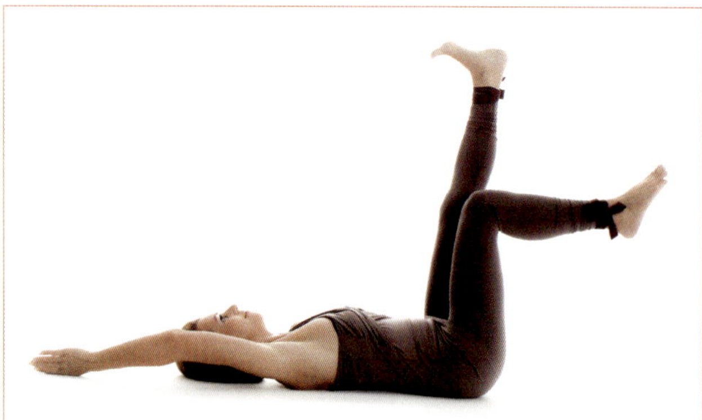

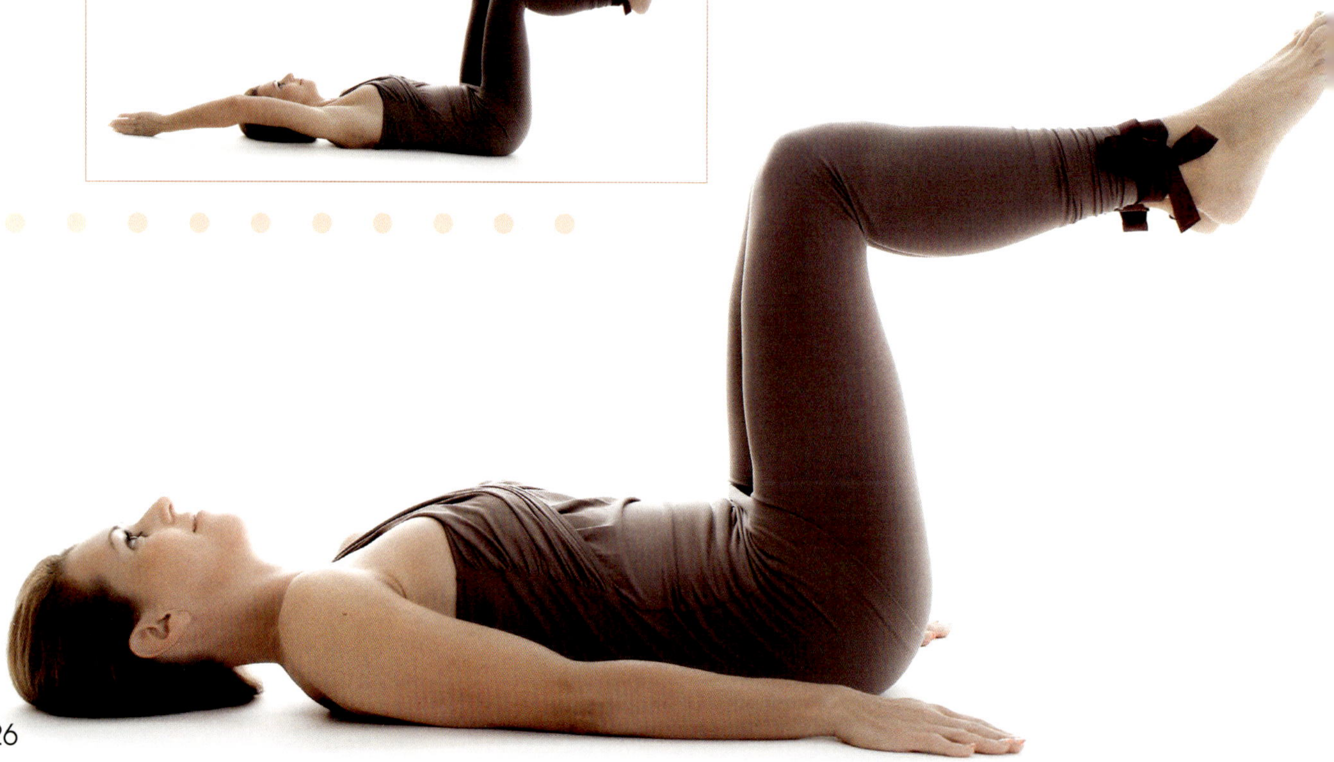

Übung 4

Ziel und Wirkung

Kräftigung der Rückseite der Oberschenkel- und Gesäßmuskulatur.

Durchführung

Sie kommen in den Vierfüßlerstand. Hüften und Knie bilden eine senkrechte Linie. Die Hände sind ein wenig vor den Schultergelenken platziert.
EIN: Strecken Sie das rechte Bein nach hinten aus.
AUS: Beugen Sie nun das rechte Bein, sodass im Knie ein 90 Grad-Winkel entsteht.

Wiederholung

8- bis 10- mal jede Seite

Tipp

Wenn Sie das gestreckte hintere Bein zu hoch heben, können Sie eine Stauchung im unteren Rücken provozieren. Betonen Sie die Länge im unteren Rücken.

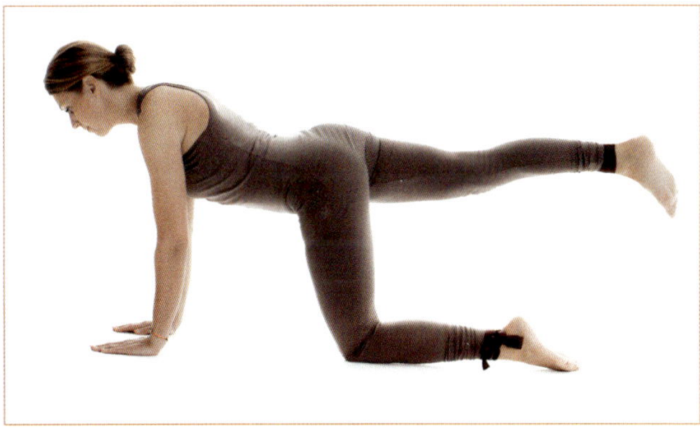

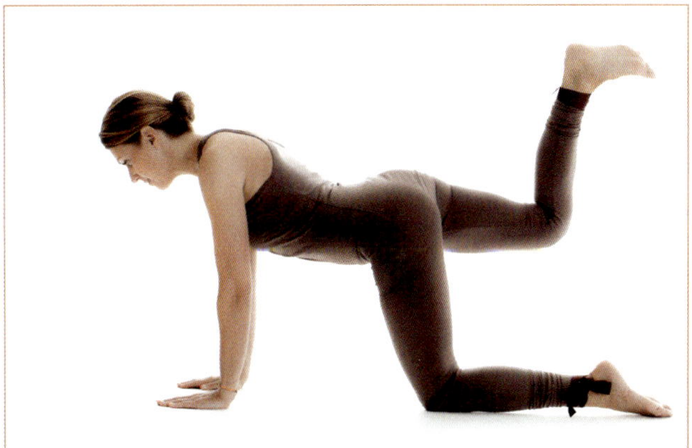

Übung 5

Ziel und Wirkung

Dehnung der vorderen Oberschenkel- und Hüftmuskulatur. Kräftigung des Rückens und der Oberschenkel.

Durchführung

Stellen Sie das rechte Bein auf, sodass Knie und Ferse sich in einer Linie befinden. Das hintere Bein ist gestreckt.
EIN: Strecken Sie die Arme nach oben und vorne und verlängern Sie dabei die Wirbelsäule.

AUS: Legen Sie die Hände auf Ihre Oberschenkel und verlagern Sie das Gewicht nach vorne, sodass eine Dehnung in der vorderen Oberschenkel- und Hüftmuskulatur entsteht.

Wiederholung

8- mal jede Seite, am Ende bleiben Sie 4 Atemzüge lang in der letzten Bewegung.

Tipp

Achten Sie darauf, dass Sie beim Verlagern des Gewichts nach vorne mit dem Knie nicht zu weit über die Ferse kommen. Dadurch würden Sie an Stabilität verlieren.

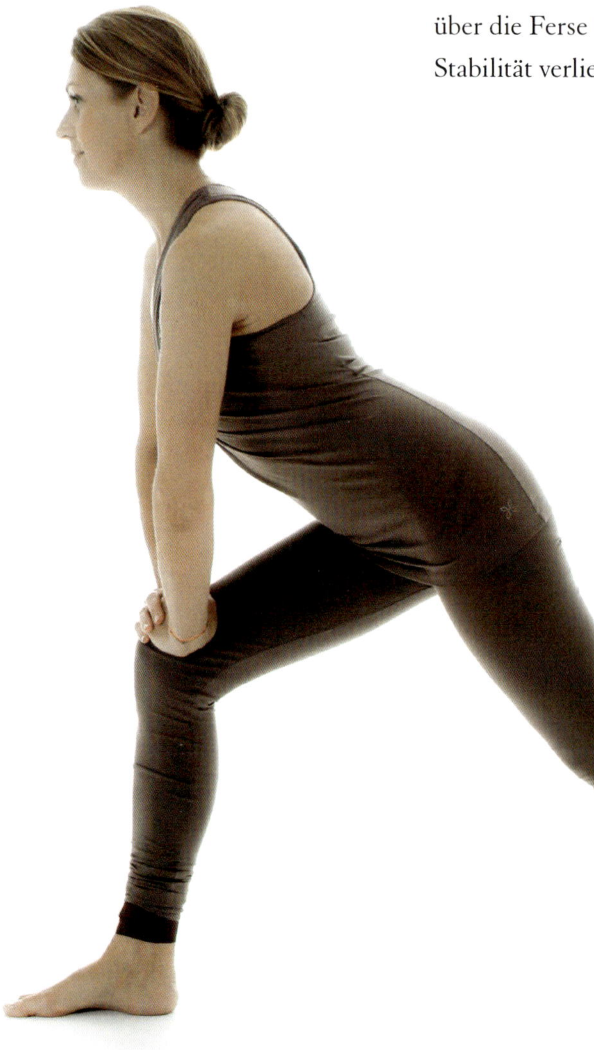

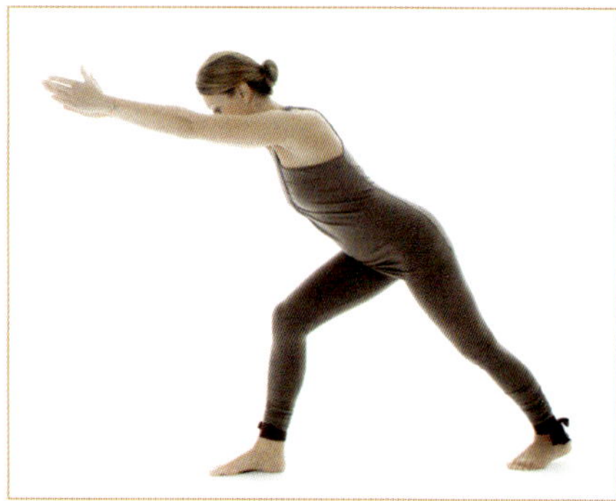

Übung 6

Ziel und Wirkung

Innere Kraft und Stabilität in Beinen und Rücken.

Durchführung

Kommen Sie zum Stehen und bringen Sie die Füße zusammen.
EIN: Strecken Sie die Arme und heben Sie beide Fersen vom Boden ab.
AUS: Legen Sie die Fersen am Boden ab und beugen Sie beide Knie. Sie greifen mit den Händen auf die Oberschenkel. Achten Sie auf eine aufrechte Haltung.
EIN: Strecken Sie die Arme nach oben und bringen Sie die Handflächen zusammen.
AUS: Behalten Sie die aufrechte Haltung bei.
EIN: Heben Sie das Brustbein in dieser Position noch etwas an. So verlängern Sie die Wirbelsäule.
AUS: Bringen Sie die Hände zum Boden.

Wiederholung

4- bis 6- mal, am Ende in der Vorbeuge 4 bis 6 Atemzüge lang bleiben. Danach verweilen Sie ein paar Atemzüge in Samasthiti (Stehhaltung).

Tipp

Üben Sie kraftvoll und stabil.

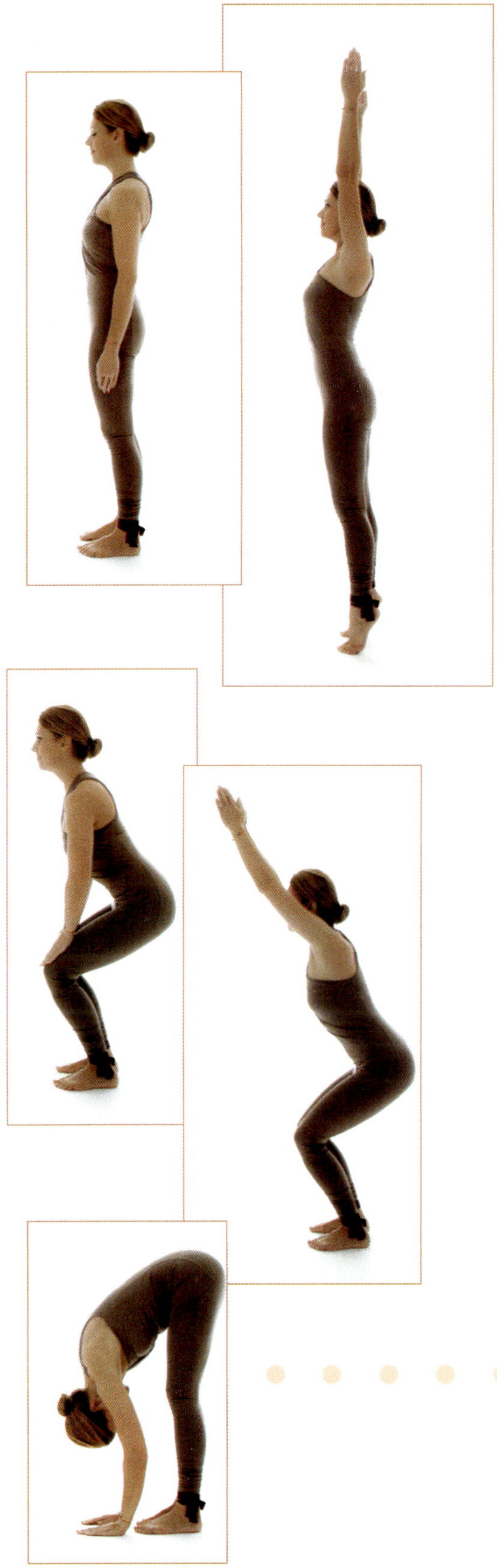

Übung 7

Ziel und Wirkung

Dehnung der äußeren Oberschenkel- und Hüftmuskulatur. Bewusstes Gegenspiel Kräftigung und Dehnung.

Durchführung

Langsam kommen Sie in die Rückenlage. Greifen Sie mit Ihrer linken Hand zum gebeugten rechten Knie und drehen es zur linken Seite. Das linke Bein ist leicht angewinkelt und entspannt. Der rechte Arm ist zur Seite gestreckt. Dort geht auch der Blick hin – zur Gegenseite.
EIN: Heben Sie langsam und kraftvoll das rechte Bein leicht an, ohne dabei die Position zu verändern.
AUS: Lassen Sie das rechte Knie entspannt Richtung Boden sinken.

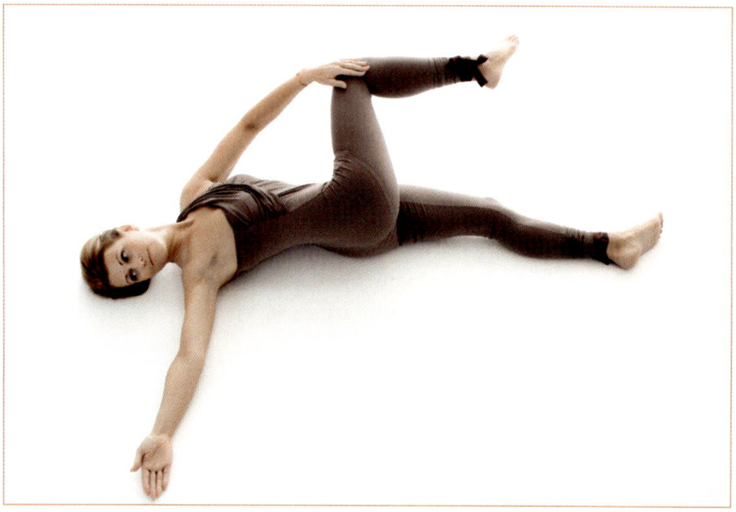

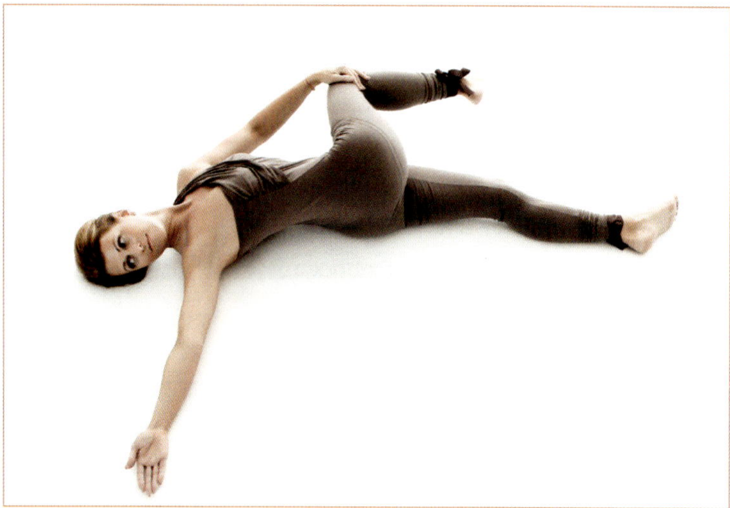

Wiederholung

8- mal jede Seite, am Ende das Knie entspannt in Richtung Boden fallen lassen und 6 Atemzüge lang bleiben.

Tipp

Wenn Sie sehr beweglich sind, können Sie das Bein auch ausstrecken und zur Ferse greifen (nur für Fortgeschrittene und erfahrene Yogapraktizierende geeignet).

Übung 8

Ziel und Wirkung

Kräftigung der Oberschenkel- und Beckenbodenmuskulatur.

Durchführung

Stellen Sie die Beine in der Rückenlage auf. Zwischen Ihren Knien legen Sie sich einen Block oder ein Buch.
EIN: Strecken Sie die Arme nach hinten und heben Sie die Hüfte vom Boden ab.
AUS: Legen Sie die Hüfte wieder am Boden ab und bringen Sie die Arme zurück nach vorne.

Wiederholung

8- mal

Tipp

Indem Sie einen Gegendruck mit den Knien erzeugen, können Sie den Block oder das Buch mit Hilfe der Kraft Ihrer Oberschenkel und des Beckenbodens leicht halten.

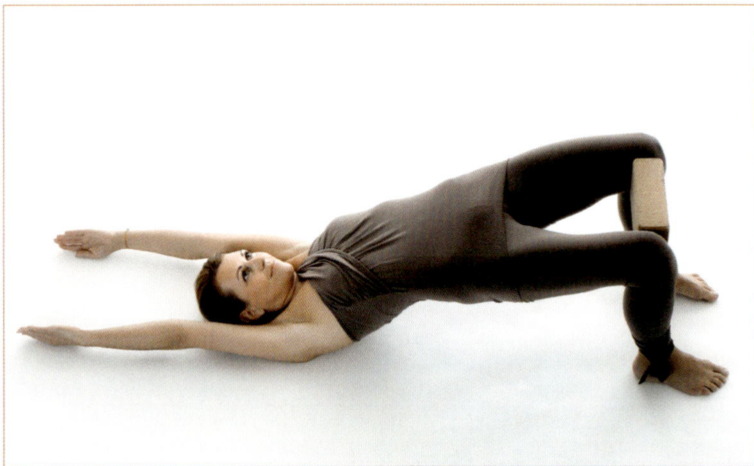

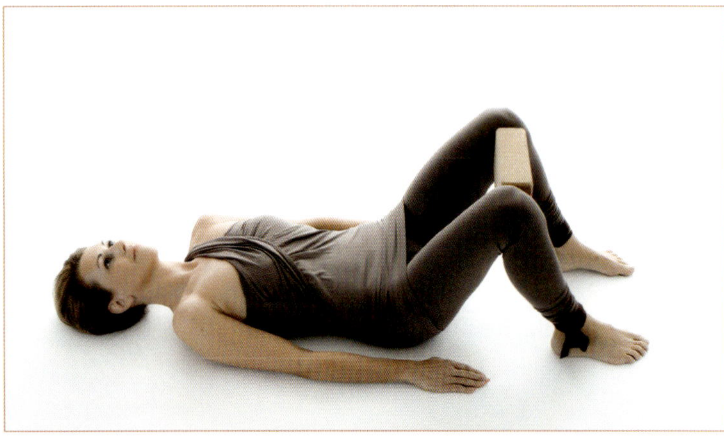

Übung 9

Ziel und Wirkung

Dehnung des unteren Rückens und des Beckenbodens, Stabilisierung von Hüft- und Kniegelenken.

Durchführung

Kommen Sie ins Sitzen und spreizen Sie die Beine weit auseinander. Richten Sie das Becken auf und kommen Sie in eine aufrechte Haltung.
EIN: Heben Sie beide Arme gestreckt seitlich über den Kopf.
AUS: Kommen Sie in die Vorwärtsbeuge und greifen Sie zu den Schienbeinen oder Füßen nach vorn. Lassen Sie Ihren Kopf und Nacken entspannt nach vorne fallen.

Wiederholung

10- mal, am Ende 4 Atemzüge lang in der Vorwärtsbeuge bleiben.

Tipp

Als Anpassung beugen Sie leicht beide Knie und legen Sie ein Kissen unter das Gesäß.

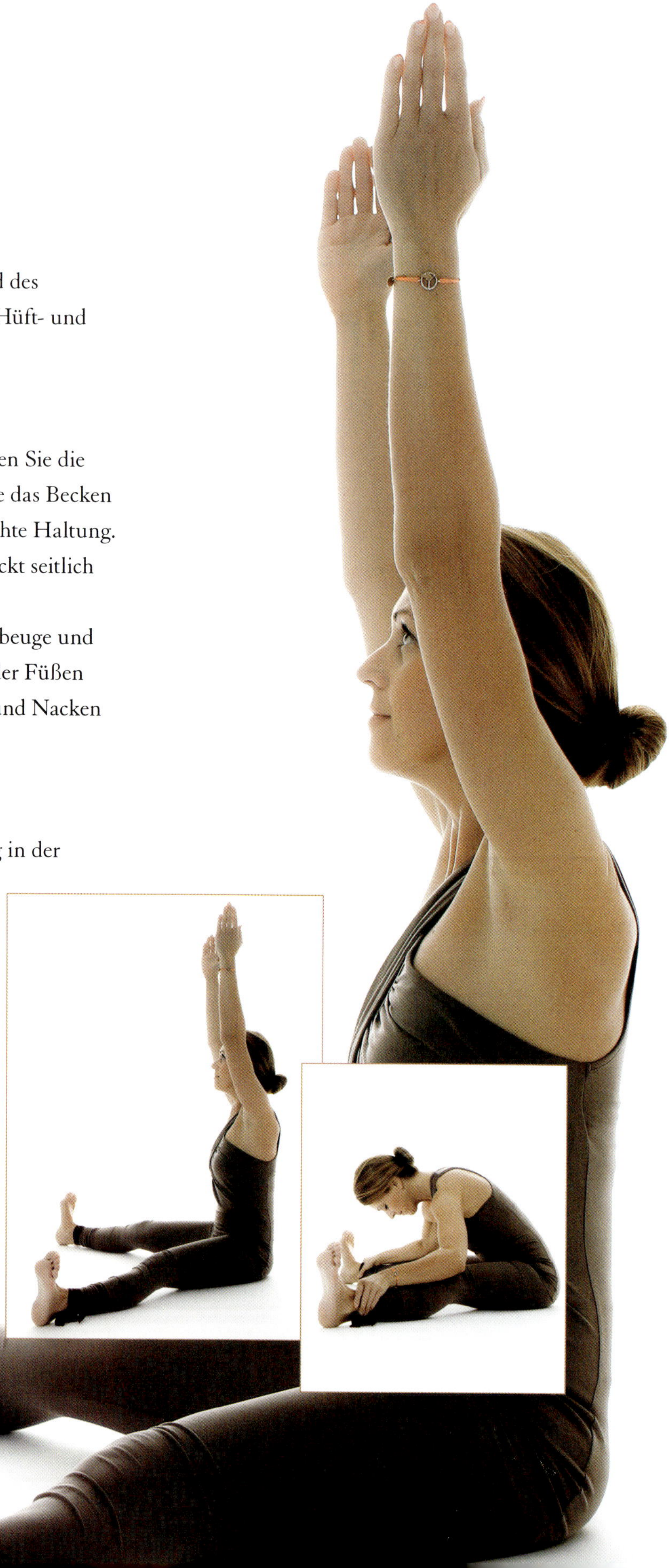

Übung 10

Ziel und Wirkung

Lösung von Spannungen im Bein- und Rückenbereich.

Durchführung

Kommen Sie in die Rückenlage und strecken Sie beide Beine aus. Lassen Sie die Füße entspannt zur Seite fallen und lösen Sie die Spannungen in Ihren Oberschenkeln und im Rücken.

Wiederholung

2 bis 3 Minuten in der Haltung bleiben.

Tipp

Bei Beschwerden im Rücken stellen Sie die Beine auf.

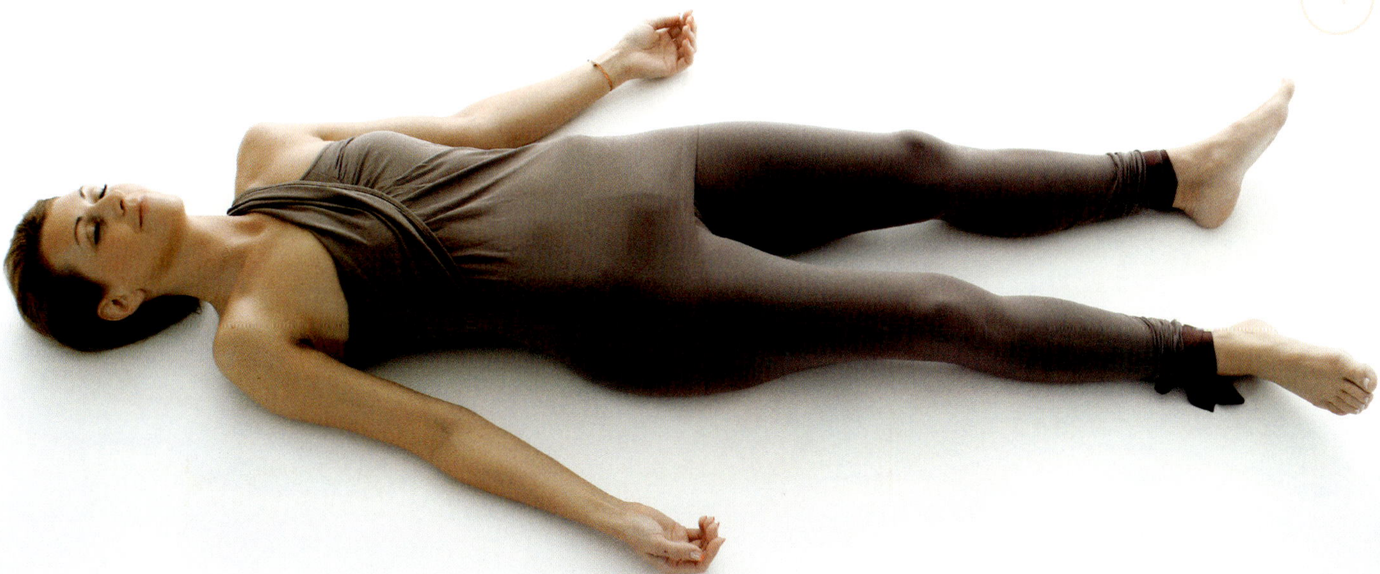

ZUR RUHE KOMMEN

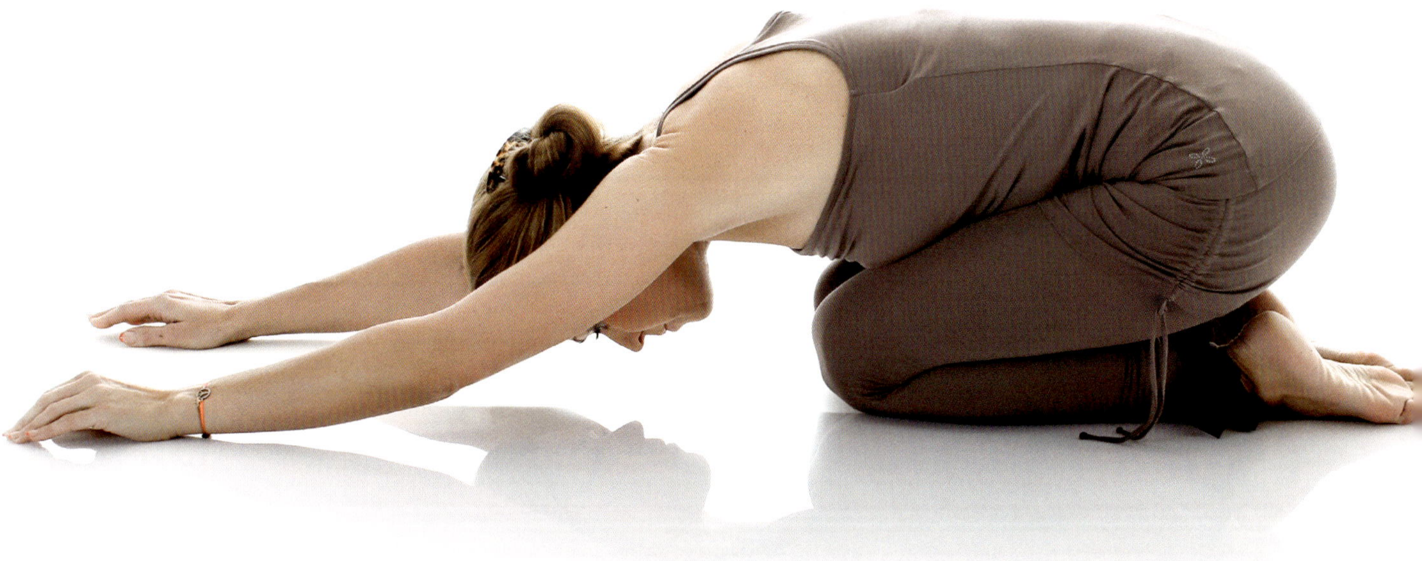

Fallbeispiel

Obwohl ich mich bereits seit Jahren im Ruhestand befinde, hatte ich immer wieder mit innerer Unruhe zu kämpfen. Diese setzte bereits am Morgen direkt nach dem Aufstehen ein. Ich hatte ein Gefühl, dass ich dauernd Dinge erledigen müsste, was mich nervös und rastlos machte. Am Nachmittag kam dann Erschöpfung dazu, sodass ich mich müde hinlegen musste. Zusätzlich hatte ich hohen Blutdruck, wofür ich Medikamente bekam. Ich spürte sofort, wenn der Blutdruck jedes Mal anstieg.

Ich war auf der Suche nach Beruhigung auf der einen Seite und auf der anderen Seite nach etwas, das mir wieder mehr Energie gab. Ich fand glücklicherweise die Yogatherapie. Am Anfang konnte ich mir nicht vorstellen, wie ein paar Übungen mir helfen konnten, mein inneres Gleichgewicht zu finden, aber bereits nach der ersten Praxis war ich erstaunt. Ich spürte sofort einen beruhigenden Effekt. Meine Atmung wurde länger und entspannter, zumindest während der Übungen. Ich hatte wieder das Gefühl von Entspannung und Ruhe entdeckt. Ich übte regelmäßig und so konnte ich bereits nach einem Monat von für mich überraschenden Ergebnissen berichten. Meine innere Unruhe war deutlich zurückgegangen. Ich fühlte mich gelassener und hatte sogar wieder mehr Energie. Die ständige Müdigkeit am Nachmittag war bedeutend weniger geworden.

Eine weitere Erkenntnis machte ich bereits morgens. Den immer wiederkehrenden Spannungskopfschmerz nach dem Aufwachen konnte ich relativ leicht „wegatmen". Und mein Internist konnte mir sogar die Blutdruck-Medikamente reduzieren, da ich nicht mehr diesen großen Schwankungen unterworfen war und mit nur einer Tablette täglich gut auskam.

All diese Erfolge hätte ich niemals für möglich gehalten, schon gar nicht mit Yoga. Heute mache ich meine Übungen gerne und konsequent, weil ich merke, wie sie mir körperlich und psychisch guttun. Ich schöpfe wieder Kraft und Energie und bin insgesamt ruhiger und dadurch auch viel aufmerksamer geworden. Yogatherapie ist für mich nicht mehr aus meinem Leben wegzudenken.

Inge, 72

Kommentar

„In der Ruhe liegt die Kraft", sagt ein altes Sprichwort. Das haben bereits die größten Meister erkannt. Auch in Eckhart Tolles Buch „Jetzt" beschreibt der Autor die Kraft des Augenblicks („The power of now"). Es ist nicht zufällig das meistverkaufte spirituelle Buch jemals. Nur wenn wir in die Ruhe kommen, gelangen wir in die Gegenwart. Permanentes Gedankenkreisen fesselt uns in der Vergangenheit oder Zukunft. Dies macht uns oft unruhig. Die Folge ist, dass wir unaufmerksam und rastlos sind. Für viele Menschen ist ein Augenblick der Ruhe eine furchtbare Belastung, die sie kaum aushalten. Sie glauben, sie müssen ständig etwas tun oder denken, um voranzukommen. Leider behindert uns dies mehr, als es uns hilft. Es lenkt uns von den wichtigen Dingen im Leben ab.

Menschen in die Stille zu begleiten ist eine der Hauptaufgaben eines Yogatherapeuten. Dort finden sich die entscheidenden Antworten auf die essentiellen Fragen des Lebens. Wenn der Geist zur Ruhe kommt, erfahren wir Klarheit. Viele Menschen sind in dieser hektischen Zeit verstrickt in die ständigen Heraus- und Überforderungen des Berufs und des Alltags. Schlafstörungen haben massiv zugenommen in den letzten Jahrzehnten. Die Verschreibung von Psychopharmaka zur Beruhigung ist eine immer öfter gewählte Methode von Ärzten. Die meisten Menschen sehnen sich nach Entspannung und Ruhe.

Yoga hilft uns, mit einfachen Entspannungsübungen Ruhe zu finden. Die bewusste Atmung führt uns in die Aufmerksamkeit und Geduld. Der Fluss der Praxis zeigt uns den Weg von Konsequenz und lang anhaltender Konzentration. In der Stille beruhigt sich das Nervensystem und der Körper braucht weniger Energie. Viele Menschen berichten, dass sie, seit sie Yoga praktizieren, weniger Schlaf brauchen und trotzdem mehr Energie haben. Sie fühlen sich insgesamt fitter.

Mehr Ruhe und Stille hat Effekte auf mehreren Ebenen. Sie werden ausgeruhter, ausgeglichener und klarer sein. Sie werden mit weniger Anstrengung in vielen Bereichen positive Veränderungen erleben. In meinen Yogawochen und Ausbildungskursen führe ich bewusst immer wieder Tage ein, an denen morgens vor der Yogapraxis nichts gesprochen wird. Viele Teilnehmer berichten mir, dass sich ihre Wahrnehmung während des Yogas und auch allgemein positiv verändert hat. Sie nehmen die Umgebung viel bewusster wahr und können die Stille genießen.

Ziele der Übungen:

- Beruhigung des Nervensystems und des Geistes
- Verlängerte Ausatmung führt zu mehr Entspannung
- Konzentration und Achtsamkeit
- Förderung der inneren Ausgeglichenheit und Gelassenheit
- Lösen verspannter Rückenmuskeln
- Leichtes und schnelles Umschalten in die Ruhe

Übung 1

Ziel und Wirkung

Verlängerte Ausatmung beruhigt das Nervensystem und löst Verspannungen. Kräftigung und Dehnung des Rückens.

Durchführung

Sie kommen zum Stehen. Bevor Sie beginnen, atmen Sie einige Male tief ein und aus. Nehmen Sie sich Zeit für die bevorstehende Praxis.
EIN: Heben Sie beide Arme über den Kopf.
AUS: Beugen Sie die Knie und bringen Sie die Finger zum Boden. Achten Sie darauf, dass die Wirbelsäule aufrecht bleibt und Sie nicht nach vorne kippen.
EIN: Strecken Sie die Arme bei geradem Rücken nach vorne. Die Beine sind gestreckt. Bei Rückenschmerzen können Sie die Beine leicht beugen.
AUS: Beugen Sie sich nach vorne und legen Sie die Hände am Boden ab.

Wiederholungen

6- mal, am Ende 6 Atemzüge lang in der Vorwärtsbeuge bleiben, wobei Sie dann im Verhältnis 1:2 ein- und ausatmen. Das bedeutet, dass die Ausatmung doppelt so lange ist wie die Einatmung.

Tipp

Legen Sie den Fokus bei der gesamten Praxis auf eine entspannte und lange Ausatmung.

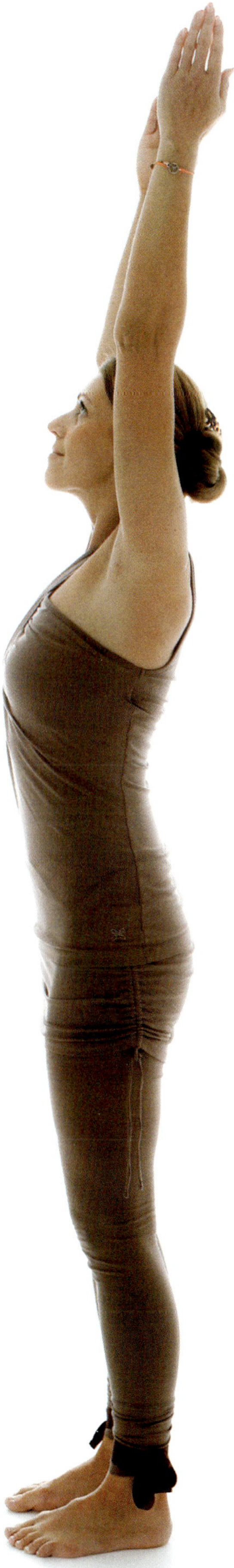

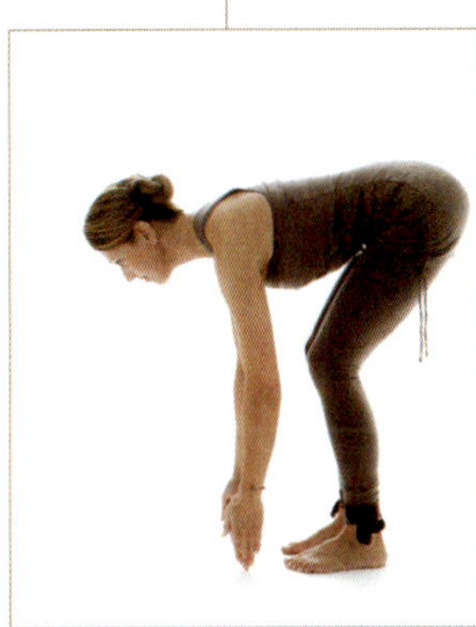

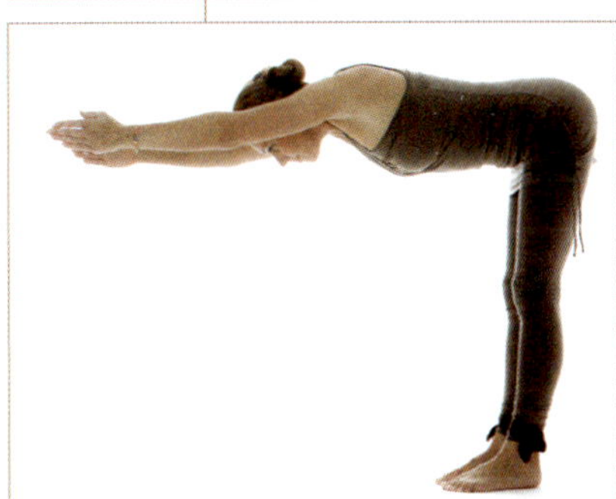

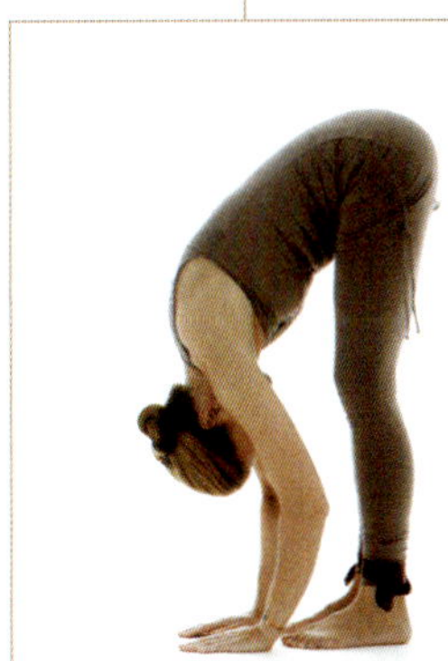

Übung 2

Ziel und Wirkung

Verlängerte Ausatmung unterstützt die Dehnung in der Muskulatur.

Durchführung

Kommen Sie in den Vierfüßlerstand. Die Hüften und Knie bilden eine senkrechte Linie. Die Hände liegen etwas vor den Schultergelenken.
EIN: Verlängern Sie die Wirbelsäule und heben Sie das Brustbein, um den Brustkorb zu öffnen.
AUS: Bewegen Sie das Becken nach hinten und oben und strecken Sie die Beine aus. Die Arme sind nach vorne ausgestreckt. Diese Bewegung machen Sie deutlich langsamer als die Bewegung bei der Einatmung. Verlängern Sie wieder bewusst die Ausatmung.

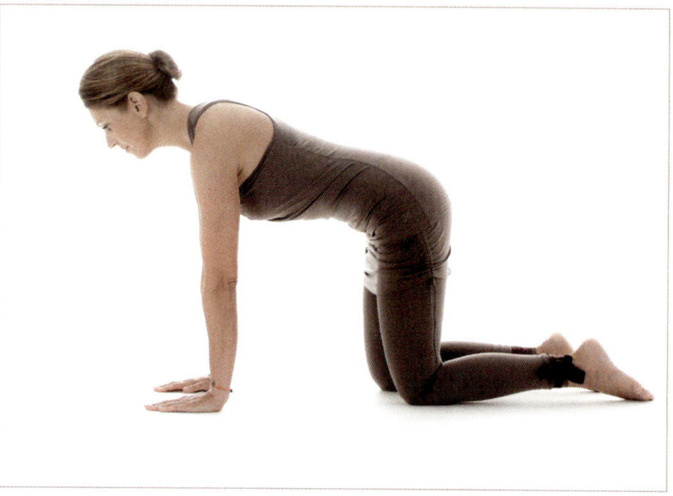

Wiederholungen

6- mal, am Ende 4 Atemzüge lang mit ausgedehnter Ausatmung im Hund bleiben.

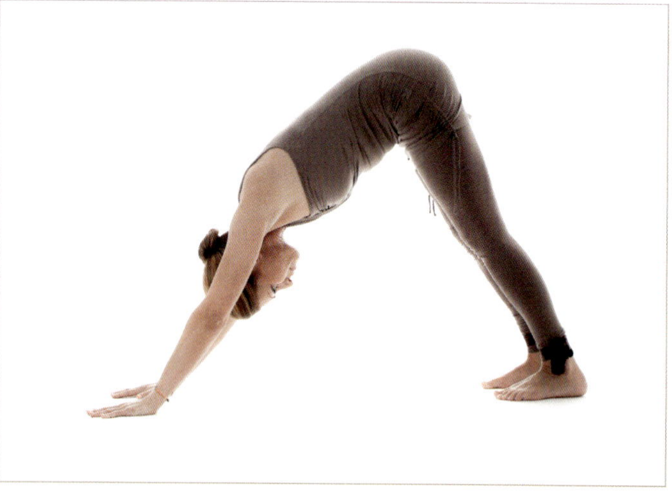

Tipp

Sie können Ihre Knie leicht beugen, wenn Sie den abschauenden Hund anpassen möchten.

Übung 3

Ziel und Wirkung

Entspannung in Schultern, Nacken, Rücken und Beinen. Beruhigung des Nervensystems durch eine lange Ausatmung.

Durchführung

Vom Hund wandern Sie mit den Füßen nach vorne zu den Händen. Sie beugen sich nach vorne und legen die Hände am Boden ab. Die Füße sind hüftbreit geöffnet. Sie atmen wieder im Verhältnis 1:2. Die Ausatmung ist doppelt so lange wie die Einatmung.

Wiederholungen

10 Atemzüge statisch.

Tipp

Zur Anpassung können Sie wieder die Knie beugen, sodass Sie die Spannung im Rücken reduzieren und die Finger den Boden berühren können.

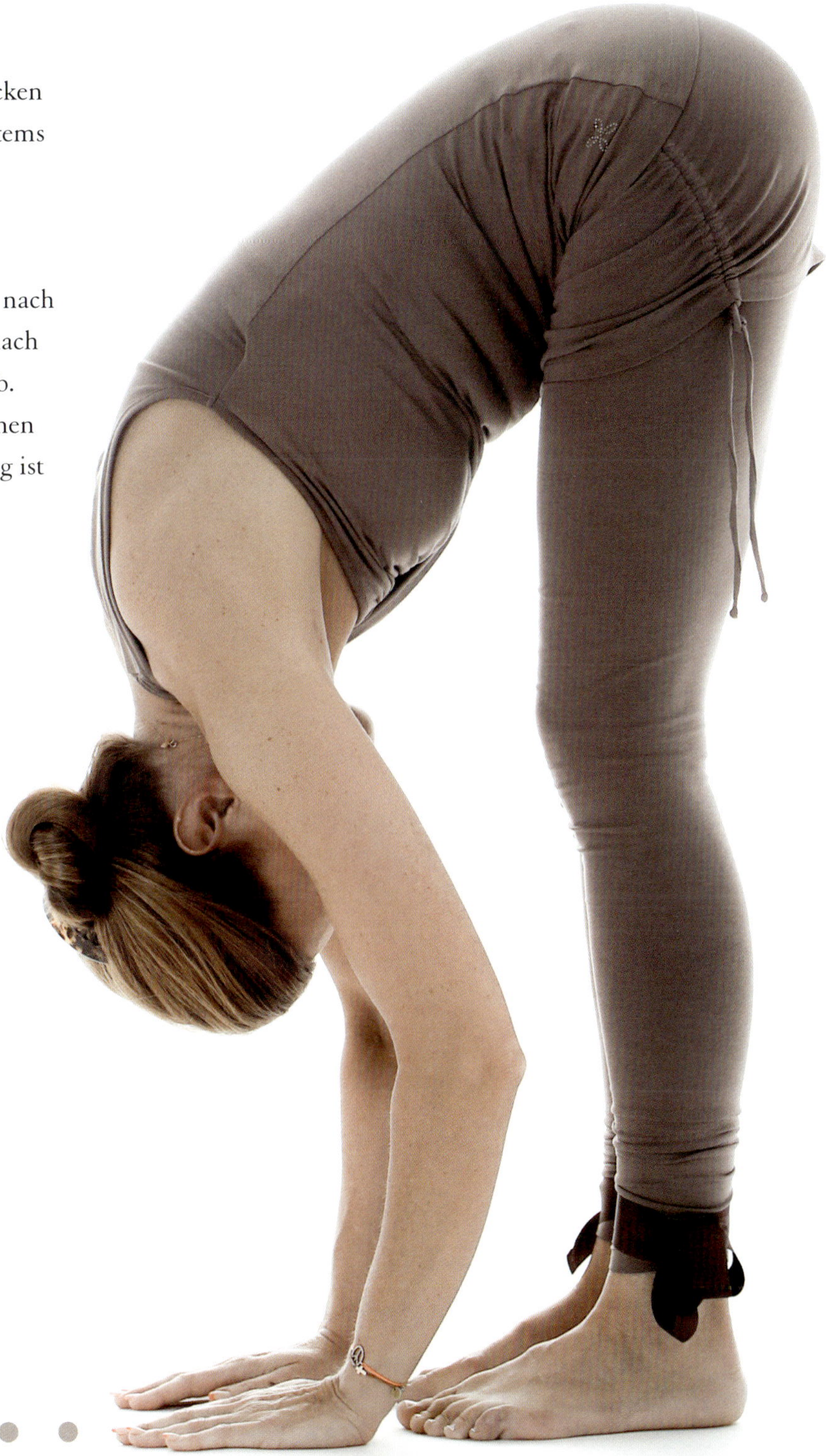

Übung 4

Ziel und Wirkung

Dehnung der Rücken- und Schultermuskulatur. Beruhigung des Geistes durch Atemleere und ausgedehnte Ausatmung.

Durchführung

Kommen Sie in den Vierfüßlerstand. Die Hüften und Knie bilden eine senkrechte Linie. Die Hände platzieren Sie etwas vor den Schultergelenken.
EIN: Verlängern Sie die Wirbelsäule und heben Sie das Brustbein an, um den Brustkorb zu öffnen.
AUS: Mit einer verlängerten Ausatmung bewegen Sie Ihr Gesäß langsam Richtung Fersen. Wenn der Kopf zum Boden kommt, bleiben Sie kurz in der Atemleere, bevor Sie abermals einatmen und in den Vierfüßlerstand zurückkommen.

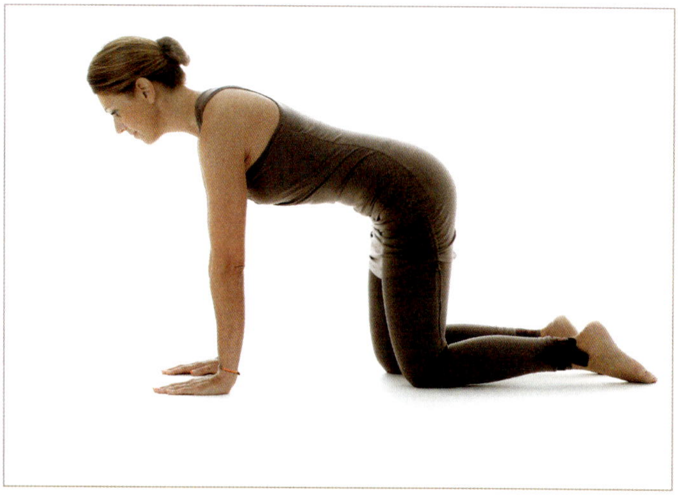

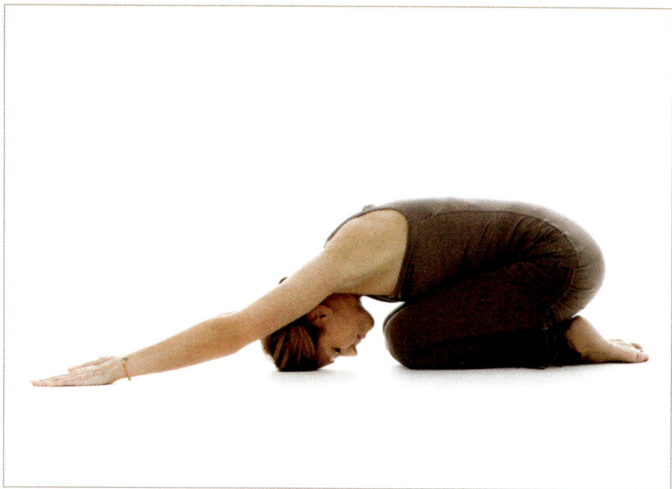

Wiederholungen

8- mal, am Ende 4 Atemzüge lang bleiben und lange ausatmen.

Tipp

Pressen Sie nicht beim Atmen und überanstrengen Sie sich nicht beim Anhalten der Atmung. Lassen Sie die verlängerte Ausatmung sanft und frei fließen.

Übung 5

Ziel und Wirkung

Beruhigung des Nervensystems und des Geistes durch bewusste Atmung. Dehnung der Rückenmuskulatur.

Durchführung

Bleiben Sie in der Kindeshaltung. Atmen Sie bewusst langsam aus und verweilen Sie in dieser Haltung.

Wiederholungen

10 Atemzüge statisch bleiben.

Tipp

Sie können die Knie etwas öffnen, wenn Sie den Bauch noch mehr entspannen möchten.

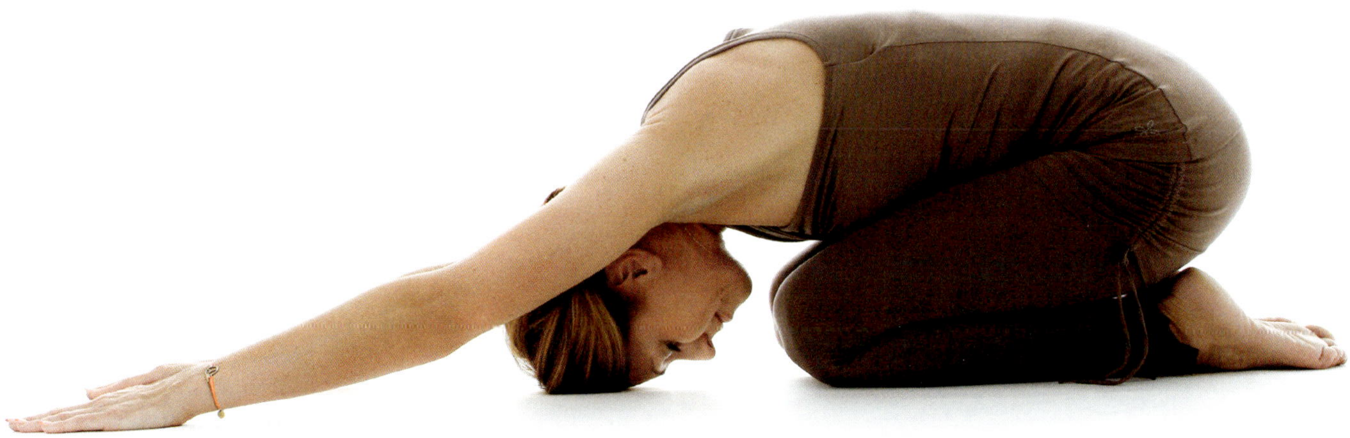

Übung 6

Ziel und Wirkung

Dehnung und Entspannung des unteren Rückens.

Durchführung

Kommen Sie in die Rückenlage und stellen Sie die Beine auf.
EIN: Heben Sie beide Arme und strecken Sie das rechte Bein senkrecht nach oben.
AUS: Beugen Sie das rechte Bein und ziehen Sie mit beiden Händen das rechte Knie zum Brustkorb heran.

Wiederholungen

8- mal jede Seite

Tipp

Entspannen Sie bewusst Schultern, Nacken und unteren Rücken bei dieser Bewegung.

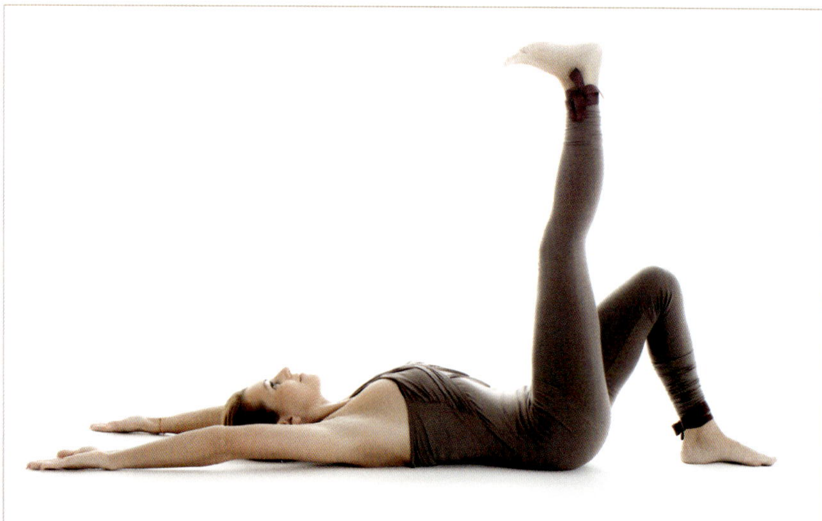

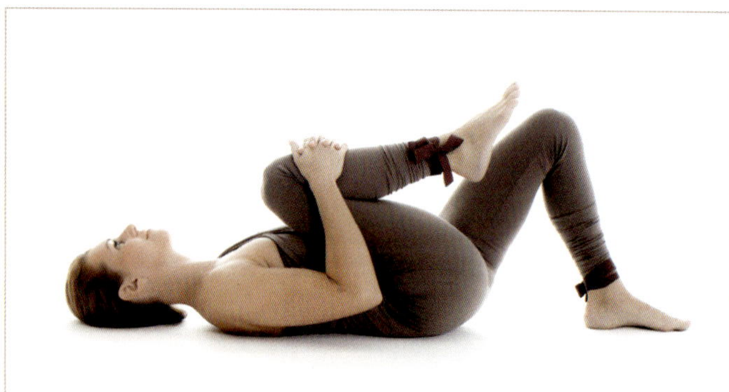

Übung 7

Ziel und Wirkung

Entspannung des unteren Rückens. Vorbereitung auf die Endentspannung.

Durchführung

Bleiben Sie in der Rückenlage.
EIN: Greifen Sie mit beiden Händen zu den Knien. Die Arme sind entspannt gestreckt. Der Hinterkopf liegt am Boden auf.
AUS: Ziehen Sie mit beiden Händen die Knie zur Brust heran. Atmen Sie langsam und lange aus.

Wiederholungen

8- bis 10- mal

Tipp

Üben Sie sanft und aufmerksam.

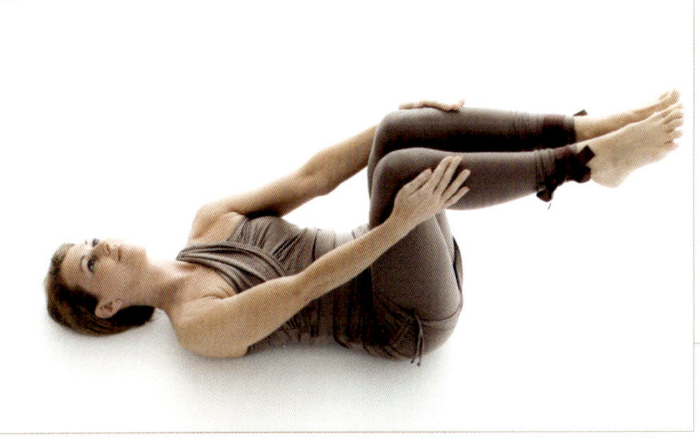

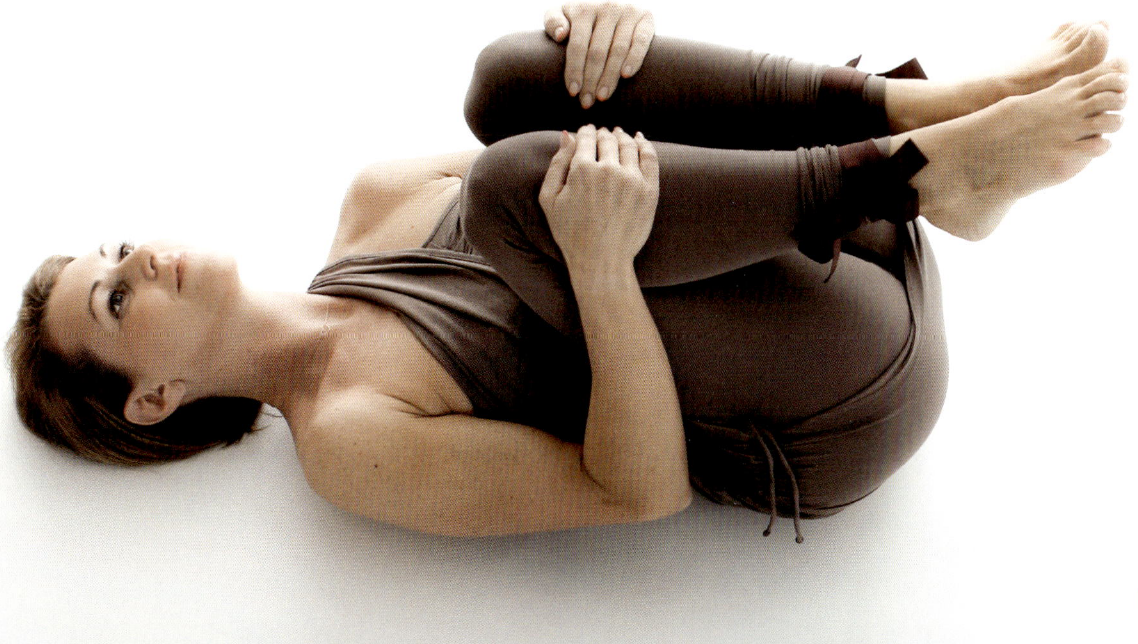

Übung 8

Ziel und Wirkung

Entspannung der gesamten Muskulatur und aller Gelenke im Körper. Beruhigung des Geistes.

Durchführung

Strecken Sie die Beine am Boden liegend aus. Die Arme liegen seitlich neben dem Körper. Unter den Kopf können Sie eine Decke legen, damit der Nacken lang und entspannt bleibt. Spüren Sie nacheinander, wie Hinterkopf, Schulterblätter, Kreuzbein und Fersen am Boden aufliegen. Mit einer verlängerten Ausatmung lassen Sie diese Stellen im Körper dann bewusst tiefer in den Boden sinken.

Wiederholungen

10- mal, danach 2 bis 3 Minuten Stille.

Tipp

Öffnen Sie sich für Ruhe und Stille in Ihrem Leben.

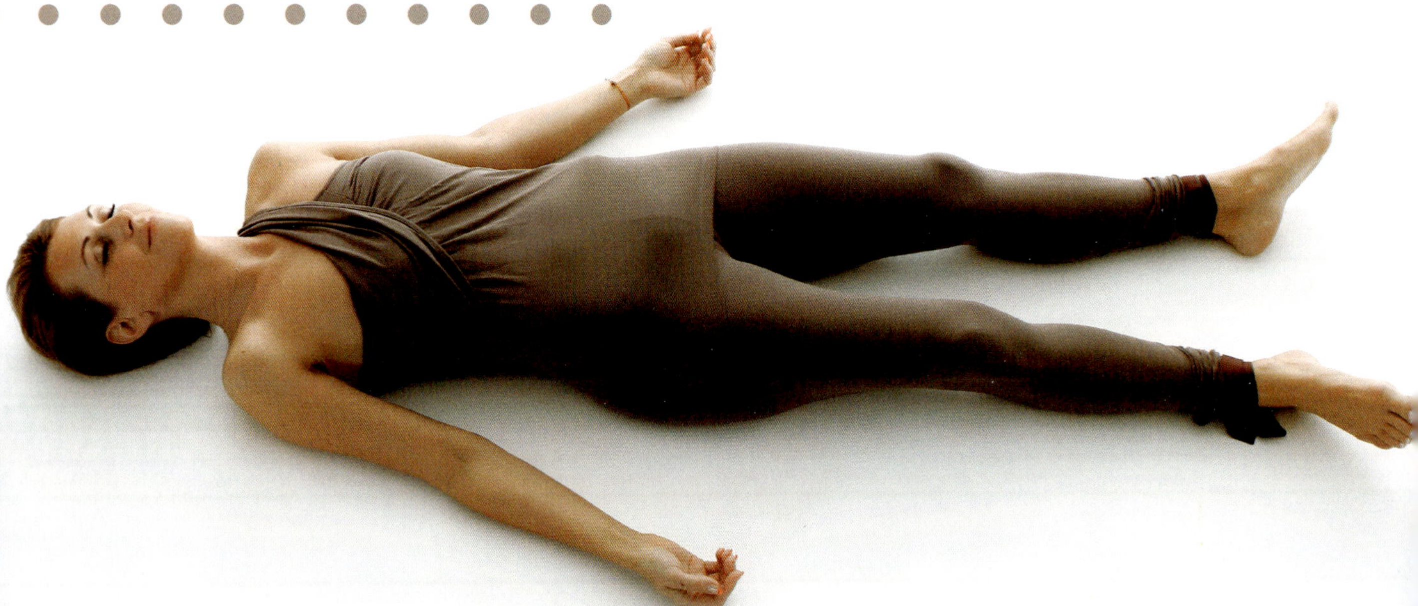

EINSTIEG IN DIE MEDITATION 4

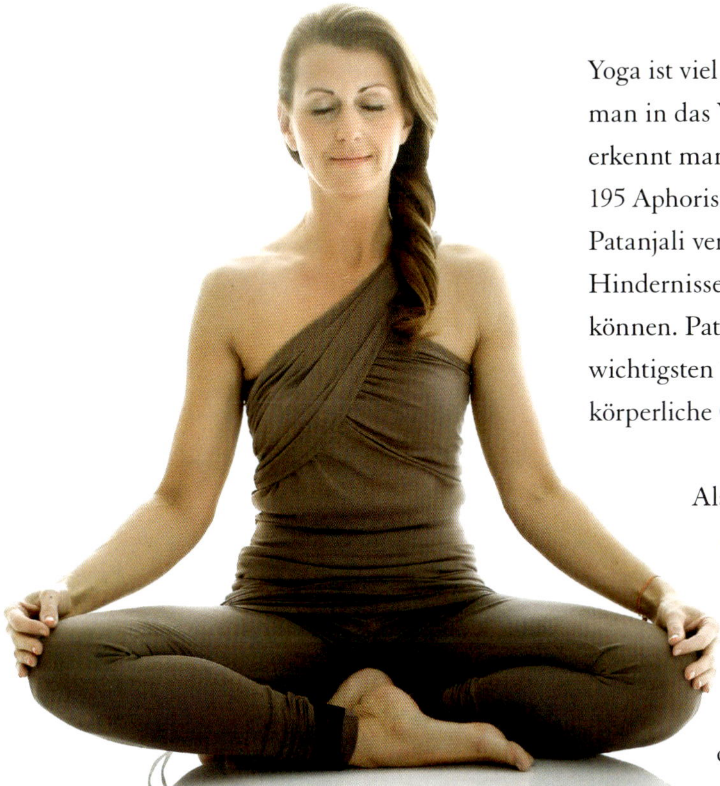

Yoga ist viel mehr als nur Asanas üben. Schaut man in das Yoga Sutra von Patanjali, dann erkennt man, dass nur ein paar wenige dieser 195 Aphorismen von Körperübungen handeln. Patanjali vermittelt uns, wie wir unsere geistigen Hindernisse, die uns Leid zufügen, überwinden können. Patanjali erachtet Meditation als eine der wichtigsten Techniken, um geistige Klarheit und körperliche Gesundheit zu erlangen.

Als ich begann, Yoga zu unterrichten, nahm Meditation sehr wenig bis gar keinen Platz in meinen Kursen ein. Jahre später weiß ich heute, dass Stille und Ruhe, gerade in unserer hektischen Welt, Qualitäten sind, die wir brauchen, um innere Klarheit zu erleben. Erst wenn die Menschen in die Ruhe und Gelassenheit kommen, sind sie bereit, Asanas achtsam auszuüben und die volle Wirkung der Yogapraxis wahrzunehmen. Deshalb beginnen die meisten meiner Stunden auch am Rücken liegend und enden oft mit einer Meditation. Viele Teilnehmer berichten mir, dass gerade diese Phasen der inneren Einkehr für sie große Wirkung haben.

Es gibt viele Formen der Meditation, die wir praktizieren können. Auch im Alltag erleben wir immer wieder ähnliche Situationen. Stellen Sie sich vor, Sie lesen ein faszinierendes Buch, das sie total vereinnahmt, oder genießen bei einem Spaziergang die Natur. Auch das sind Phasen der Fokussierung und inneren Einkehr. Geräusche und andere Gedanken finden in diesen Momenten keinen Platz, weil der Geist auf eine Sache ausgerichtet ist. Das ist auch laut Patanjali die Definition von Yoga im Yoga Sutra.

In der Einzelarbeit nutze ich Meditationstechniken, um den Schüler in einen Zustand zu versetzen, in dem er alle Antworten selbst finden kann. Die meisten Menschen sind sehr offen dafür und sind oft sehr erstaunt, was für Antworten sie erhalten. Sie fühlen sich alle nachher gelöster und freier und können oft sehr viel Positives in ihrem Leben verändern.

Am Anfang ist es oft eine große Herausforderung, seine Gedanken zu reduzieren. Man lässt sich leicht ablenken von äußeren Eindrücken und tut sich schwer, die Konzentration auf eine Sache zu legen. Da hilft es oft, die Atmung zur Hilfe zu nehmen. Indem Sie den Fokus auf Ihre Atmung legen und diese bewusst beobachten, fällt es Ihnen leichter, Ihren Verstand zu beruhigen.

Meditation hat viele Wirkungen auf unterschiedlichen Ebenen.

Auf körperlicher Ebene wirkt Meditation wie folgt:

- Vertiefung der Atmung
- Lösung von Muskelverspannungen
- Senkung des erhöhten Blutdrucks
- Verlangsamung des Herzschlags und Senkung des Risikos für Herzkrankheiten
- Verlängerung der Migräne-Intervalle
- Vermehrte Sauerstoffzufuhr
- Entgiftung durch basische Wirkung
- Anregung der Verdauungstätigkeit

Ganz besondere Wirkungen hat Meditation auf unser Gehirn und dessen Leistungsfähigkeit:

Es konnte eine Zunahme der Aktivität in zahlreichen spezifischen Hirnarealen (Motivations- und Belohnungsareale, Regionen zur Steuerung von Aufmerksamkeit und Emotionen) nachgewiesen werden. Die Meditierenden verspüren auch deutlich weniger Stress im Leben. Die Dicke verschiedener Hirnrindenareale im Gehirn nimmt bei regelmäßigem Meditieren potenziell zu. Dies trifft vor allem auf Areale zu, die mit Aufmerksamkeit und Gedächtnis zusammenhängen. Auch das Empfinden von Mitgefühl und das Erfahren von Glückszuständen kann durch Meditation bewusster erlebt werden.

Erstaunlicherweise wurde auch nachgewiesen, dass Meditation zu einer langsameren Alterung der Hirnsubstanz führt. Das ist eine wichtige Erkenntnis, wenn man bedenkt, dass Demenzerkrankungen in den letzten Jahrzehnten deutlich zugenommen haben.

Auf geistiger Ebene wirkt Meditation wie folgt:

- Erhöhung der Lebensenergie
- Ausrichtung des Geistes auf eine Sache
- Konzentration und Aufmerksamkeit für wichtige Dinge
- Ruhe und Gelassenheit trotz äußerer Stressfaktoren
- Wahrnehmung der eigenen Bedürfnisse und Wünsche
- Geistige Klarheit und Beruhigung des Geistes
- Reduzierung von geistiger und emotionaler Anspannung

Diese Wirkungen der Meditation auf Körper und Geist entsprechen Ergebnissen aus zahlreichen Studien und Meta-Studien. Dort konnten sie wissenschaftlich signifikant nachgewiesen werden. Eine Auflistung dieser Studien finden Sie am Ende des Buches.

Stufe 1: Körperhaltung

Nehmen Sie eine bequeme Sitzposition ein. Dazu setzen Sie sich auf Ihre Matte und legen ein Sitzkissen unter das Gesäß. Damit lässt sich die Wirbelsäule optimal aufrichten. Die Beine sind gekreuzt. Wenn das nicht möglich ist, können Sie ein Bein auch ausstrecken. Ist es für Sie keinesfalls möglich, am Boden zu sitzen, können Sie sich auch auf einen Stuhl setzen.

Bringen Sie nun die Aufmerksamkeit zu Ihrem Körper. Sie nehmen eine stabile und aufrechte Haltung in Ihrer Wirbelsäule ein. Der Nacken ist lang und die Halswirbelsäule nicht gestaucht. Die Schulterblätter können entspannt in Richtung Boden sinken. Das Gesicht ist ebenfalls entspannt.

Stufe 2: Atmung als Weg in die Stille

Schließen Sie die Augen und konzentrieren Sie sich auf Ihre Atmung. Die Atmung ist tief und lange. Sie atmen langsamer als sonst. Bleiben Sie die nächsten Minuten mit der Aufmerksamkeit ganz bei Ihrer Atmung. Beim Abschweifen der Gedanken kehren Sie sofort wieder zurück zu Ihrer Atmung. Beobachten Sie die Atmung.

Stufe 3: Aufmerksamkeit und Fokussierung

Richten Sie nun die Aufmerksamkeit auf die Ruhe und Stille. Verbleiben Sie 10 bis 15 Minuten in dieser inneren Einkehr. Falls Sie Gedanken, Geräusche oder Körperwahrnehmungen spüren, akzeptieren Sie diese und kehren mit dem Fokus wieder zur Stille zurück.

Stufe 4: Wünsche

Sie können nun für sich einen Wunsch formulieren. Nehmen Sie den ersten intuitiven Gedanken, der kommt. Überlegen Sie nicht und wägen Sie nicht rational ab. Das führt Sie zurück in den Verstand und macht Sie nicht frei für Inspiration und geistige Klarheit. Nehmen Sie die Wünsche, die ganz vom Inneren kommen, und geben Sie diesen Priorität. Gönnen Sie sich ein paar Minuten Zeit, die Wünsche zu formulieren. Wenn Sie sich für diese Meditation ganz öffnen können, kann es sein, dass Sie überrascht sein werden, welche tiefsten Bedürfnisse an die Oberfläche kommen.

DANKSAGUNG

5

meiner Frau Monika Poeckh-Racek für ihre unendliche Unterstützung meiner Arbeit

Remo Rittiner für sein schönes Vorwort, das ein idealer Einstieg in das Buch ist, und für seine unvergleichliche Art, sein Wissen über Yogatherapie zu vermitteln

Johannes Kernmayer für seine professionellen Fotos, die die therapeutischen Übungen perfekt veranschaulichen und einladen, mitzumachen

Adelheid Schießl für ihre tolle Modeltätigkeit und ihre langjährige Unterstützung

Susanne Höllinger für die Inspiration in der Toscana, dieses Buch zu schreiben

Allen Schülern, die sich als Fallbeispiele zur Verfügung gestellt haben, um den Lesern einen tiefen Einblick in das große Potential der Yogatherapie zu geben

Andreas Oberndorfer für seine einzigartigen und wertvollen Grafiken

Werner Vogel vom Via Nova Verlag für seine Großzügigkeit und wertvolle Unterstützung

Hotel Schwarz Alm im Waldviertel für die Ruhe und Stille, die ich dort finden konnte, um den Großteil des Buches zu schreiben

Allen Yogaschülern und Yogalehrern, die mich in all den Jahren begleitet haben

ÜBER DEN AUTOR

6

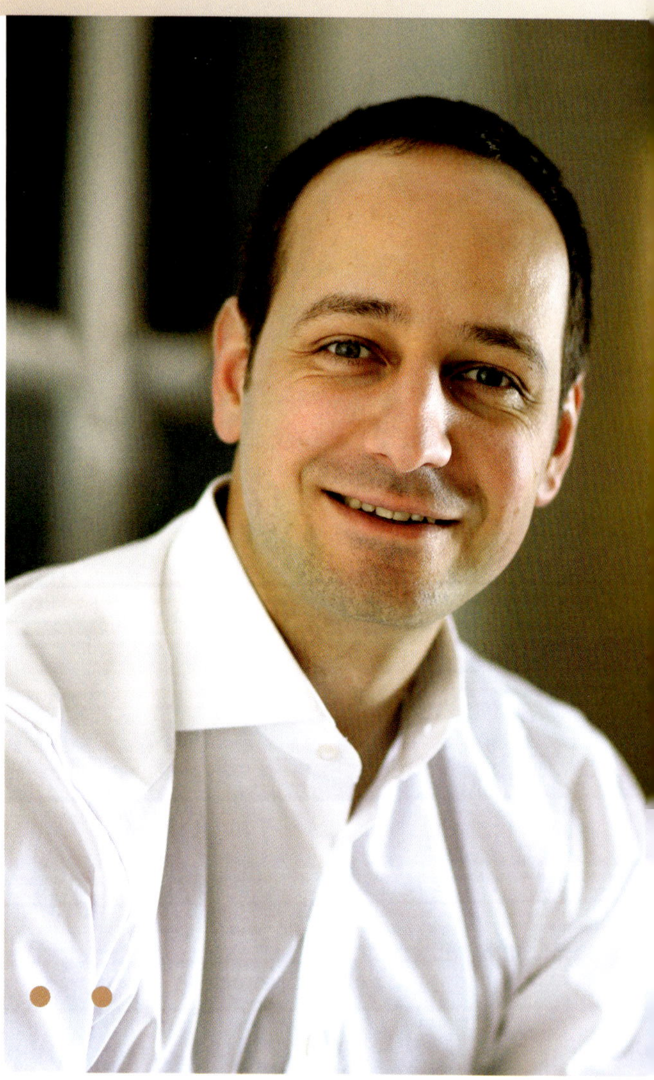

Dr. med. Peter Poeckh ist Arzt, Yogalehrer und Yogatherapeut aus Wien. Er absolvierte nach bereits erfolgreich abgeschlossenem Wirtschaftsstudium auch das Studium der Medizin an der Universität Wien. Derzeit befindet er sich in Ausbildung zum Allgemeinmediziner. Seit 2002 beschäftigt er sich intensiv mit Yoga und erhielt 2012 nach zweijährigem Studium bei Remo Rittiner das Diplom zum Yogatherapeuten. Seit Jahren hält Dr. Poeckh international Vorträge und Seminare zum Thema „Yoga und Gesundheit" und ist als Yogaexperte regelmäßig Gast im ORF.
Als Mediziner verbindet er traditionelle Yoga-Prinzipien mit den neuesten Erkenntnissen der Anatomie und Muskelfunktionstherapie. Die Yogatherapie entspricht seiner ganzheitlichen Sichtweise von aktiver Gesundheit in Verbindung mit geistiger Klarheit und natürlichem Bewusstsein. Er unterrichtet hauptsächlich im Yogazentrum Mödling bei Wien, das er 2006 mitgegründet hat.

Dr. Peter Poeckh bietet jährlich eine Yogatherapie-Ausbildung in Wien an.
www.yogatherapie.co.at

LITERATURANGABEN 7

Oberg E.B., Rempe M., Bradley R. (2013): Self-directed Mindfulness Training and Improvement in Blood Pressure, Migraine Frequency, and Quality of Life. Glob. Adv. Health Med. 2013 Mar;2(2):20-5.

Manchanda S.C., Madan K. (2014): Yoga and meditation in cardiovascular disease. Clin Res Cardiol. 2014 Jan 25.

Critchley, H.D., Melmed, R.N., Featherstone, E., Mathias, C.J. & Dolan, R.J. (2001). Brain activity during biofeedback relaxation: a functional neuroimaging investigation. Brain, 124, 1003-1012.

Hölzel, B.K., Carmody, J., Evans, K.C., Hoge, E.A., Dusek, J.A., Morgan, L. et al. (2010). Stress reduction correlates with structural changes in the amygdala. Social Cognitive and Affective Neuroscience, 5, 11-17.

Hölzel, B.K., Carmody, J., Vangel, M., Congleton, C., Yerramsetti, S.M., Gard, T. et al. (2011). Mindfulness practice leads to increases in regional brain gray matter density. Psychiatry Research, 191, 36-43.

Esch, T. & Stefano, G.B. (2011). The neurobiological link between compassion and love. Medical Science Monitor, 17, RA 65-75.

Esch, T. (2011). Die Neurobiologie des Glücks. Wie die Positive Psychologie die Medizin verändert. Stuttgart: Thieme.

Esch, T. & Stefano, G.B. (2010). The neurobiology of stress management. Neuroendocrinological Letters, 31, 19-39.

HINWEISE

MAG. DR. MED. PETER POECKH

Arzt, diplomierter Yogalehrer und Yogatherapeut
www.yogatherapie.co.at
pp@yogatherapie.co.at

2 - jährige Yogatherapie-Ausbildung
ab April 2015 in Wien
Stunden, Seminare, Workshops
alle Infos unter www.yogatherapie.co.at

ADELHEID SCHIESSL

Salzburg: Rupertigasse 1, 5301 Eugendorf
Wien Flughafen: Kirchenplatz 1, 2431 Kleinneusiedl
Tel 0043 664 505 43 42
Yoga Therapeutin, dipl. Yogatrainerin (auch für Kinder und Schwangere) und Ayurveda Therapeutin, Ayurveda Köchin, dipl. Mental-, Intuitions & Bewusstseinstrainerin
NUAD / THAI YOGA Praktikerin

REMO RITTINER

YogalehrerInnenausbildungen/
Yogatherapieausbildungskurse
Ayur Yoga
Bleicherweg 45
8002 in Zuerich
www.ayuryoga.ch
info@ayuryoga.ch
Tel 0041 76 565 98 26

JOHANNES KERNMAYER

Fotos zum Buch
www.kernmayer.com

IMPRESSUM

3. Auflage 2016

Telefon (06 61) 6 29 73

Fax (06 61) 96 79 560

E-Mail: Info@verlag-vianova.de

www.verlag-vianova.de

Fotos: Johannes Kernmayer

Die Fotos wurden im Yogazentrum Mödling aufgenommen

Model: Adelheid Schießl

Illustrationen: Andreas Oberndorfer

Umschlaggestaltung: Guter Punkt • München

Satz und Layout: Annette Wagner und Sebastian Carl • Amerang

Autor: Mag. Dr. Peter Poeckh, Wien/Österreich

www.yogatherapie.co.at

Druck und Verabeitung: Appel und Klinger • 96277 Schneckenlohe

ISBN 978-3-86616-303-4

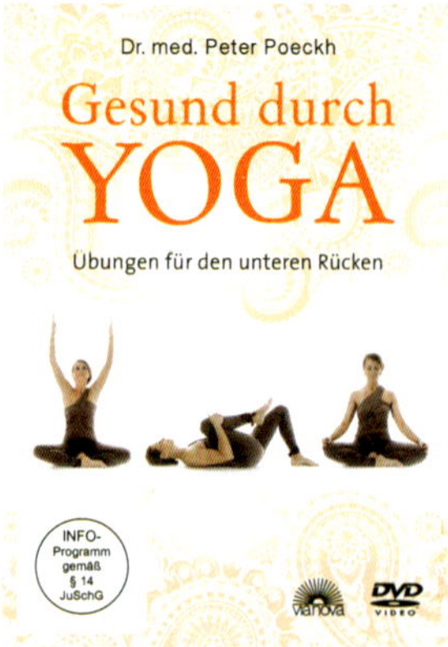

3. Auflage

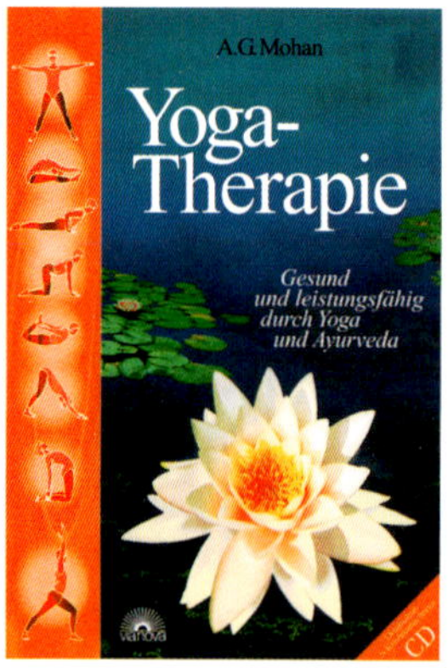

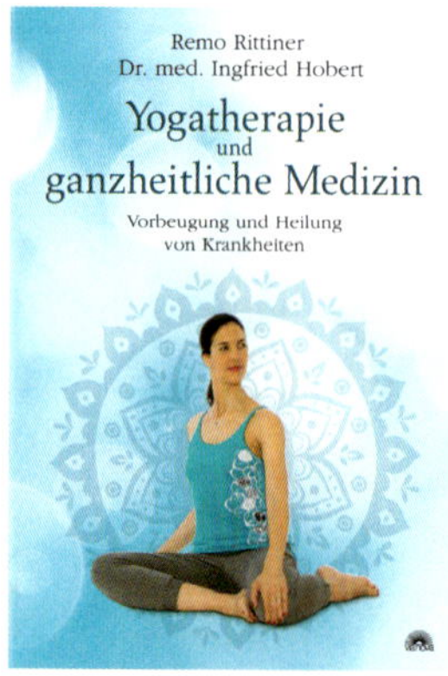

2. Auflage

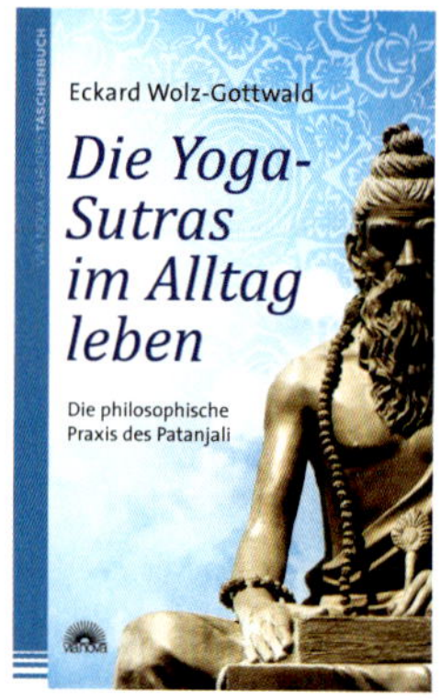

Gesund durch Yoga – DVD

Übungen für den unteren Rücken
Dr. med. Peter Poeckh

Laufzeit: 65 Minuten,
ISBN 978-3-86616-349-2

Der bekannte Arzt und Yogatherapeut Dr. Peter Poeckh zeigt auf dieser DVD einfache und bewährte Übungen zur Vorbeugung oder als Linderung von Rückenschmerzen. Anhand eines Models erklärt er auf medizinischer Basis die häufigsten Fehler im Yoga und führt sanft durch drei verschiedene Programme mit unterschiedlicher Intensität und Dauer (30, 20 und 10 Minuten). Die Übungen eignen sich für Anfänger wie auch für Fortgeschrittene. Ziel ist es, ein gesundes Gleichgewicht zwischen Kräftigung und Entspannung im unteren Rücken zu erreichen. Ein besonderes Augenmerk wird mit einem eigenen Übungsprogramm auf die Bandscheiben gelegt.

Yoga-Therapie

Gesund und leistungsfähig durch Yoga und Ayurveda
Mit CD-Originalton von Sri T. Krishnamacharya
A.G. Mohan

Hardcover, 320 Seiten, 16 Graphiken, über 200 Zeichnungen
ISBN 978-3-936486-53-7

Dieses in seiner Art einzigartige Buch des bekannten Yogameisters A.G. Mohan erklärt aus authentischer Quelle die Kernprinzipien und Techniken des Atmens und der Bewegung im Yoga und der Yoga-Therapie, welche nötig sind, um einen besseren Gesundheitszustand und Stetigkeit des Geistes durch das Praktizieren von Asanas zu erreichen;

- wie man eine ausgewogene und schrittweise aufbauende Yoga-Praxis gestaltet. Und noch wichtiger, wie Sie sicherstellen, dass ihre Praxis nicht ein Ungleichgewicht in Ihnen schafft.
- die Prinzipien und Techniken der Pranayama-Praxis als Meditation und als ein Mittel, um bessere Gesundheit zu erreichen;
- die Grundlagen des ayurvedischen Vorgehens und die ayurvedische Ernährung im Besonderen;
- die Anwendung von Yoga und Ayurveda als Therapie, mit über 30 Fallstudien und detaillierten Erklärungen über die Hintergründe der Anwendung.

Yogatherapie und ganzheitliche Medizin

Vorbeugung und Heilung von Krankheiten
Remo Rittiner/Dr. med. Ingfried Hobert

Paperback, 184 Seiten, 400 Fotos
ISBN 978-3-86616-302-7

Dieses Buch ist für all jene Menschen geschrieben, die an chronischen Krankheiten leiden und nach neuen Wegen der Heilung und Linderung ihrer Beschwerden suchen. Vor dem Hintergrund ganzheitlicher Psychosomatik haben der erfahrene Yogatherapeut Remo Rittiner und der naturheilkundliche Mediziner Dr. Ingfried Hobert diese spezifischen Yoga-Programme entwickelt, die sich schon bei vielen Patienten erfolgreich bewährt haben. Ob Hüftarthrose, Heuschnupfen oder Bandscheibenvorfall, ob Übergewicht, Depression oder Burnout, wer sich auf dieses Übungsprogamm einlässt, hat beste Chancen, seinen Gesundheitszustand ganz wesentlich zu verbessern. Die einzelnen Übungen sind in klarer und verständlicher Form mit vielen Fotos dargestellt und für jeden leicht zu erlernen.

Die Yoga-Sutras im Alltag leben

Die philosophische Praxis des Patanjali
Eckard Wolz-Gottwald

Taschenbuch, 192 Seiten
ISBN 978-3-86616-304-1

Dieses Buch ist ein ganz besonderer Schatz des Yogawissens, denn es erschließt den bedeutendsten Text der Yoga-Philosophie für die heutige Yogapraxis. Für den Übenden, ob Anfänger oder Fortgeschrittener, wird so die Essenz des Yoga in seiner ganzen Dimension unmittelbar und konkret erfahrbar. In 18 Lektionen verbindet sich die tiefe Weisheit der berühmten Yoga-Sutras, die in ihrer ganzen philosophisch-spirituellen Bedeutsamkeit fundiert erklärt werden, mit praktischen Übungen, die es ermöglichen, den tiefen Sinn der Texte selbst zu erfahren. Ein großartiges Lehrbuch für alle, die die wahre Essenz des Yogas als Schulung der Bewusstheit von Körper, Geist und Seele und als spirituelle Wegweisung für das Leben im Alltag entdecken möchten.

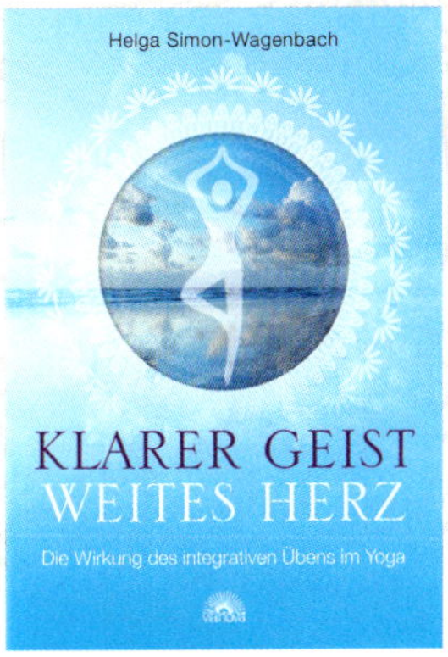

Klarer Geist – weites Herz

Die Wirkung des integrativen Übens im Yoga
Helga Simon-Wagenbach

Hardcover, 240 Seiten
108 Abbildungen
ISBN 978-3-86616-250-1

Die integrativeYogapraxis, die zur Balance, zur Meditation und zur Heilung führt, realisiert in einfachen und in anspruchsvollen Übungen das Zusammenwirken von Körper, Atem und höchster Aufmerksamkeit. Spürende Achtsamkeit als innere Haltung ermöglicht dadurch in jeder Yogaübung auch die individuell stimmige Balance zwischen Bemühen und Loslassen.
Die Kunst des Übens im Yoga ist es, wie die Autorin anschaulich und nachvollziehbar erklärt, diese verschiedenen Aspekte als wechselseitige Ergänzungen zu erfahren, die zusammengehören und miteinander auf vielfältige Weise kommunizieren. Dabei ist es wichtig, sich immer wieder daran zu erinnern, dass es weniger auf das WAS des Übens als auf das WIE ankommt, um eine innere Vision zu verwirklichen.

5. Auflage

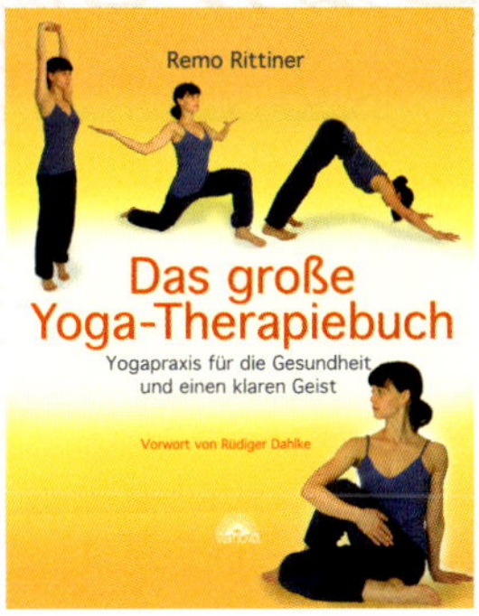

Das große Yoga-Therapiebuch

Yogapraxis für die Gesundheit und einen klaren Geist
Vorwort von Ruediger Dahlke
Remo Rittiner

Paperback, 208 Seiten, 400 Fotos
ISBN 978-3-86616-149-8

Das Buch basiert auf den Grundprinzipien der Yogatradition des Yogameisters T. Krishnamacharya und seines Schülers A.G. Mohan sowie auf den neuesten Erkenntnissen der westlichen Anatomielehre. Es ist klar und verständlich geschrieben und eignet sich sowohl für AnfängerInnen als auch für fortgeschrittene Yogaübende, die sich für das große Heilungspotential der Yogatherapie interessieren. Remo Rittiner hat seine langjährige Erfahrung mit zahlreichen Menschen, die regelmäßig unter seiner Anleitung Yoga praktizieren, in dieses Buch einfließen lassen.

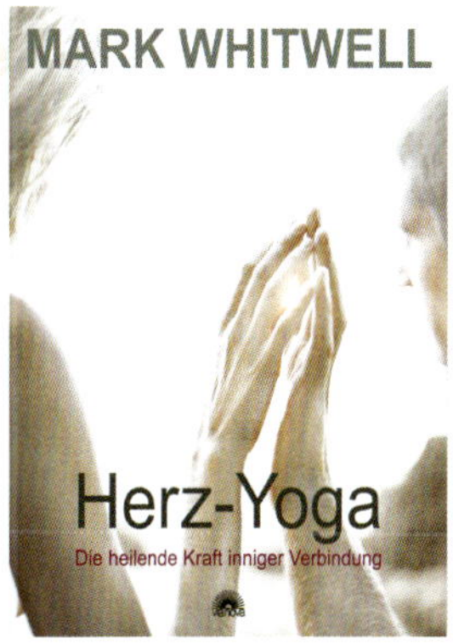

Herz-Yoga

Die heilende Kraft inniger Verbindung
Mark Whitwell

Paperback, 304 Seiten,
160 Fotos und Grafiken
ISBN 978-3-86616-176-4

„Der höchste Ort yogischer Bewusstheit ist das Herz, nicht der Kopf." Und im Herzen sind wir alle schon erleuchtet, meint Mark Whitwell. Er studierte den Yoga bei bedeutenden Meistern wie T.K.V. Desikachar, der ihn auch in den Yoga des Yogameisters T. Krishnamacharia einführt. Im „Herz-Yoga" wagt Whitwell Revolutionäres: Er formuliert ein neues, ein eigenes Yogasutra des Herzens: 44 knapp zusammengefasste Weisheiten über das Leben, die Liebe und die Erleuchtung.
Yoga ist für den Autor das Leben selbst, ein Tanz des Männlichen und des Weiblichen in gegenseitigem Respekt. Wie sich dies auf die eigene, tägliche Yogapraxis auswirken kann – auch dies kann man in diesem aufrüttelnden Buch lernen.

2. Auflage

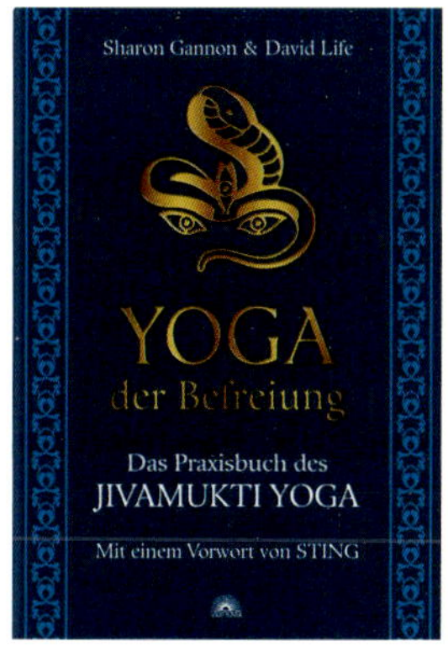

Yoga der Befreiung

Das Praxisbuch des JIVAMUKTI YOGA
Mit einem Vorwort von Sting
Sharon Gannon / David Life

Paperback, Format: Din A 4,
288 Seiten, über 800 Fotos
ISBN 978-3-86616-161-0

Entdecke die einzigartige Energie und Kraft des Yoga, die dein Leben transformiert. Die Gründer des Jivamukti Yoga Centers in New York erklären in diesem umfassenden Handbuch ihr körperliches und spirituelles Yogasystem, das auf fließenden Bewegungsfolgen basiert. Sie verknüpfen die Weisheit der yogischen Schriften und der Meditation mit der herausfordernden Praxis des Hatha Yoga, beschreiben die körperlichen Haltungen und zeigen auf, wie sie in der jahrtausendealten Tradition entstanden sind, welche psychotherapeutischen Vorteile durch regelmäßige Übung entstehen und wie spirituelle Kräfte freigesetzt werden, wenn die Energie durch Körper und Geist frei fließt.

3. Auflage

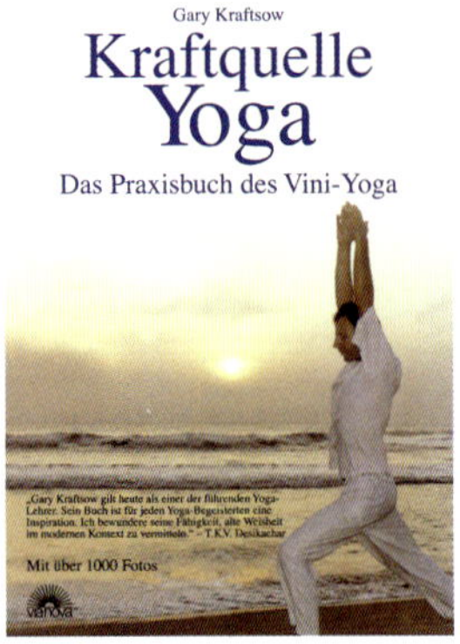

Kraftquelle Yoga

Das Praxisbuch des Viniyoga
Gary Kraftsow

Paperback, 360 Seiten, Großformat, über 1000 Fotos

ISBN 978-3-86616-027-9

„Der Stern des Yoga geht auf." Mit diesen Worten beginnt ein Buch, dessen Lektüre für alle Yoga-Praktizierenden zu einer Sternstunde des Yoga werden kann. Im ersten Teil des Buches, das auf einzigartige Weise eine Vielzahl von Themen in großer Tiefe behandelt, erläutert der Autor die Grundlagen der Yoga-Praxis, zu denen körperliche Haltungen, der Atem und der richtige Aufbau einer Yoga-Stunde gehören, sowie die Biomechanik der Bewegung anhand einer Reihe praktischer, in sich abgeschlossener Übungsreihen. Der zweite Teil behandelt das enorm große Heilungspotenzial, das der Yoga-Therapie innewohnt. Für eine Vielzahl körperlicher und seelischer Erkrankungen zeigt der Autor – stets wissenschaftlich fundiert – eine Fülle von Übungsreihen und Haltungen, die in hohem Maße zu ihrer Heilung beitragen können. Einzigartig sind auch die exzellenten, über 1000 fotographischen Darstellungen und detaillierten Anleitungen zu den einzelnen Asanas.

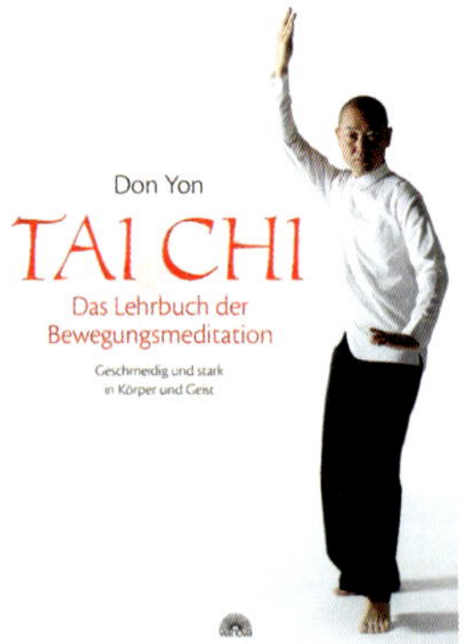

Tai Chi

Das Lehrbuch der Bewegungsmeditation geschmeidig und stark in Körper und Geist
Don Yon

Paperback, 152 Seiten, über 500 farbige Fotos

ISBN 978-3-86616-288-4

Millionen von Menschen auf der ganzen Welt praktizieren Tai Chi und haben seine wohltuenden Wirkungen selbst erfahren. In diesem Buch lernen Interessierte und Praktizierende Tai Chi in einem bisher unbekannten Licht kennen, verbunden mit der Essenz der jahrtausendalten Lehren des Buddhismus und Taoismus. Vermittelt wird, wie sich das universelle Grundprinzip von Yin und Yang in den Bewegungsformen ausdrückt und wie ein spirituelles Verständnis von Tai Chi zu einem zutiefst glücklichen Leben mit klarem, harmonischem Geist und geschmeidigem gesunden Körper führen kann. Dem Leser werden im praktischen Übungsteil tiefe Einsichten vermittelt mit einer eindrucksvollen Darstellung des Tai-Chi-Weges und außergewöhnlich schönen Fotos.

4. Auflage

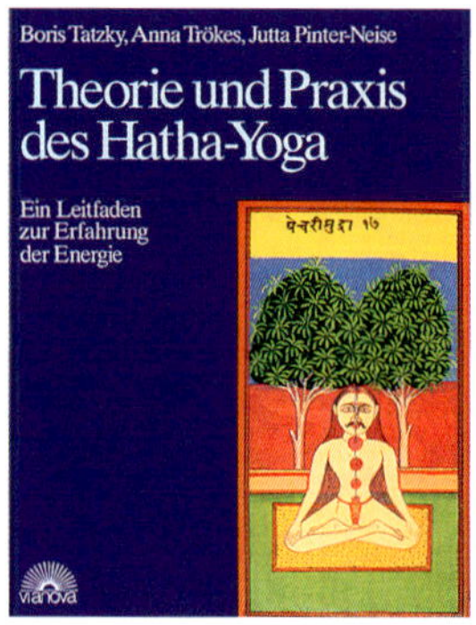

Theorie und Praxis des Hatha-Yoga

Ein Leitfaden zur Erfahrung der Energie
Boris Tatzky, Anna Trökes, Jutta Pinter-Neise

Gebunden, 320 Seiten, Großformat, 270 Fotos und 60 Zeichnungen,

ISBN 978-3-928632-15-7

„Theorie und Praxis des Hatha-Yoga" entstand aus dem Bedürfnis nach einem Yogabuch, das fundiert und leicht verständlich die Hintergründe des Übungsweges erläutert, der im Westen von so vielen Menschen geübt wird.

- Inhaltlich bietet es einen Übungsteil, der über die reinen Körperhaltungen des Hatha-Yoga hinausgeht,
- Energielenkungen zur Vertiefung der Wirkungen,
- eine detaillierte, stufenweise Beschreibung der wichtigsten Yogahaltungen mit der entsprechenden Atemlenkung,
- Konzentrationstechniken, die typisch für den Hatha-Yoga sind.

In klarer und verständlicher Sprache werden die Konzepte unterschiedlicher Qualitäten der Energie, der Körperhüllen und der Energiezentren des Körpers erläutert. Die Verfasser zeigen, wie die Lebensenergie durch bewussten Einsatz im Alltag und auf der Yogamatte geleitet und verstärkt werden kann.

2. Auflage

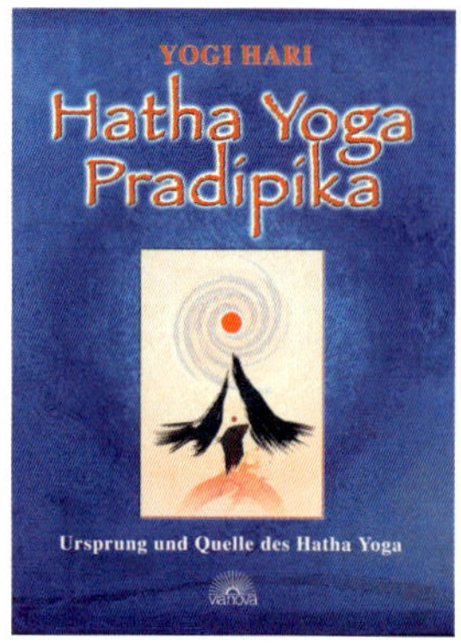

Hatha Yoga Pradipika

Ursprung und Quelle des Hatha Yoga
Yogi Hari

Hardcover, 272 Seiten, 35 Fotos

ISBN 978-3-86616-083-5

Die Hatha-Yoga-Pradipika (HYP) ist bis heute der Grundlagentext für den sogenannten Hatha-Yoga, also für jene Übungsform des Yoga, die sich hierzulande zunehmender Beliebtheit erfreut. Um so mehr mag es erstaunen, dass die HYP bis jetzt nur in einer einzigen deutschen Ausgabe vorliegt, die bereits 1893 veröffentlicht wurde. Diese Ausgabe trifft allerdings weder in der Wortwahl noch in den Kommentierungen den Geist unserer Zeit. Ganz anders die vom Verlag VIA NOVA neu herausgebrachte Fassung der HYP von Yogi Hari. Aus diesem Buch spricht nicht nur eine große fachliche Kompetenz, denn der Inder Yogi Hari verfügt über eine jahrzehntelange eigene Praxis. Das Buch atmet auch den freien Geist einer wirklich spirituellen Umsetzung des Yoga. Indische Tradition verbindet sich hier wohltuend mit modernen westlichen Erkenntnissen. Hilfreiche Details zur Ausführung einzelner Übungen kombinieren sich mit einer verständlichen Einbettung in die dahinter stehende Philosophie.

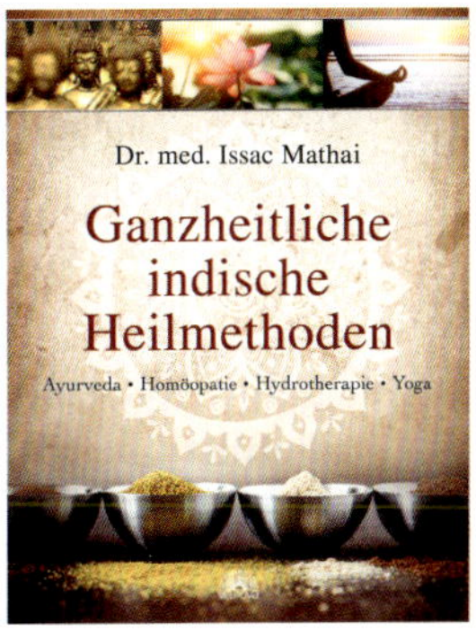

Ganzheitliche indische Heilmethoden

Ayurveda • Homöopathie • Hydrotherapie • Yoga
Dr. med. Issac Mathai

Hardcover, 224 Seiten, 47 Fotos und 7 Grafiken, ISBN 978-3-86616-301-0

Dr. Isaac Mathai ist eine weltweit anerkannte Koryphäe moderner indischer Heilmethoden und hat schon ungezählte Menschen, darunter berühmte Persönlichkeiten wie den Dalai Lama, Prinz Charles, Sting oder Madonna, erfolgreich behandelt und beraten. In diesem Buch werden sein ganzheitliches Heilwissen – eine einzigartige Kombination aus u.a. Ayurveda, Homöopathie, Hydrotherapie und Yoga - und seine holistischen Heilverfahren erstmals einem breiteren Publikum zugänglich gemacht. Praxisbezogen und leicht verständlich, mit zahlreichen Fallbeispielen und wirkungsvollen Therapieprogrammen schöpft Dr. Issac Mathai aus seinem reichhaltigen Wissens- und Erfahrungsschatz und schenkt der westlichen Welt einen einmaligen Gesundheitsratgeber moderner indischer Heilkunst.

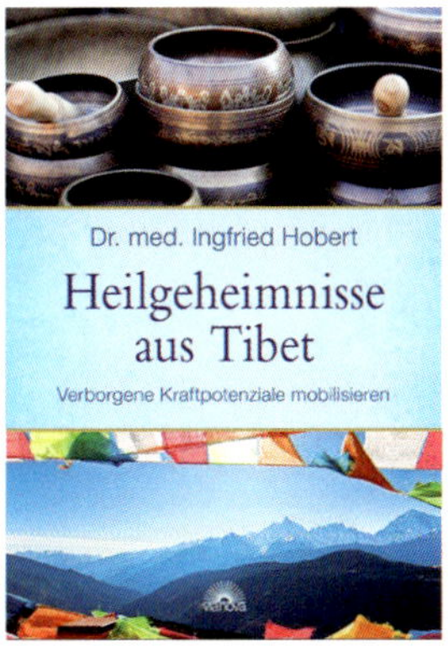

Heilgeheimnisse aus Tibet

Verborgene Kraftpotenziale mobilisieren
Dr. med. Ingfried Hobert

Paperback, 248 Seiten
ISBN 978-3-86616-289-1

Wie wir das alte Heilwissen aus Tibet für unser heutiges Leben nutzbar machen und ungeahnte innere Potenziale mobilisieren können, das zeigt uns fachkundig, spannend, mit tiefem Wissen und großem Überblick auf eindrucksvolle Weise dieses Buch. Denn alles kann sich verändern, wenn es uns gelingt, den Blick zu verändern, mit dem wir auf uns und die Welt schauen, wenn wir Unbewusstes durchleuchten und die darin verborgenen Schätze erkunden und uns verfügbar machen. Lebendiges altes Wissen will immer wieder neu entdeckt werden und zeigt uns, wie wir kraft unseres Bewusstseins Heilung erlangen können und zu einem freien, selbstbestimmten Leben gelangen.

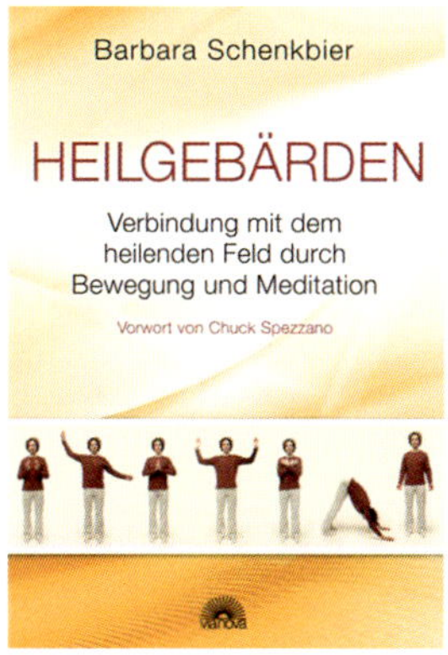

Heilgebärden

Verbindung mit dem heilenden Feld durch Bewegung und Meditation – Vorwort von Chuck Spezzano
Barbara Schenkbier

Hardcover, 160 Seiten, 42 mehrfarbige Fotos
ISBN 978-3-86616-175-7

Die Heilgebärden sind im Rahmen der Ausbildung für spirituelle Heilung inspirativ von der Autorin Barbara Schenkbier empfangen und ausgestaltet worden. Sie sind für jeden leicht durchzuführen. Achtsame Gebärden und Haltungen öffnen den Übenden für den Strom der Heilenergie aus dem heilenden Feld. Dynamische Bewegungen und Energiemassage aktivieren die Lebensenergie, so dass der Körper und die Feinstoffebenen durchströmt und geheilt werden. In der wachen Vergegenwärtigung der strömenden Heilkraft und in den Meditationen werden auch Geist und Seele angesprochen und wichtige spirituelle Grundhaltungen wie Achtsamkeit, Hingabe und Demut entfaltet.

6. Auflage

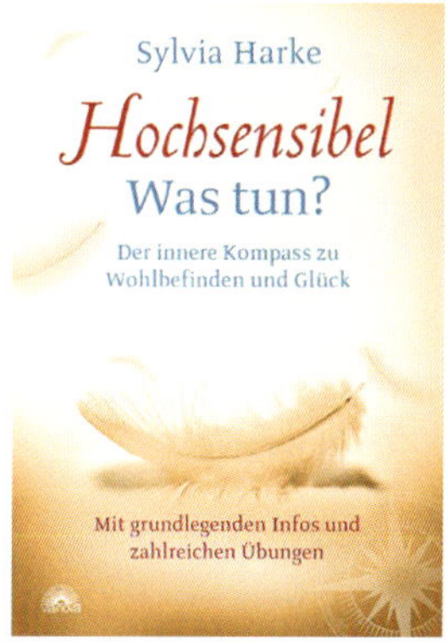

Hochsensibel – Was tun?

Der innere Kompass zu Wohlbefinden und Glück Mit grundlegenden Infos und zahlreichen Übungen
Sylvia Harke

Paperback, 352 Seiten
ISBN 978-3-86616-281-5

Fühlen Sie sich auch manchmal wie von einem anderen Stern? Einfach nicht gemacht für diese Welt? Dann gehören Sie vielleicht auch zu der Gruppe der hochsensiblen Menschen, und dieses Buch kann für Sie zu eine wahren Offenbarung werden. Autorin und Therapeutin Sylvia Harke – selbst einer so genannte „HSP" (Highly Sensitive Person) – hat dieses Phänomen sehr einfühlsam und tiefgründig erforscht und gibt ganz praktische, konkrete Hilfen für den Alltag. Untermauert mit zahlreichen eindrucksvollen Interviews und Fallbeispielen kann dieses Buch für jeden hochsensiblen Menschen zu einer wertvollen Lebenshilfe werden und gänzlich neue Perspektiven für die eigene Lebensgestaltung eröffnen.